私のカタカムナ

潜在意識と気づき　8年の実践報告

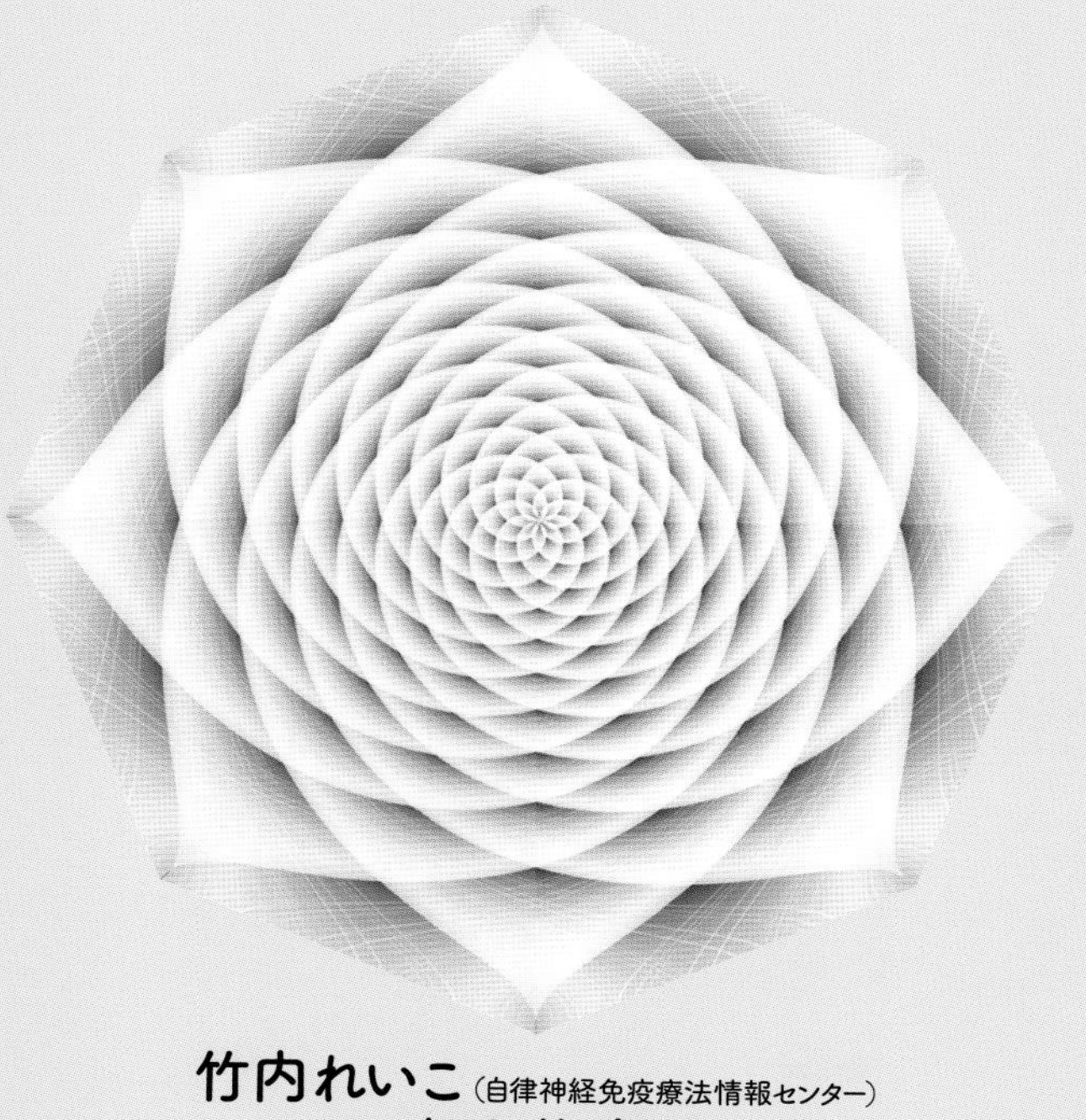

竹内れいこ（自律神経免疫療法情報センター）

特別協力　丸山修寛（医学博士）

潜在意識と気づきのための

クスリ絵

クスリ絵は医師である丸山修寛先生が、
色や図形を組み合わせて研究開発したもの。
見る、触る、貼る、飾るなどして楽しめる。
自分の空間に働きかけるパワーを持つ絵。
使い方を工夫して活用しよう。

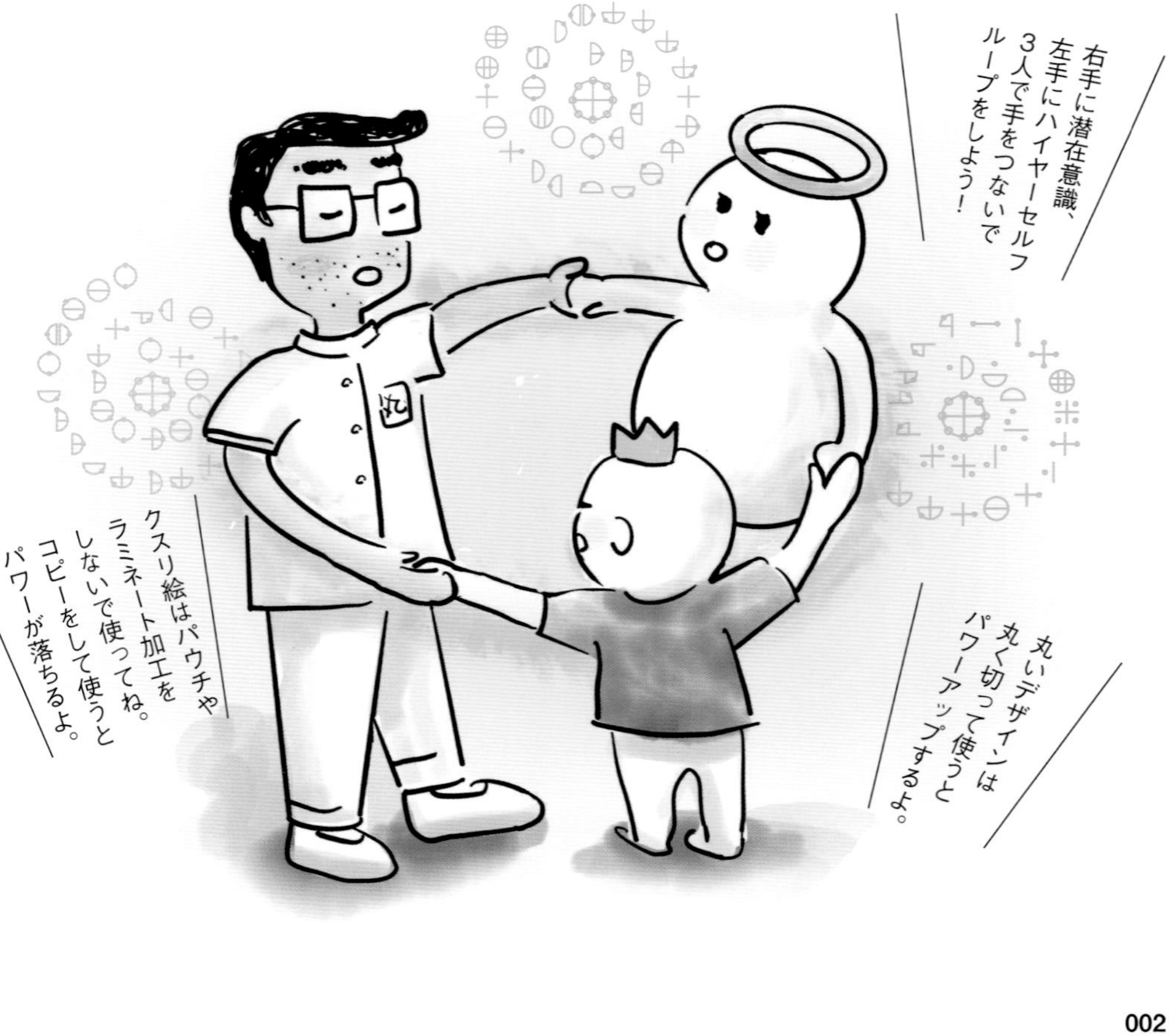
右手に潜在意識、左手にハイヤーセルフ3人で手をつないでループをしよう！
丸
クスリ絵はパウチやラミネート加工をしないで使ってね。コピーをして使うとパワーが落ちるよ。
丸いデザインは丸く切って使うとパワーアップするよ。

クスリ絵

ガウル

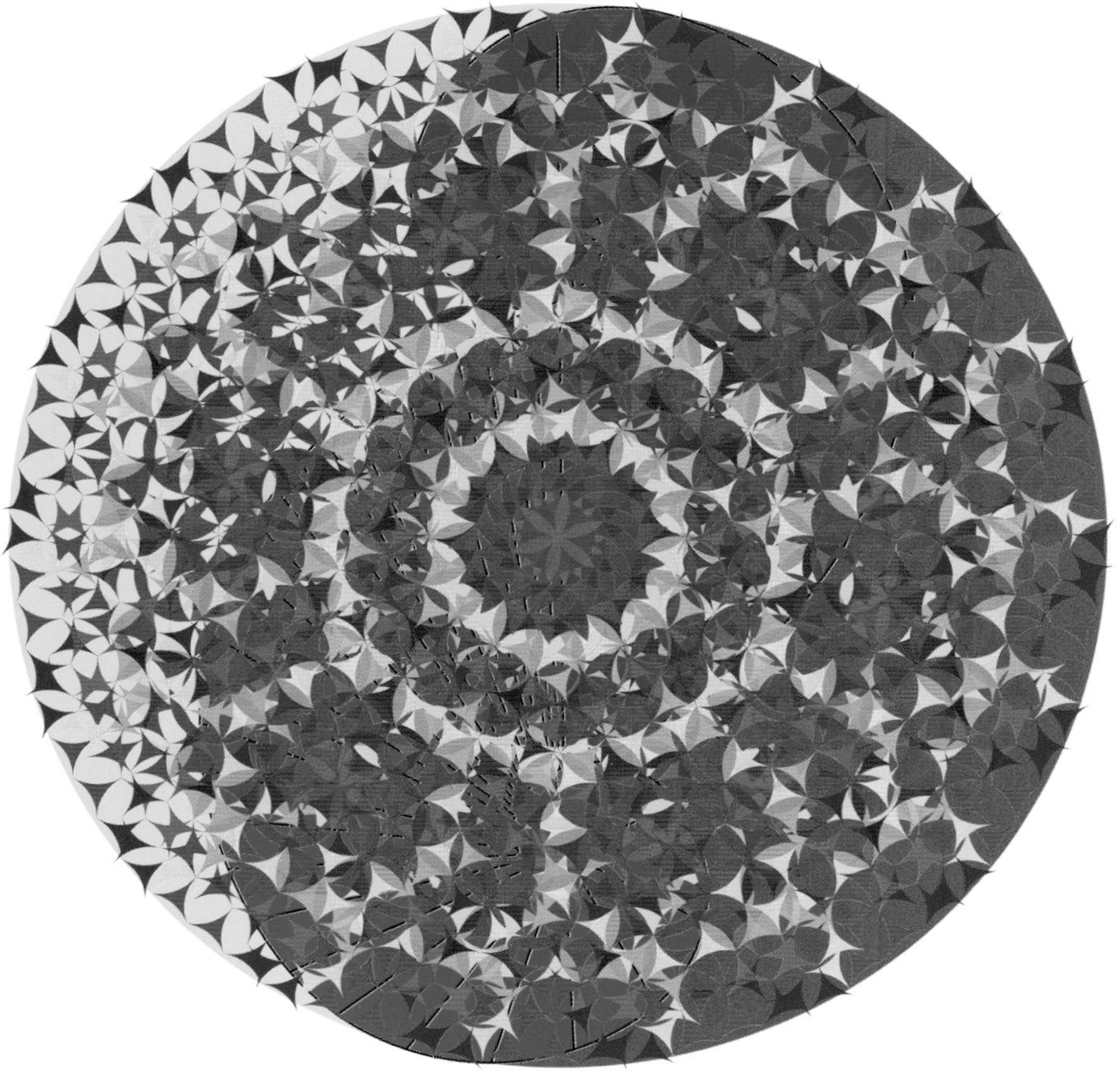

素数や虚数には、カタカムナの高次元の力を三次元にもたらす触媒のような作用がある。とりわけガウス素数という虚数は、この作用が強力だ。
それをクスリ絵にしたもの。
写真を撮ってスマホの待ち受け画像にしておくといいだろう。

フォース

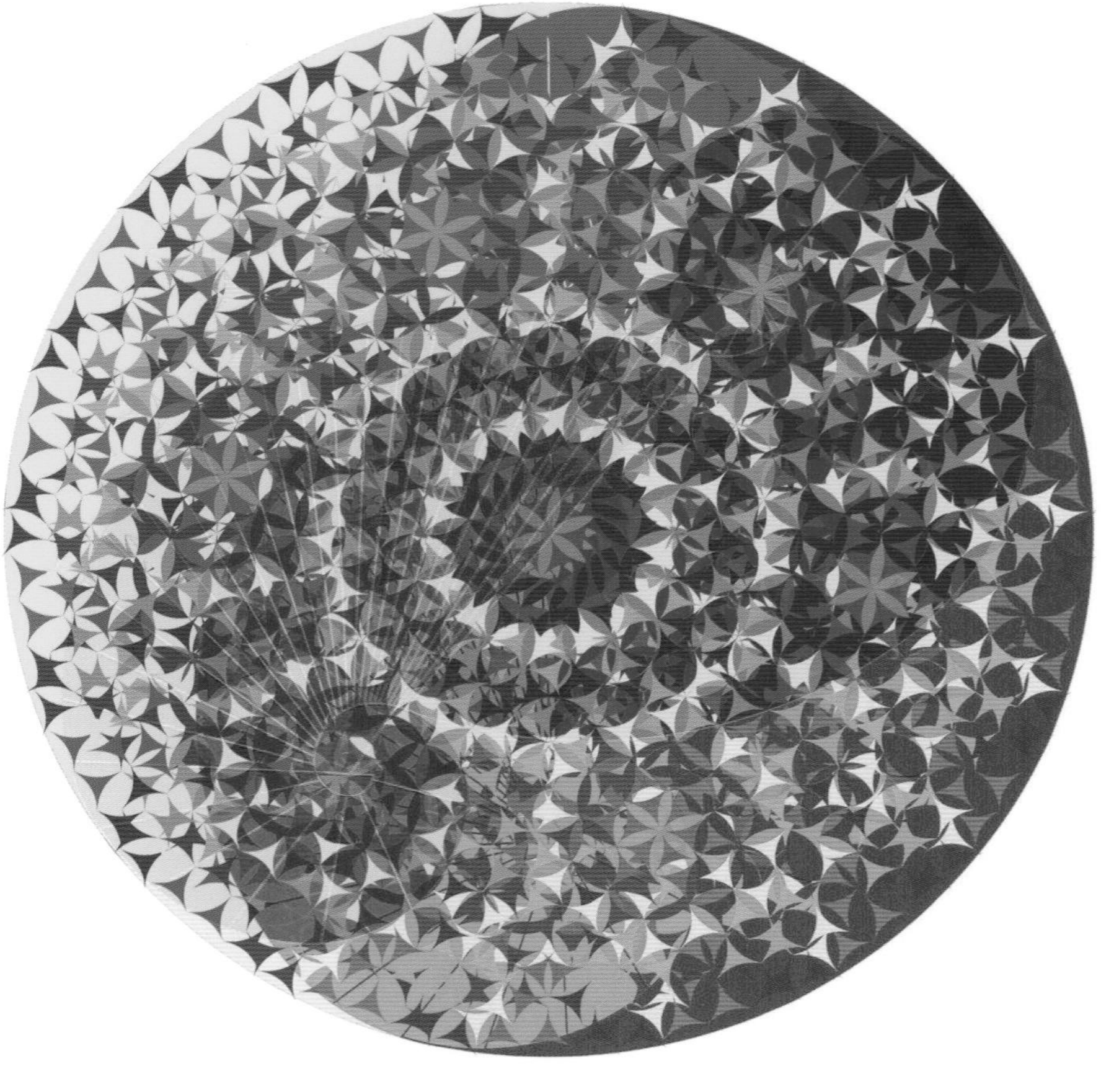

フラワー・オブ・ライフと素数を角度変換した図形、顕在意識の４色からなるクスリ絵。光と闇、男性と女性、善と悪、＋と－、右と左、上と下、N極とS極など、対立する二元（二極）を統合し、調和をもたらす。これを見たり触れたりすることで、仏教でいう「中庸の心」を育める。人生においては原点に回帰させ、目標からぶれないよう促してくれる。

クスリ絵

真我

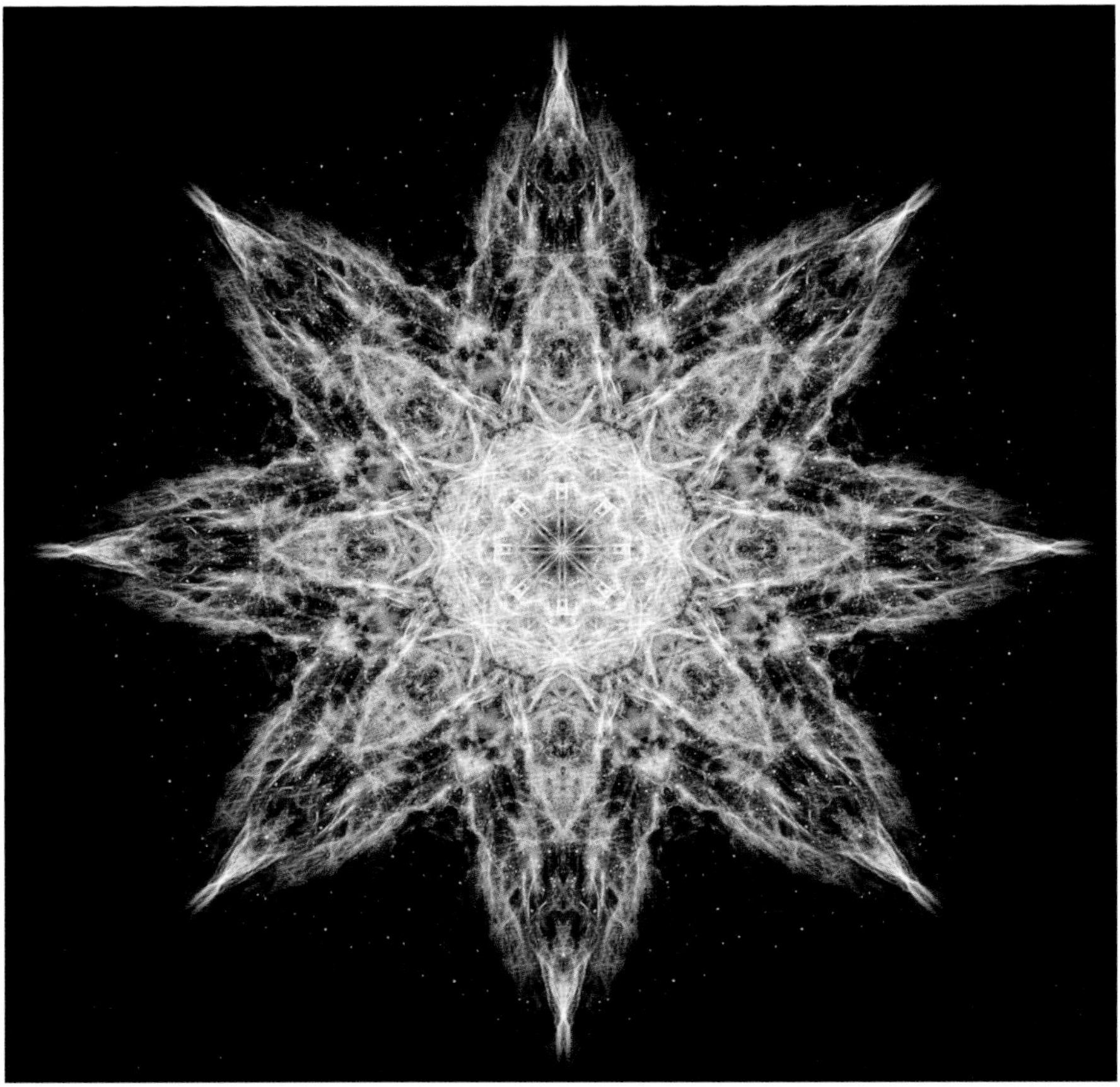

自己と潜在意識、ハイヤーセルフ（自分の中の神）が一つになったのが「本当の自分」。このクスリ絵は、誰もが「本当の自分」につながることを強化し、助けてくれる。免疫力を向上させると同時に、この絵柄と日常的に接していると、どんな人生を歩むことが自分にとっての幸せなのか、その気づきを得やすくなる。最良の選択へ導いてくれる。

ガンテクト

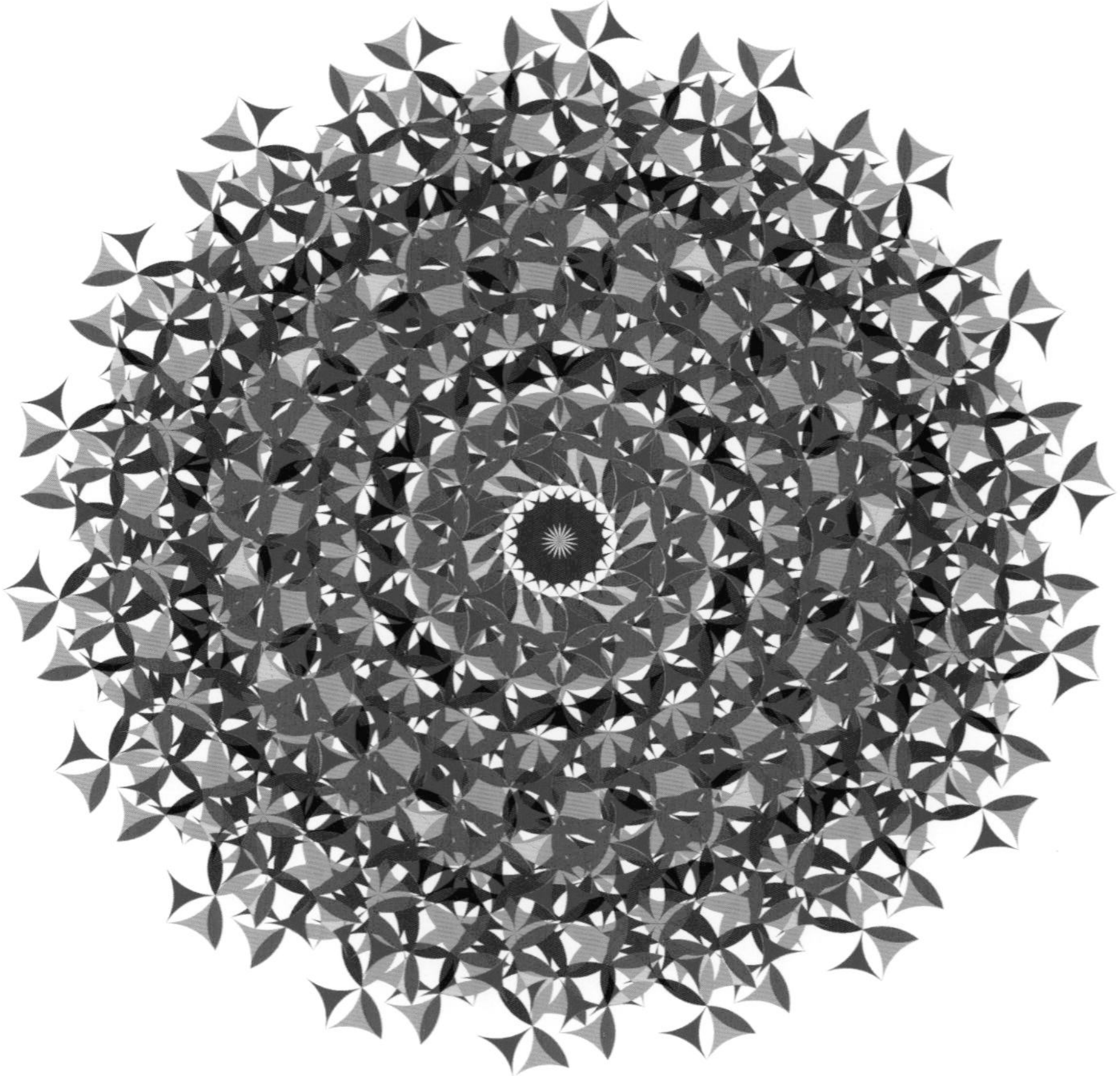

ガンとテクトの造語。テクトは「プロテクト」、守るという意味を持つ。
ここからこのクスリ絵の意味や、その働きを想像してほしい。

マクロコスモ

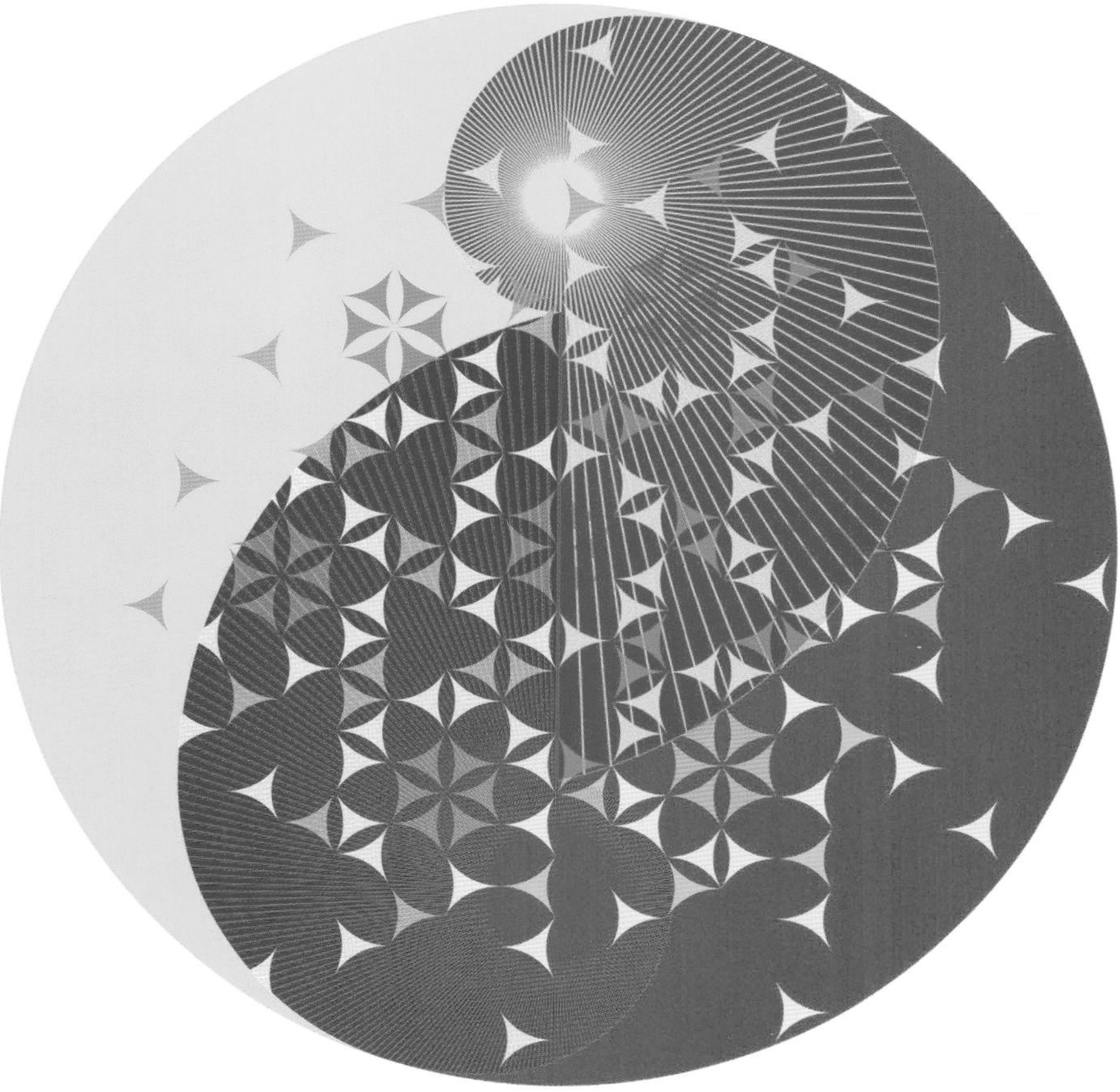

思っている以上に物事がうまく進む。願望を実現するパワーはナンバー1。波動療法の名医の一押しのクスリ絵。これを持っていた人からミニロトが当選したというメールがきたほど、幸運を引き寄せる力が強い。アイデアが自然と湧き出て人間関係がうまくいく。

アメノクヒサモチ

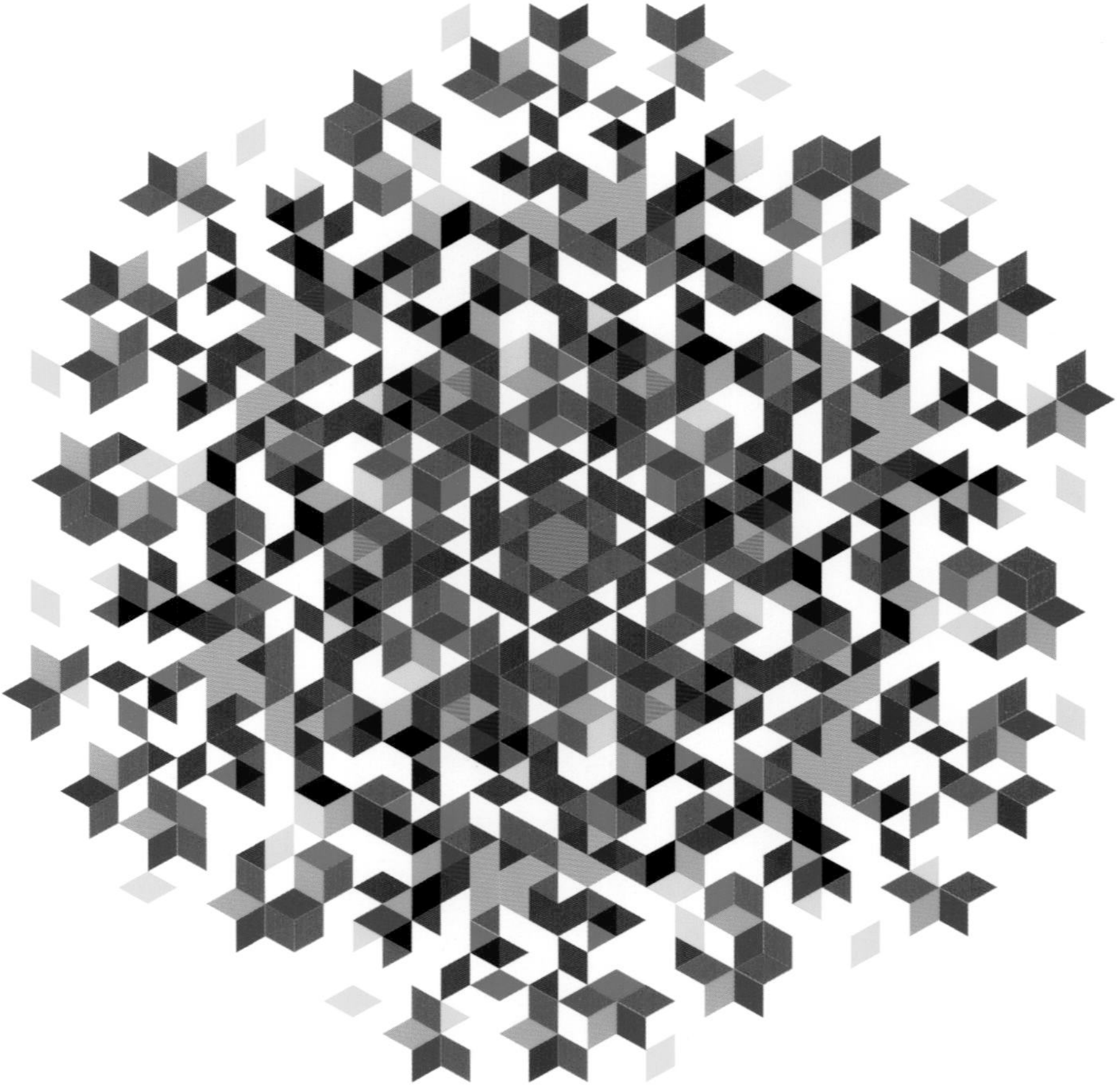

カタカムナに出てくる神様の名前。素粒子レベルの不調和を是正し、運気や健康に寄与するクスリ絵。自分の人生に光を当てる作用を持つ。このクスリ絵を持っているだけで、人からの引き立てによって人生が好転する。人気を得る。商売繁盛。仲間をつくりたいときに最適。

神々からの叡智

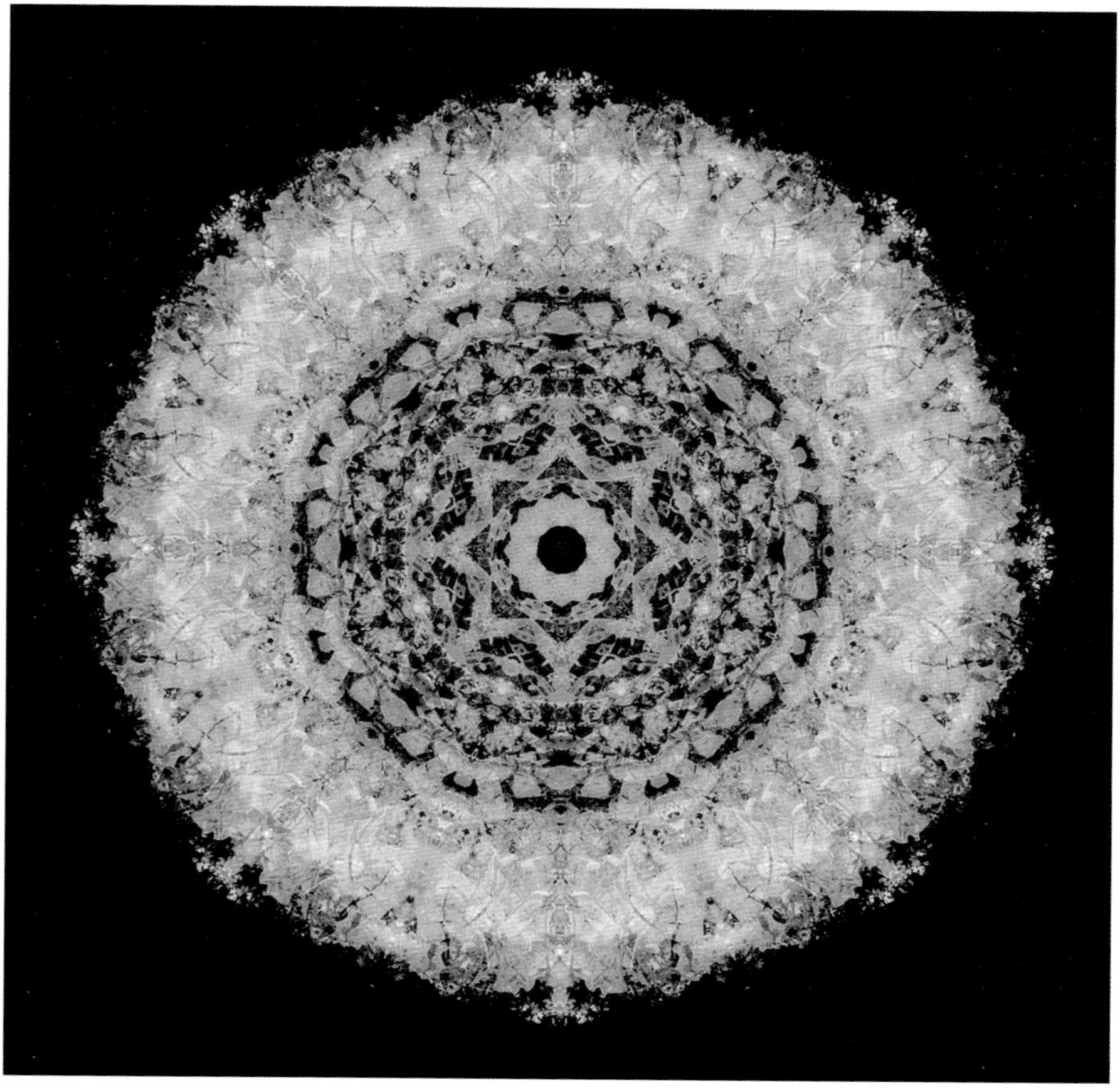

様々な問題を解決するインスピレーション（ひらめき）を得られる。またデトックス（解毒）効果もある。肝臓に負担をかけている、薬の服用を継続している人、お酒好きの人は、肝臓の周囲に絵柄を外側に向けて当てると、肝臓をいたわることができるだろう。

スペースランタン

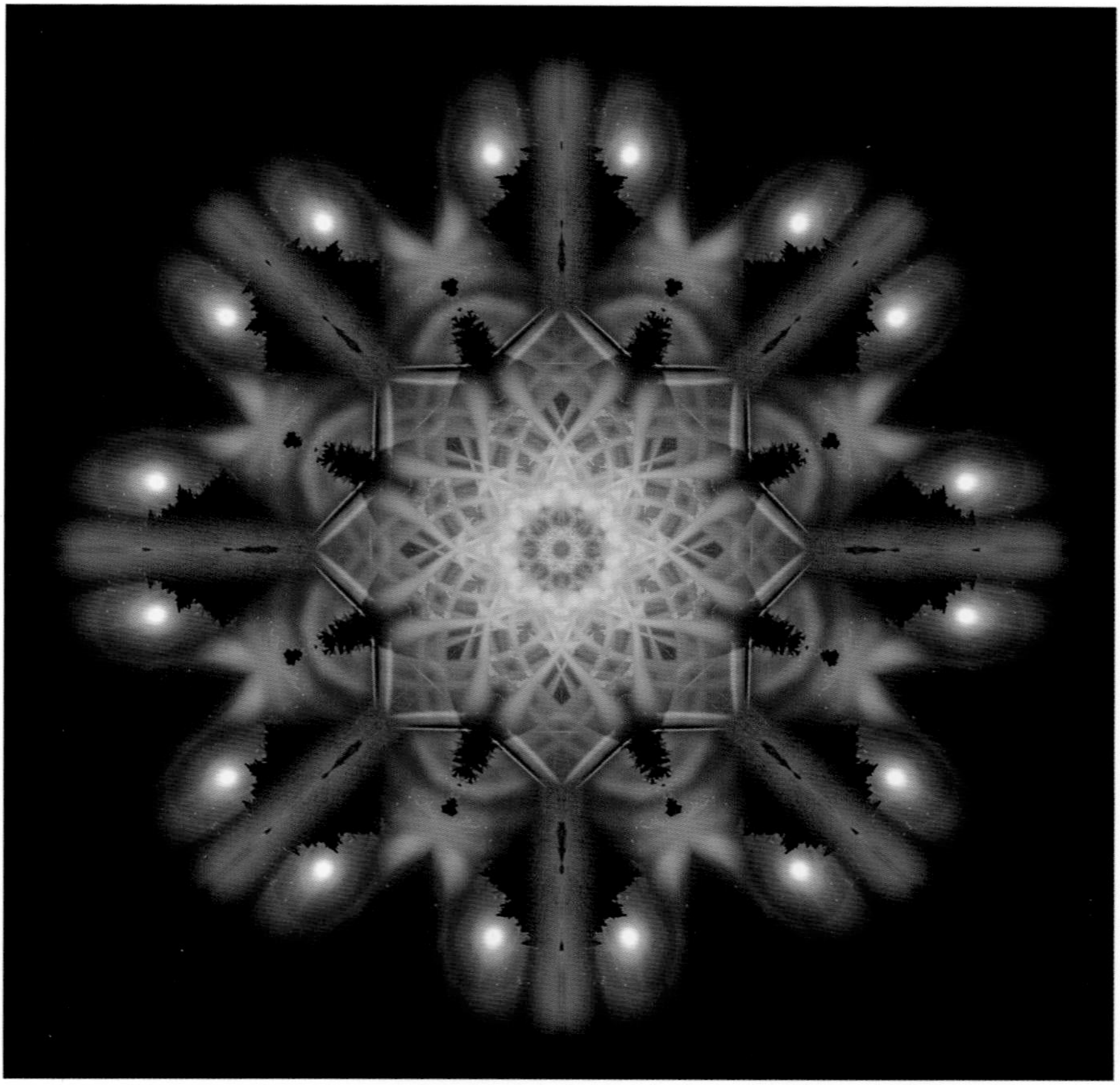

弱点を克服したいときに力になってくれるクスリ絵。絵柄に触れたり、眺めたりしながら弱点と向き合う。どうすれば克服できるかを問うと、それを乗り越えるうえで役立つひらめきを受け取れる。弱点と向き合う勇気を得られる。弱点克服のヒントをもたらす。より自信を持てるようになる。

顕在意識

外側

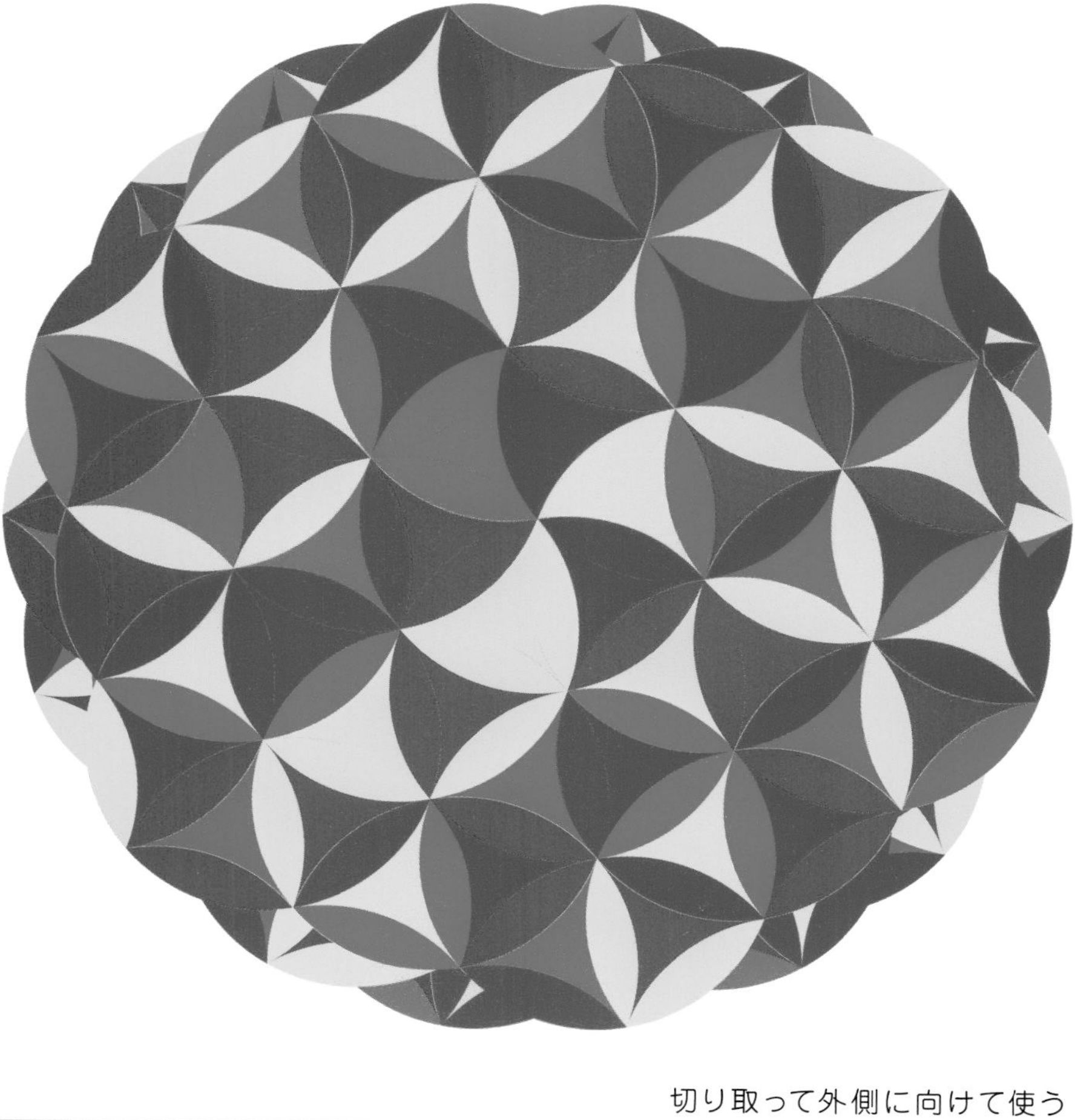

切り取って外側に向けて使う

顕在意識と潜在意識は心。心は光。意識の光（球体）と同じフラワー・オブ・ライフの平面図に顕在意識の光の色（４色）、潜在意識の光の色（９色）をそれぞれ彩色したクスリ絵。

顕在意識のクスリ絵は、永遠に続く人のスピリットを表す。顕在意識の光の扉を開きやすくする。カタカムナの力を完全に自分のものにできる。

潜在意識

内側

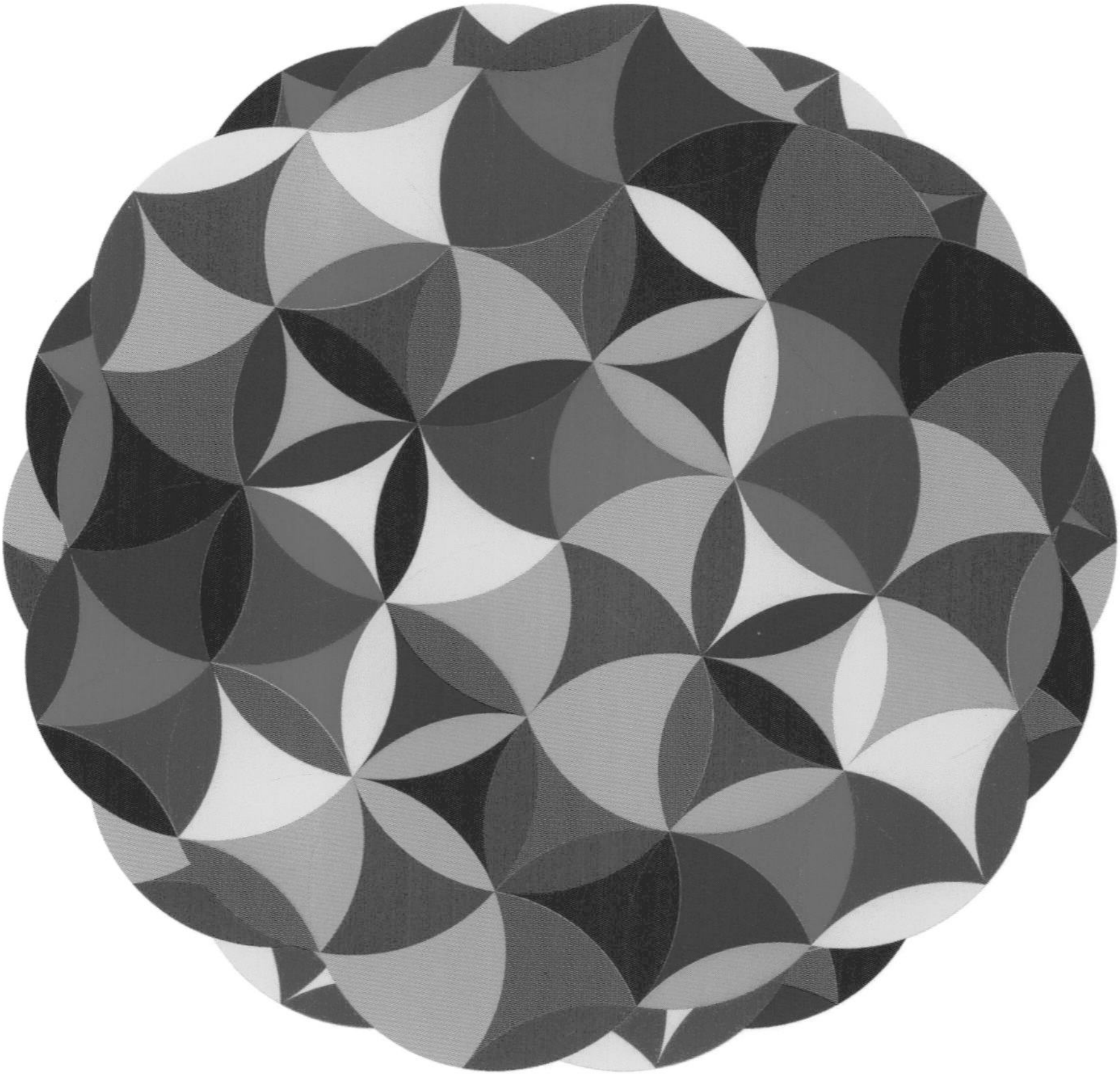

切り取って内側に向けて使う

今回の人生の最高のパートナー潜在意識。潜在意識の力を最大にし光の扉を開きやすくするクスリ絵。

２つのクスリ絵を胸の前に当てて一緒に使用すると、顕在意識（前）の光と潜在意識（後ろ）からの光が、胸の中央で合わさって、一つの光となりより輝く。潜在意識のクスリ絵は、絵柄を内側にして使用する。

クスリ絵

丹田気功

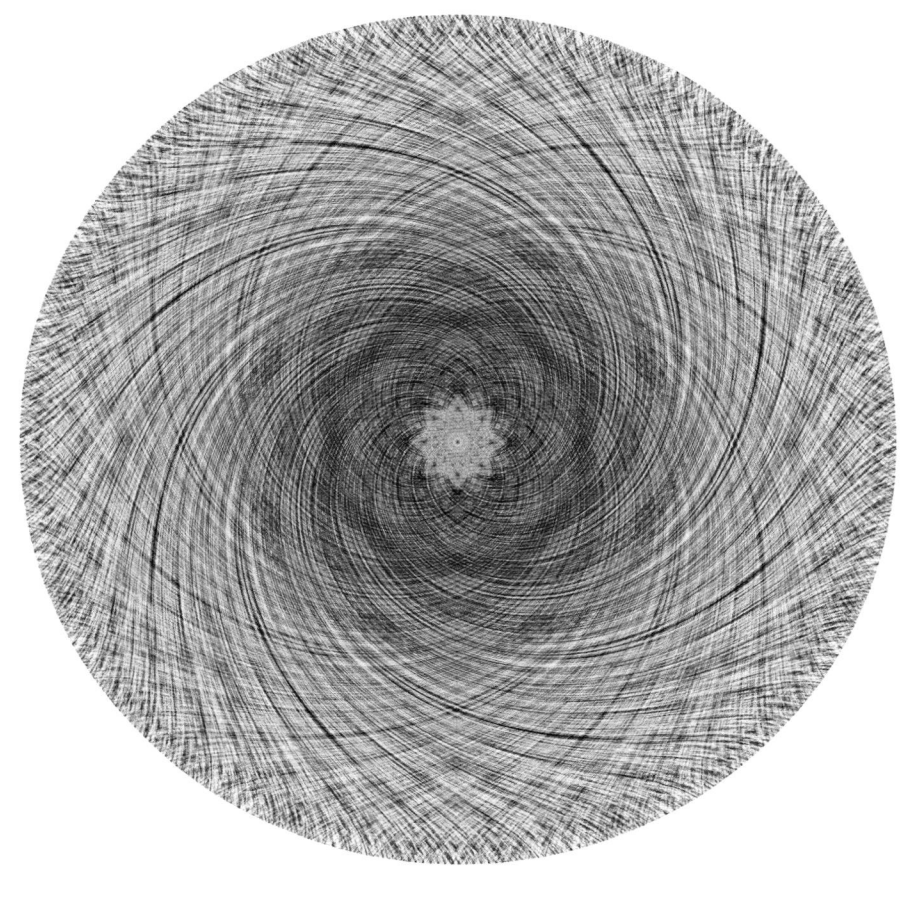

切り取って丹田に貼って使う

右回転と左回転の図形をセットにしたパワーの強い絵柄。波長の合う相手と引き合い調和が生まれる。出会いは、男女間の恋愛対象に限らず、仕事のパートナーや人生におけるかけがえのない相手との出会いも引き寄せやすくなる。持ち歩くのがベストだが、難しい場合は、スマホで撮影したものでもかまわない。

丹田気功

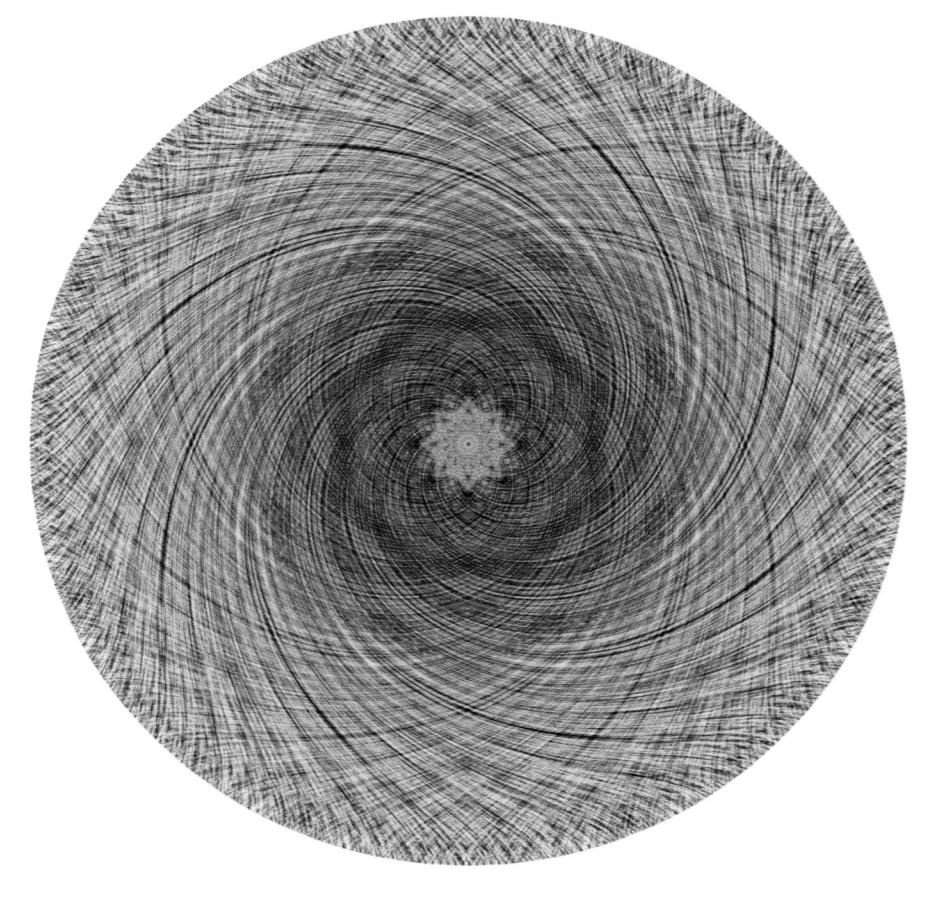

どちらが表でもよい

おへその位置に肌着の上から貼る。お腹がポカポカし体中にエネルギーが巡る。効果は、仕事のパートナーに出会える、人生の師に会える、人生を好転させる。

グレートエンジェルピラミッド

切りとって厚紙に貼り
組み立てて使う。コピーしても可。
のりしろと図の線上に
定規をあて折り目をつけておく。
のりしろにノリを塗り
貼り合わせて完成。

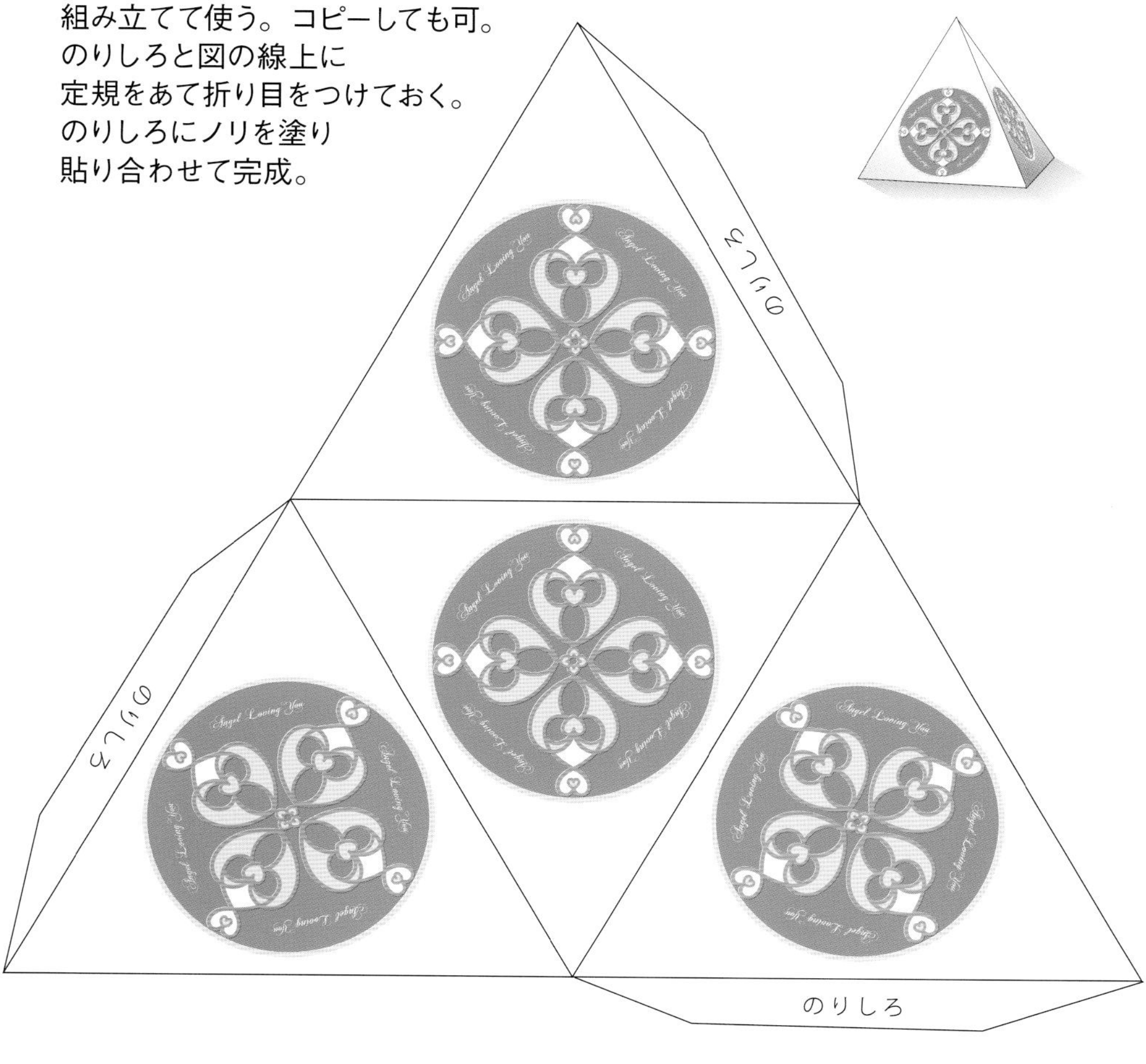

やさしく大きな存在であるグレートエンジェルは、その両手にあなたのためのハートを抱いている天使。ピラミッドは、ネガティブなエネルギーをポジティブなエネルギーに変えてくれる自動エネルギー変換装置。ピラミッドを組み立てて、ピンク色の紙に願い事を叶った形（過去形）で書いた紙を入れよう。

使い方アドバイス

神々からの叡智は、
見たり触れたりすると、
ひらめきが来るよ！

丹田気功のクスリ絵は
気の流れを
改善してくれる。

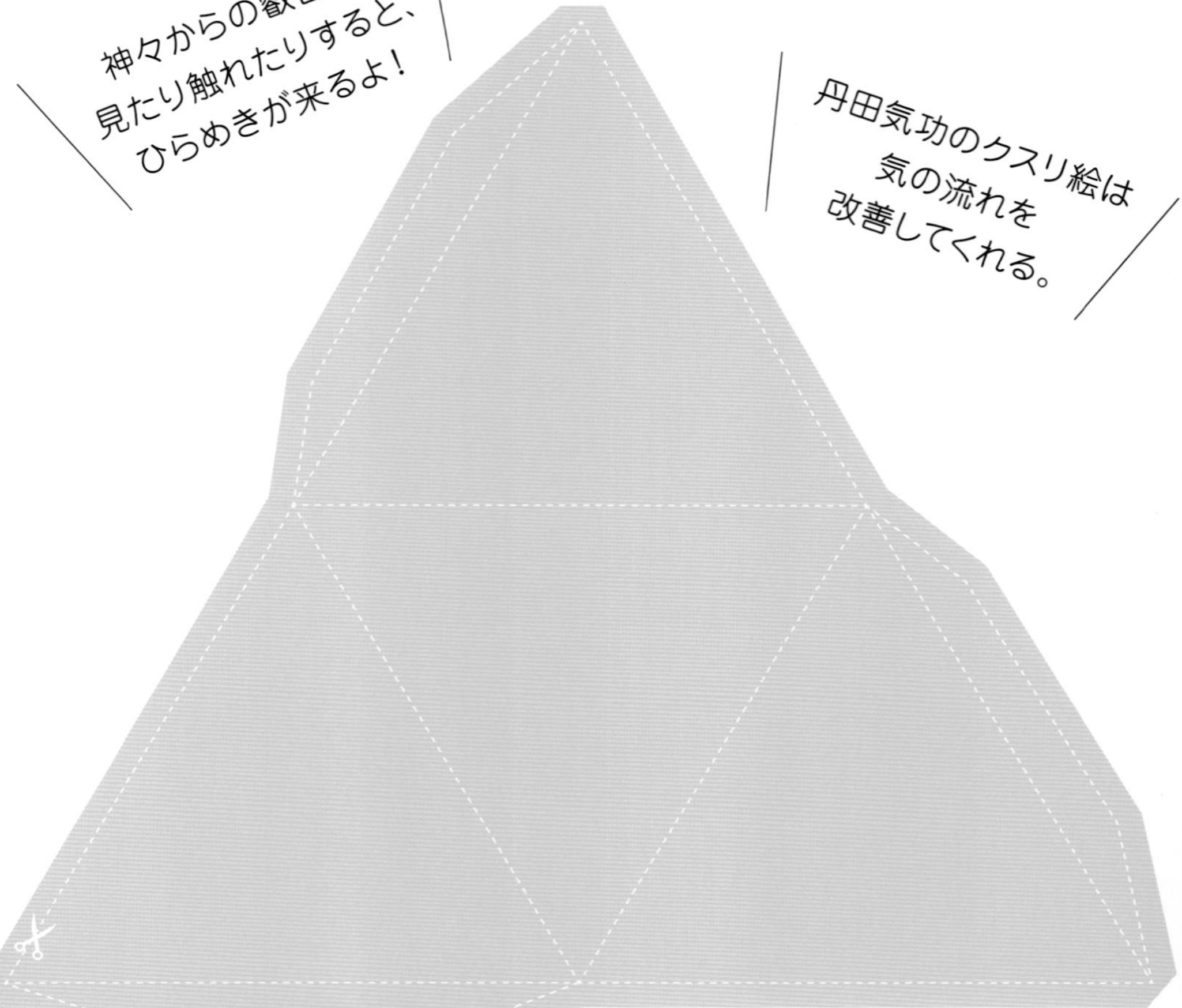

グレートエンジェルピラミッドは、
欲を捨てるために使っている。
欲を捨ててカタカムナを
詠むといいよ。

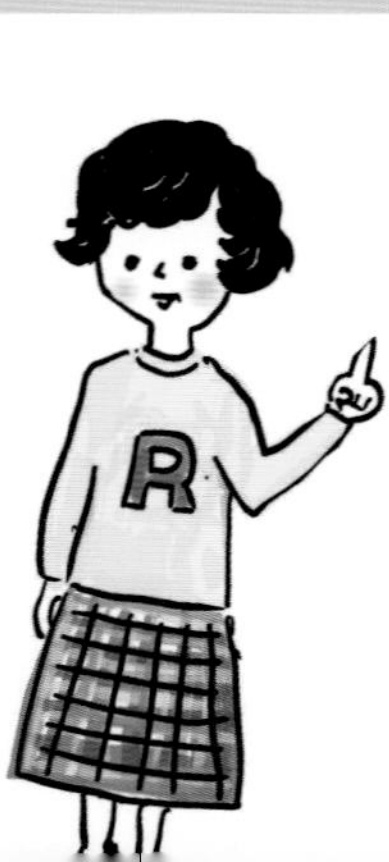

本書を読む前に

「潜在意識さん、一緒に本を読もうね！」と声をかけてから読み始める。瞬間、潜在意識のサポートが始まる。

本書は、すべて私自身や会員の皆様の実際の体験で、個人的な考えである。

２０１６年、丸山修寛先生から「人の中には、潜在意識という内なる神が存在すること」を学び、カタカムナを毎日詠み続けて、潜在意識とつながる体験ができた。

こうした体験は、潜在意識とつながることができれば、誰でも体験できるものだと思う。

本書ではそのコツをまとめた。

ただ、潜在意識の存在はもちろん、神様自体の存在を肯定できない人は、本書は役に立たないかもしれない。

病気を良くしたい、運が良くなりたいなど、何らかのご利益を求めている人は、考え方をリセットして読んでもらいたい。

出版に寄せて

病気の原因は100%自分自身

私は意識を使って人を治す医学を研究している。

カタカムナやクスリ絵、立体カバラなども意識を使って人を治す方法の一つである。

立体カバラを患者さんの頭の上に乗せる。すると、突然、患者さんの体が一寸法師のように小さくなったように視える。その小さくなった体に向かって立体カバラを下降させる。立体カバラが小さくなった体の周囲を囲む。するとほとんどの人の症状は消える。

もし症状が消えない場合、立体カバラが体を囲んだまま、地球の中心に降ろした後、次に太陽の中心に向かわせるイメージをする。これで95%以上の人の症状が一瞬で消える。

病気に関しては、何回も行うことによって治癒することがある。

約1万2000年前のカタカムナ文字を使っていた超古代人の医学は、このように意識を使って人を治していたと考えられる。

病気や不幸に関していうと、すべては自分の意識が１００％原因である。認めるのは、なかなか難しいかもしれないが、このことに気づくとき、奇跡は当たり前になる。

ある末期ガンの女性は、抗ガン漢方と量子場治療で著しく改善した。しかし夫と不仲になった途端、ガンは再び悪化し始めた。彼女が夫との不仲の中で「もうどうでもいい。死んでもいい」と思ったのが原因で悪化した。女性に悪化の原因を説明して、不仲が解消した途端、再びガンは小さくなり始めた。

自分の心に思ったことが原因で病気になったり、症状が悪化する人は案外多い。現代医学では、この大切な事実を軽視して薬ばかりを使うことになる。末期ガンの女性のケースは、その人に１００％原因があるとわかる。でも、原因はその人自身にあると思えないようなケースもある。そういった場合でも１００％その人に原因がある。

意識を使って人を治す場合、医師と一緒に患者さんも心の在り方、意識の持ち方を見直す必要がある。

丸山修寛

カタカムナで病気をなくす

すい臓の病気が判明したのが2014年10日、カタカムナを知ったのは2016年8月、丸山修寛先生（丸山アレルギークリニック院長）との出会いがなければ、今の自分は、この世に存在していないだろう。丸山先生には、感謝してもし尽くせない。

カタカムナを詠み続けて8年、実践を通して潜在意識がたくさんのことを教えてくれた。

丸山先生のような量子物理学による解説は、私にはできないが、自分やかかわった人の体験の一部は伝えることができる。カタカムナを一過性のブームで終わらせたくなかったので、本書を制作することにした。医師でも治療家でもない、ただの普通のおばさんの実践する「私のカタカムナ」に必要なものは、意識だ。深い意識さえあれば、誰もが潜在意識とつながり、カタカムナの実践によって潜在意識とハイヤーセルフと自分、三位一体の強力なパワーで奇跡を体験できる。

ただし、他人の治療に使うことは勧めない。なぜなら自分自身に汚れがあるからだ。自分に汚れがあると、そこに他人の汚れが引き寄せられて、ますます自分が汚れてしまう。

たとえ他人に病気を治してもらったとしても、一時的な治癒で、その人自身が自分の汚れに気づいて取り除かない限り再発してしまう。結局は、一人ひとりの問題となる。

「カタカムナを実践すれば、病気が良くなる、運気が上がる」と短絡的に捉える人も多いが、実際は、カタカムナを詠むと、気づかなければならないことが必ず起こる。人によっては良いことばかりではなく、嫌なことや悪いことも起こる。起こることは、すべてが自分へのプレゼントであり必要なもの。なぜ起きているのか、その意味をただ気づけばいいだけだ。しかし、残念ながら意味を気づけない人がほとんどである。

本書では、潜在意識とつながる方法、「私のカタカムナ」の実践法、そして潜在意識から学んだことをまとめている。「私のカタカムナ」は、自分で自分の病気を治す、自分を汚さないで他人の病気の原因や病気の大元のデータを消す、そして周囲の人まで幸せにできる方法だ。

カタカムナで、すべての人の病気をなくしたい、それが私の究極の願いである。

一般社団法人自律神経免疫療法情報センター 代表理事 竹内れいこ

目次

巻頭口絵　潜在意識と気づきのためのクスリ絵 …… 002
本書を読む前に …… 017
出版に寄せて　病気の原因は100%自分自身　丸山修寛 …… 018
プロローグ　カタカムナで病気をなくす　竹内れいこ …… 020

PART 1　始まりはガン宣告 …… 025

01 いきなり、すい臓ガン …… 026
02 電磁波対策 …… 030
我が家の電磁波対策 …… 034
03 取り除かれた痛み!? …… 036
04 すべての原因は自分 …… 040
05 陶板浴は体への愛 …… 044
自律神経と免疫力 …… 048
06 歯科金属の除去 …… 050
歯科金属の弊害 …… 054
07 カタカムナとの出会い …… 056
08 再発!?口腔内のザラザラ …… 060
コラム1　鏡の法則 …… 064

PART 2　大切な潜在意識 …… 065

01 潜在意識と顕在意識 …… 066
02 潜在意識とコミュニケーション …… 070
03 潜在意識の好きなもの、嫌いなもの …… 074
04 潜在意識の果たす役割 …… 078
他人の潜在意識からのメッセージで大失敗 …… 082
05 潜在意識についた傷 …… 084
言霊の力　ひまわり実験 …… 088
06 潜在意識の持つデータ …… 090
理不尽な魂の傷も感謝で認めるだけ …… 094
07 潜在意識のネットワーク …… 096
潜在意識ではないものとつながりショック! …… 100
08 潜在意識のケア …… 102
コラム2　引き寄せの法則 …… 106

PART 3 私のカタカムナ …… 107
01 カタカムナは先人がくれた贈り物 神の科学 …… 108
02 高次元空間「ミスマルノタマ」づくりに大切な意識 …… 112
カタカムナを詠んで空に出現、龍の雲 …… 116
03 ホ・オポノポノ、カタカムナ、そしてウタヒ80首の意 …… 118
カタカムナで初めて空間を変えられた! …… 122
04 ホ・オポノポノ、クスリ絵、カタカムナにある愛のエネルギー …… 124
母が教えてくれたあの世の実相 …… 128
05 カタカムナの目的は「気づき」を得て魂を向上させること …… 130
私のずるい心、正直になって起きた奇跡 …… 134
06 カタカムナに必要な土台。人はすべてのものによって「生かされている」 …… 136
07 「すべてのことは自分の責任」認める意識が自分も他人も変える …… 140
08 ワンネス つながっているのは、人、見えないもの、地球もすべて …… 144
文明の底にまでカタカムナを届けて! …… 148
コラム3 相応の法則 …… 150
PART 4 私のカタカムナ実践法 …… 151
STEP 1 毎日カタカムナを詠む習慣をつける …… 152
STEP 2 すべてに意味のある出来事が起こり始める …… 158
潜在意識とつながるツール、カタカムナ御朱印帳 …… 160
STEP 3 すべての責任は自分にあると認める …… 162
相談の後、見えない人が突然来た! …… 166

特別編　病気は、体と心のケアとカタカムナ
くも膜下出血の背後にある位牌のない人 …… 168
コラム4　相似性の法則 …… 172

PART 5 潜在意識と気づき …… 174
01 病気の原因は、肉体だけでなく、4次元以上の視えない世界に原因がある …… 175
02 「霊障」と呼ぶ前に霊を引き寄せている自分を見つめる …… 176
03 考えも性格も、自分ではなく、自分の中にいる「別のもの」の影響を受けている …… 180
04 ものにだってある思い、人の意識がすべてに影響を与えていく …… 184
05 どうしても気づけない人にある原因。その意味を解明 …… 188
06 知識は意識の邪魔をする。必要な知識はすべて潜在意識が引き出してくる …… 192
07 神様だって傷ついている。帰りたいけど帰れなくて地に鎮もる …… 196
08 「人が人を治せない」と思える治療家こそが、本物である …… 200
コラム5　神・霊・心・体 …… 204

PART 6 体験「気づき塾」から …… 208
「気づき塾」は共に学ぶもの。勧誘禁止 …… 209
01 御利益信仰は、必ず見返りをとられて弊害を受ける …… 210
02 氏神様の力を借りて、目覚めた「真我」、難病も嫁姑問題も解決 …… 212
03 料理もつくれないほどのつらさが、意識改革で大変化 …… 216
04 「どうしても「変わりたい」その思いは芯となり着実な変化を遂げている …… 220
05 家や一族には家や一族ならではのデータが発現する …… 224
エピローグ　カタカムナの愛情に感謝 …… 228

PART 1

始まりはガン宣告

すい臓ガンの宣告は想像以上のショックだった。

病気は自分で治すべきだと思っていたが、医師に治してもらいたいという他力本願の自分がいた。

ガン細胞をつくったのは、自分の責任。ガン細胞は自分自身でもある。抗ガン剤や放射線治療でガンを痛めつけることで治せるのか。

私は覚悟を決めた。ガンは自分の「汚れ」だ。

電磁波対策、温活、歯科金属の除去、そしてカタカムナを詠む取り組みが幕を開けた。

01 いきなり、すい臓ガン

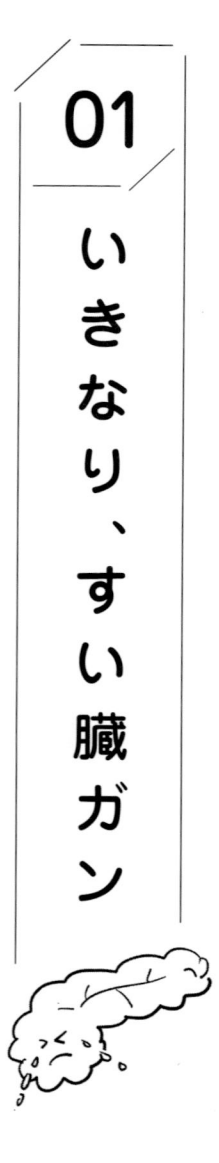

２０１４年10月某日、『病気は治ったもの勝ち』（永野剛造、丸山修寛共著：静風社）の書籍を制作するにあたり、丸山修寛先生（仙台の丸山アレルギークリニック）を訪問した。取材のために白衣を着て、丸山先生の診察状況（１５８人の患者）を側で目の当たりにした。

丸山先生の診察は、他の医師とは違っていた。丸山先生は目ではなく、脳の周りに自分の意識が拡大したスクリーンのようなもの（第三の目）で患者の体の中を視ることができる。丸山先生は「患者の体の中が視えないと的確な治療ができない」と、数年間努力をして、視えるようになったそうだ。

その診察は、想像を遥かに超えていた。

丸山先生が、「この患者さんの背骨は曲がっているんだよ」と書いた絵は、レントゲン撮影後の画像とまったく同じだった。患者が診察室に入る前から、丸山先生には、患者の病気や症状が第三の目で既に視えているので、余分な会話は必要ない。失礼だが、よく「当たる」。観察すればするほど驚異的な診察だった。

もう10年以上も健康診断を受けたことのなかった私は、「この機会を逃してはいけない」と、怖いもの見たさで自ら診察を受けてみた。

私には、体調が悪いという自覚はなかった。食後に少し頭が熱くなり、のぼせが出るくらいで、いたって健康。ただ少し気になっていたのは口腔内で歯磨きをしても歯に残る、気持ちの悪いザラザラ感に違和感を覚えていた。

丸山先生は、私を診察して、「すい臓がビシャビシャ水浸しで溶け始めてるよ。ガンのエネルギー（トゲトゲ）を出しているよ。左のこめかみから右足にかけて通電して黒い線が入っているね。甘いものが好きだよね。甘いものを食べると体内で甘いものを好きな微生物が繁殖して、それが電磁波で増殖してガンになったんだよね。背中の痛みは取っておいたから」と。

思ってもみなかった「すい臓ガン」宣告、顔には出さなかったが、心は打ちのめされた。すい臓ガンなら治りにくいと、いっそう落ち込んでしまった。

第三の目で視て病気がわかる先生なら、きっと病気の治し方も教えてもらえると思っていた。

しかし丸山先生からは「治る」という言葉はなく、やってみたらと、「ハフリ」という不思議な「体の天岩戸《あまのいわと》開き」の方法を教えてもらった。本当にこんな方法で治るのかは疑問だった。

今や2人に1人はガンになる時代。いつかは自分もガンになるかもしれないとは思っていたが、ここで宣告されるとは！　しかもすい臓ガン、何で私なの？　痛みはないのになあ。

帰りの新幹線の中では、「本当にすい臓ガンなのかな」と疑い、すい臓ガンは治りにくいという知識に、心は乱れに乱れ、仕事、家族、まだ成し遂げていない夢をこの先どうするかで頭がいっぱいだった。私の中で「ガン＝死」のイメージが強く、ガン宣告による恐怖は、されたものにしかわからない。

翌日、丸山先生から電話があり、「検査の結果、血糖値は400㎎／dℓ（正常値80～99㎎／dℓ）、ヘモグロビンA1Cは12・4％（正常値は5・9％以下）、いつ意識不明になって救急車で運ばれてもおかしくない数値だからすぐに病院に行くように」と言われた。

でも自分がガンであると信じられない私は、病院に行こうとは思えなかった。

まずは、日頃お世話になっている日本自律神経病研究会理事長・永野剛造先生のクリニック（永野医院）で、血液検査とエネルギー検査をしようと受診。永野先生なら私のガンが本当かどうかわかるに違いない。永野先生は、基本的に6段階のエネルギー検査と白血球分画検査によるリンパ球の割合を考慮して診断する。波動測定器によるエネルギー測定では、エネルギーレベル1（病気）、白血球分画検査の結果はリンパ球28％。「ガンですか」と確認したが、永野先生は言葉を濁した。以前、ガンのエネルギー検査をしたときには、「ガンはない」と言われたが、今回は違っていた。ただ「リンパ球の割合が多いから大丈夫だよ」と一言、やさしい先生だ。

リンパ球は、ガンと戦う白血球の中の免疫細胞。健康な人のリンパ球の割合は35～41％の範囲にある。通常の私は42％、忙しいときは35％だったので、28％は激減状態だ。しかも初めてのエネルギー1、おそらくすい臓ガンに間違いはないのだろう。

すい臓ガンは、気づいたときには手遅れで、治療して良くなった人の話を聞いたことがない。予後の難しさを考えると病院に行く気にもならなかった。

私は、この年（53歳）まで、小児科と内科（胆嚢）、歯科医と産婦人科（出産）にしかかかったことがないから、病院には抵抗がある。10年以上、国際的免疫学者安保徹先生や天才的治療家福田稔先生の書籍を制作してきたこともあり、万一病気になったときには、体の仕組みを生かした治療にしようと考えていた。それでも、まだ嘘であって欲しいと、心の声は呟いていた。

02 電磁波対策

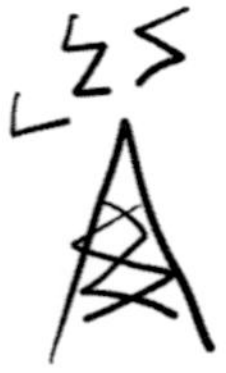

丸山先生から、師である横内正典先生はガン患者の7割を治した医師と聞き、本を購入して読んでみた。すると、甘いものに微生物が集まり電磁波で腫瘍が大きくなると書かれていた。診察の際にもらった手作りグッズ（四角い金属の貼り合わせた電磁波対策のもの）を背骨の盆の窪に貼って寝るように言われ、角が当たって痛いのを我慢して、付けて寝ると、翌朝、グッズは水でビショビショになっていた。

この変化を見て、自分で、できることはしようと、すぐに徹底した電磁波対策に取り組んだ。分電盤、コンセント、パソコン、携帯電話、電子レンジ、冷蔵庫、炊飯器、湯沸かしポット、空調機など、自宅1階から3階まで、ありとあらゆる電化製品に丸山先生開発の電磁波対策グッズを貼り付けた。

「右足から左こめかみに通電している」と、指摘されたが、原因は私の寝室にあった。寝室は

寝室

室内で最も気をつけなければならないのが分電盤、コンセント、Wi-Fi。たとえば分電盤の裏が寝室の場合も電磁波の影響を受けて筋肉が硬くなる。電磁波対策は、病気の人にとってしなければならない最低限の対策。電磁波の影響は、敏感で筋肉が柔らかい女性に影響が出ることが多い。

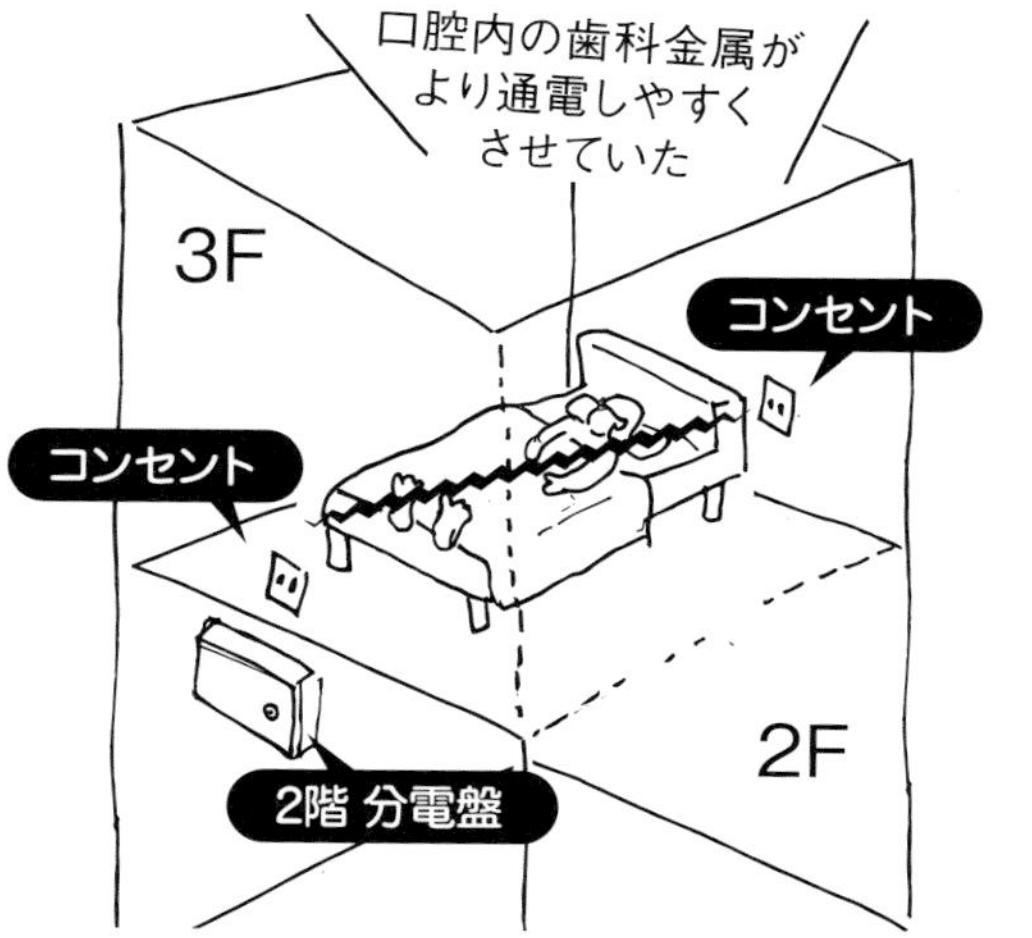

家中の電気が集まる配電盤の上にコンセントはあった。

3階にあり、左頭と右足にコンセントが配置されている。しかも右足のコンセントの下は、家中の電気が集まる分電盤の真上だった。最悪なことに私の口腔内には、たくさんの歯科金属があり、それが電磁波を受けるアンテナとなり通電しやすい環境となっていた。

これまで寝室で寝ていると、なぜだか毎晩足がムズムズしたり痛くなったりするので、てっきりムズムズ病だと思い込んでいたが、原因が右足から左頭にかけての電磁波の影響によるものと言われて納得がいった。自分の右足の親指は、この通電によってすでに内側に曲がっていた。親指が曲がる痛みだった。原因は、歯科金属による通電によって、体内にガルバニー電流が流れ、生体電流を乱していたのだ。歯科金属と足が関係していたとは思ってもみなかった。

乗りものでは新幹線に乗ると、足が痛くなる、変電所が近づくと激痛が走る。金属に触ると、すぐに静電気が起きる。これも電磁波の影響を受けていたことだった。調べてみると、新幹線の自由席や指定席は電磁波がグリーン車よりも高いことがわかった（船瀬俊介の船瀬塾Facebookより）。

また、乗りものに乗るとすぐに眠ってしまう私の特技も、電磁波の影響によるものとわかった。不幸中の幸いだったのは、電磁波を増幅させてしまう、コイルベットを使用していなかったこと、室内では有線ＬＡＮにしていたことだった。そのため電子レンジの扉を開いた状態と同じ２・４ＧHzを出力するWi-Fiの対策は必要なかった。

すべてのコンセントにブラックアイ（特に寝室は８個）をつけ、配電盤にもマックスミニとブラックアイなどをつけた。対策をした部屋の空間は、スーッと空気が透き通っているように

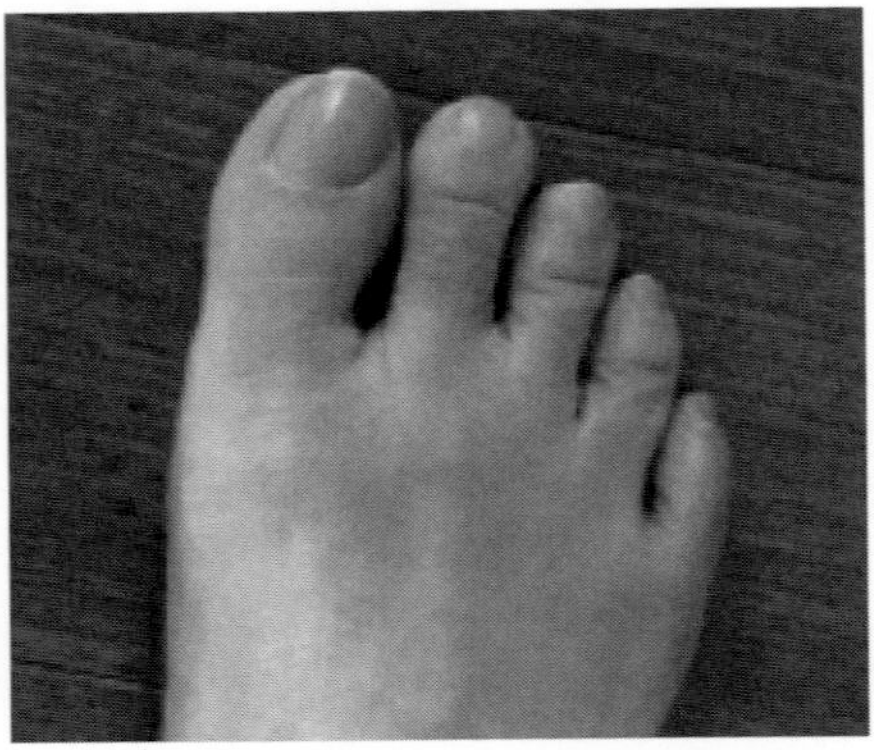
曲がってしまった右足の親指

感じた（現在は、電磁波の電場と磁場を解決するブラックアイナノがおすすめ）。

問題は屋外だ。屋外のスマートメーターの側に立つだけで調子が悪くなる。東京電力パワーグリット株式会社に電磁波過敏症であり病気になったことを話すと、約2週間ほどかかったが、スマートメーターの中の通信機能だけを取り外してもらうことができた。

苦労したのは電車の中だ。車内では、携帯電話を使っている人に取り囲まれた状態になる。座席に座ると、立って携帯電話を使う人の電磁波が、自分の額に直撃する。優先席でもおかまいなしだ。心臓の動悸が激しくなる、咳が止まらないといった症状が出始めた。

以降、周囲からの影響を受けないために電磁波対策ペンダントを必ず身につけることにした。丸山先生の電磁波対策グッズは、電気の持つ悪い毒のような部分を良い薬のような役割に変換するものだ。マイナスイオンが出て、酸化還元力が高く筋肉の緊張もほぐれる特徴がある。しかも静電気が起こることもなくなった。健康はお金では買えないというが、お金を有意義に使えば、手に入れられる健康もある。自分が死んだらあの世にお金は持っていけない、使えない。死んで子どもに保険金を残す必要はあるのか。残すのなら葬儀代と永代供養料でいいと、「今」を生きるために体に投資することとした。

我が家の電磁波対策

生体電流の乱れを戻すもの、
地磁気を増強させるもの、
電磁波を集めてエネルギーに
変えるもの。対策はいろいろ。

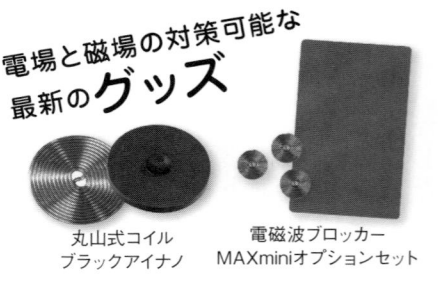

電場と磁場の対策可能な最新のグッズ

丸山式コイル
ブラックアイナノ

電磁波ブロッカー
MAXminiオプションセット

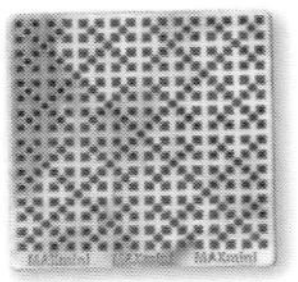

電磁波ブロッカー
MAXmini5G

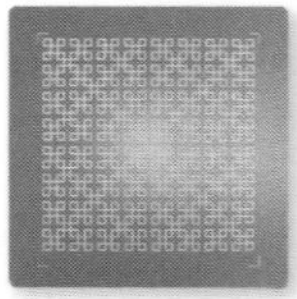

電磁波ブロッカー
MAXminiプラス

我が家の対策 1 分電盤

家中の電気が集まるところ、ここから各部屋に電気が分けられる。まずは、この対策をする。

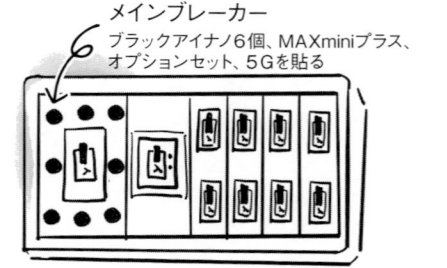

＊ブラックアイの場合は8個貼る

我が家の対策 3 携帯電話

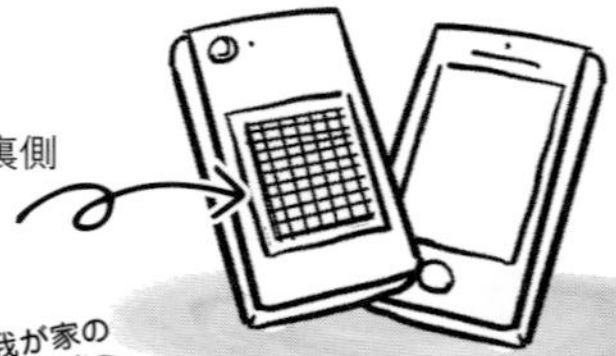

頭部に最も影響を与える携帯電話の電磁波。自分だけでなく人にも危険を及ぼす。MAXminiプラス、オプションセット、５Gを必ず貼る。

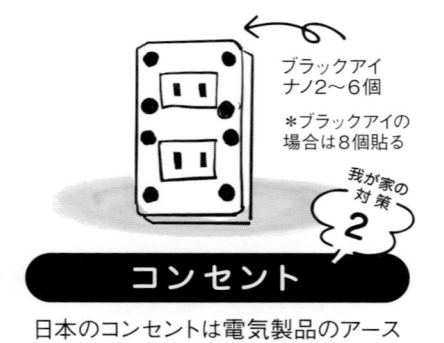

我が家の対策 2 コンセント

日本のコンセントは電気製品のアースがされていない。そのため低周波電流が人体に流れやすい。寝室は必ず6個貼る。その他、延長コードにも貼る。

コレが原因

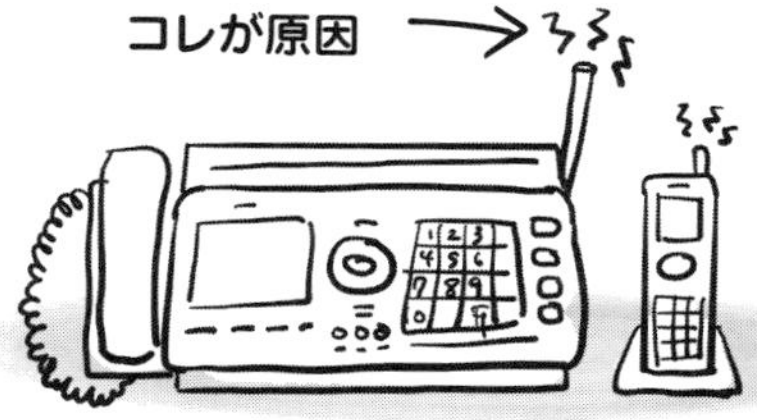

我が家の対策 5

コードレス電話

すべての電磁波対策をしたのに頭が熱い。電磁波測定器を購入して判明したのが、何と、便利なワイヤレス電話だった。すぐに他の電話に交換したが、使用する場合は、対策が必要。

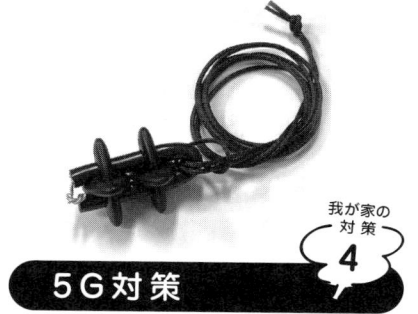

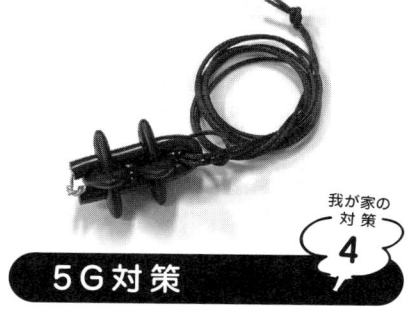

我が家の対策 4

5G対策

首に5Gプロガードをかける。首からかけると首、鼻、喉、胃などの正中線を守る。ブラックアイガイアスネックレスも適しているが、東京では5Gが広がっているので。

DANGER コイルベッド

コイルが電磁波を集めて増幅させる。どんなにマッサージを受けても翌日筋肉が硬くなる人、寝て立ち上がれなくなった人もいた。対策よりもノンコイルマットに交換しよう。寝ている間は、無防備で危険な時間なのだ。

差込口にも対策
頭から通電しないよう電気を変換

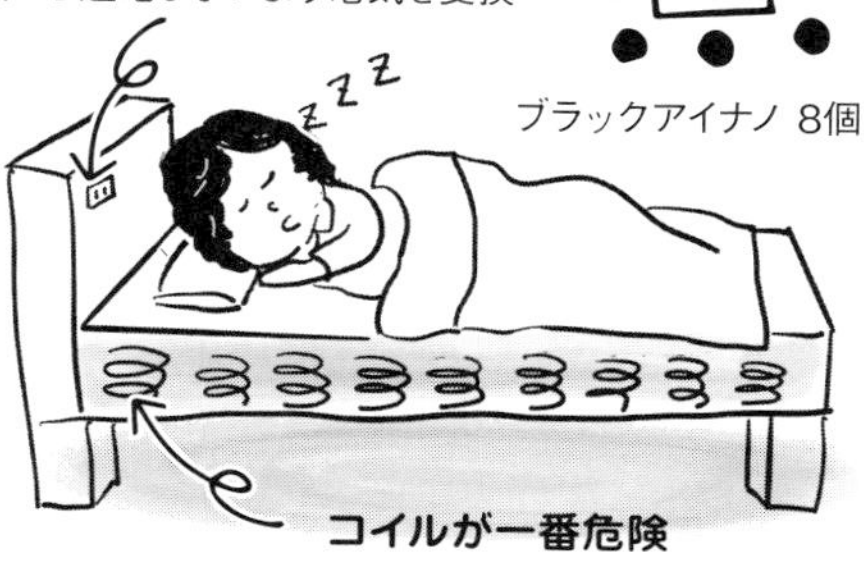

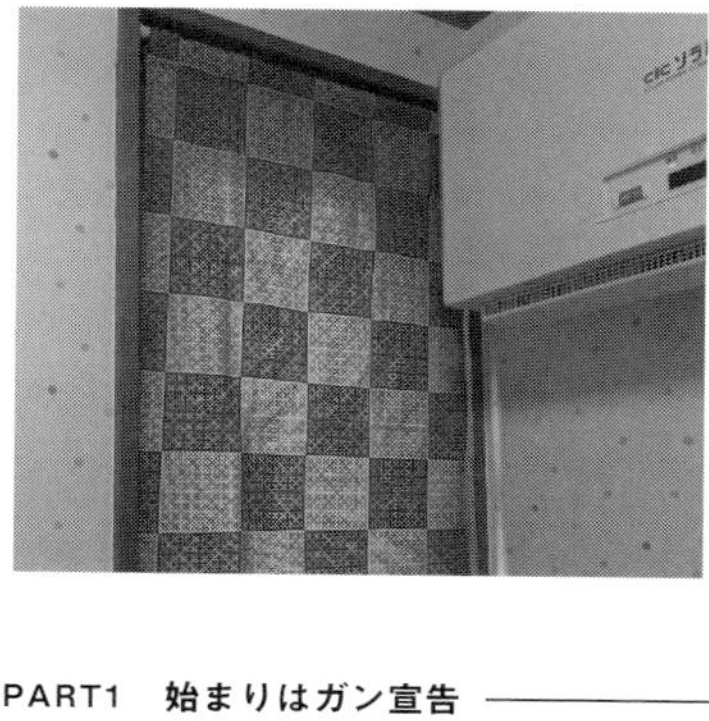

太陽光発電

太陽光発電の問題は、電気の変換機(パワーコンディショナー)。家の中にある小さな発電所。分電盤と同じ対策をしたが、強力なため、側の窓に、ガイアスコットンをカーテンに加工。すると、エネルギーが集まり温かくなった。

03 取り除かれた痛み!?

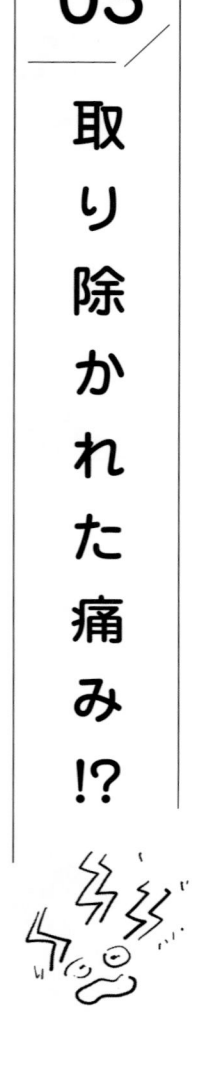

２０１４年10月末、夜中、背中に突然、激痛が走った。痛くて眠れない。人生の中で一番の痛さは出産だったが、それにも及ばなかった。何しろずーっと痛みが続くのだから。心の中で、丸山先生が「痛みを取っておいた」と言っていたのは、このことだったんだ。どうせならずっと痛みを取っておいてくれたらよかったのに……。恨み節が出てくる。

救急車を呼びたい！　でも今救急車を呼ぶと絶対に入院となってしまう。本当のすい臓ガンになってしまう。このまま病院で治療のレールにのることだけは避けなければならない。我慢し続けた。しかし、どんなに我慢しても痛みはなくならなかった。

3階で寝ている夫は晩酌を終えて熟睡中。私は2階から起き上がって助けを呼びにいけない。痛くて叫べない。一晩中、涙を流しながら我慢し続けていた。一晩が長く感じた。

もし、すい臓ガンならば、遺言を書いておかないといけない。でも書いてしまったら死は、現実になりかねない。どうしたらいいのだろう。

ピンときたのが温め療法。

これまで安保徹先生の取材をして本を制作してきた経験から、ガンには温めがいいことを学んでいた。温熱治療器で痛い部分に熱を注入する、交流磁気治療器で血流を良くする、湯たんぽで温める。ホッカイロをつける、温かいものを飲む。寝ても覚めても自分で体を温めてばかりいた。それでも変わらない。痛みは襲ってきた。痛みだけは、どうすることもできないほど辛い。これは経験したものにしかわからない。

ならば、丸山先生が診察室で教えてくれた「ハフリ」を試してみるのはどうか？

確か、診察室で痛みを取っておいたからと言ったときに、見せてくれた「ハフリ」。「体の天戸開き」といわれるもの。その動作を覚えてみんなに見せて笑われた「ハフリ」。バカにされた「ハフリ」。効果はないかもしれないがもうこれしかない。人に話しても誰も信じてくれなかったが、5分おきに襲ってくる痛みのたびに藁にもすがる思いで「ハフリ」をした。していると、飼っている犬が吠えて飛びかかってくるので、何か悪いものなのかもしれないが、頭の中でイメージを描き、痛みに襲われるたびにした。不思議なことに、「ハフリ」をすると確かに痛みは和らいだ。でも痛みで眠れない、食べる気力もなくなり、５kg以上体重は減ってしまった。痛みは体ばかりでなく、心までも病ませてしまう。いや、奥にある「本当の心」が見えるといったほうがいい。

私は、10年間安保先生の免疫にかかわる本の中で何回も「病気は自分で治せる」「病気は自分で治す」「生き方を変えて病気を治す」などと書いてきた。頭では、自分の病気は自分でつくったのだから治せるとわかっていても、心の中では、誰かに助けを求めていた。「誰か私のガンを治してくれる人はいないのか、何とかして病気から脱却する方法はないのか」という気持ちで一杯だった。そして丸山先生に対して、「私の病気をここまでわかっていたなら、どうして治してくれないの、お医者さんなのだから治してくれたっていいじゃない」と、心が叫んでいた。さらには、丸山先生の本を企画したから起きたことではと疑心暗鬼になった。

まったく矛盾していた。

情けないことだが、誰か私を助けてくれる医師がいるなら治療をしてもらいたい自分がいた。でも医師に依存して病気は治るのか。医師に治してもらえるなら、患者はみんな治っているはずだ。治せるのならとっくに病院に行っている、答えの出ない自問自答が続いた。

ハフリの手順

ハフリには、3つの管を開く作用があり、開くと天と地からのエネルギーが体に入ってくる。

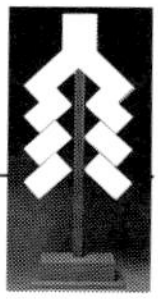

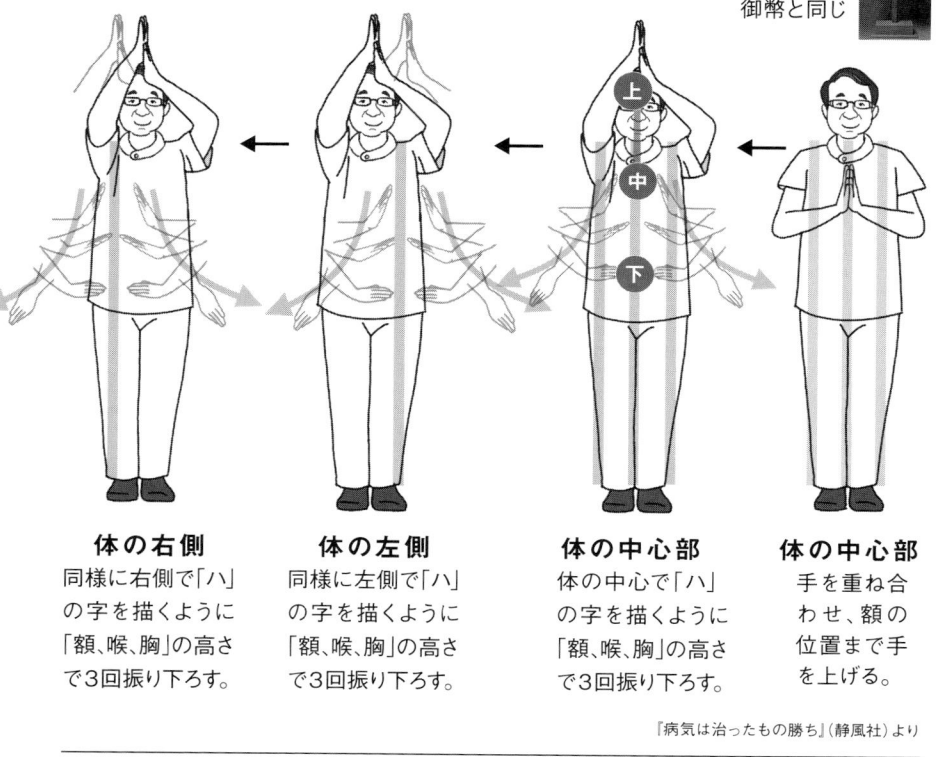

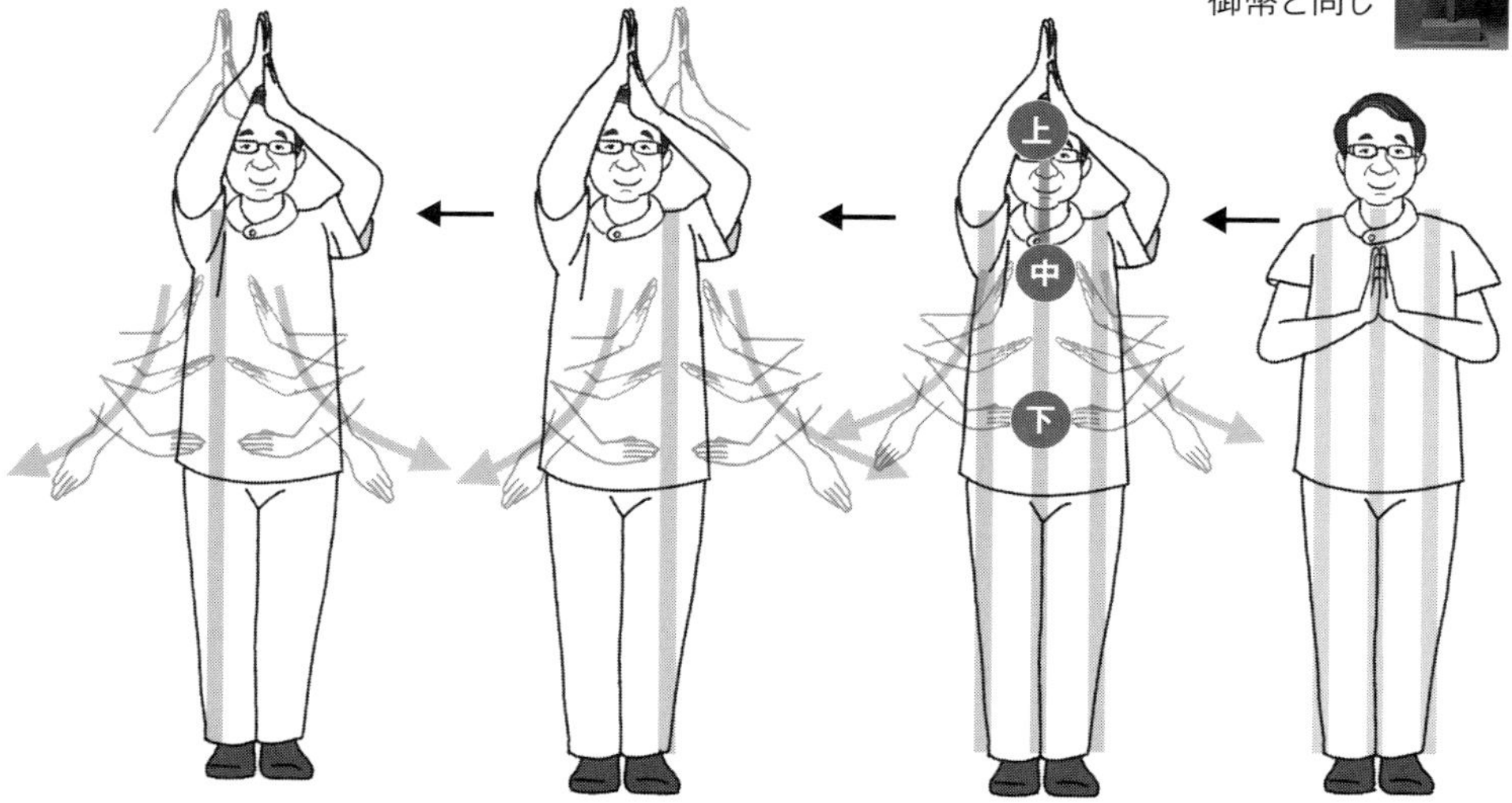

体の中心部
手を重ね合わせ、額の位置まで手を上げる。

体の中心部
体の中心で「ハ」の字を描くように「額、喉、胸」の高さで3回振り下ろす。

体の左側
同様に左側で「ハ」の字を描くように「額、喉、胸」の高さで3回振り下ろす。

体の右側
同様に右側で「ハ」の字を描くように「額、喉、胸」の高さで3回振り下ろす。

『病気は治ったもの勝ち』(静風社)より

正確に言うと、ガンになるのが嫌なのではない。ガンに対する攻撃的な治療をして正常な細胞まで壊れるのが嫌なのだ。

ガンだって体の一部、自分自身だ。ガンは本当に悪いものなのか。安保先生は、高血糖、低酸素、低体温になるとガンができると提唱した。自分がつくり出したものなのだから、きっと意味があるに違いない。

激痛に襲われても、まだすい臓ガンと認めたくない私が、そこにいた。

04 すべての原因は自分

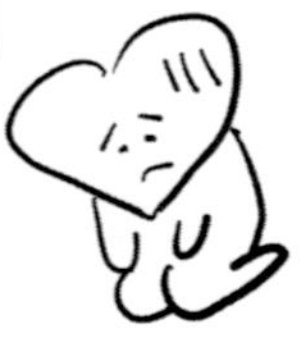

痛みが続いた20日間ほどは、まるで何カ月のように長く感じた。揺れ動く自分の心は、捉えようがなかった。

初めて考えた自分の体のこと。これまでのすべてのこと。

今まで健康がありがたいと思ったことがあったのか。体に感謝したことがあったのか。父と母の愛を受けて、五体満足に産んでもらい、両親に何不自由なく育ててもらい、体が健康であることは当たり前と思っていた。

情けないが、病気をして初めて健康が当たり前のものでないことに気づいた。これまでの生活を振り返ることもできた。締め切りのある過酷な仕事に追われ、とにかく食べて徹夜を乗り越え原稿を書き続けてきた。ドライアイになりパソコンも見れなくても、五十肩になって痛くても我慢してキーボードを打ち込み続けた。自分に鞭打ちながらこなしてきた仕事、これまでの体への過酷な負担を思い出した。今日まで体が自分を支え続けてくれてきたことに気づいた。私が体に文句をぶつけることはあっても、体は私に何一つ不平不満を持つことはなく黙って動かし続けてくれた。でも、私は頑張って働いてくれる体に、いたわりやねぎらいの言葉をかけたことはなかった。病気をしてやっと体に強いてきた過酷さに気づくことができた。

思わず私は、自分の体、特に、すい臓に「ごめんなさい。いつも無理をさせてしまって」と泣きながら謝っていた。そして亡くなった両親に「お父さん、お母さん、五体満足に産んでくれた体を大事にできなくてごめんなさい」、ご先祖様に「ご先祖様、ごめんなさい。きちんと命を受け継いでいけなくて」。もちろん神様にも「ごめんなさい。いただいた体の大切さに本当に気づかなくて」と、子どものように泣きじゃくり、謝り続けていた。ただ涙を流すことしかできなかった。

涙にも種類があるが、この涙は、自分が体にしたこと、大切にできなかったことが申し訳ないという思いからだった。行く末を嘆く思いや後悔の念ではなく、決して頭で考えたことではなく、心の内から湧き上がってくる涙だった。病気にならないと大切な体だとわからない最低で馬鹿な自分への悔しさだった（後から思うと、体に対しての考え方が、体をコントロールする役割を持つ潜在意識とつながったのかもしれない）。

これまで頑張ってくれた体に、これ以上何を求めるのか。もう十分だ。体へは感謝以外に何もない。自分の生活習慣（眠らないで、食に依存して頑張り続けた）の結果なのだから。この頃から体を治そうとすることも、治してもらおうとすることも諦めた。

残る人生、期間が決まっているならば、一日でも体を大事にしたいと、好きだった甘いドリンクなどは完全にやめて、食事は腹八分目、睡眠は十分にとることを心がけた。私に残された期間がどのくらいあるかわからないが、まだ生きられるならば、残された時間は、できるだけ体に負担をかけないで過ごそうと決意した。

２０１４年11月末、お世話になっている安保先生に自分がガンになったことは言い出しにくく、知人の話としてすい臓ガンを治すにはどうしたらいいか相談をした。

すると安保先生は「すい臓ガンは治しやすいガンだよ。すい臓は体の深部にあるから体温を上げて温めればいいよ。銭湯に通うといいよ」とアドバイスをくれた。

以前、安保先生に本の取材で「先生がガンになったらどうしますか」と聞いたときに、「仕事を全部休む」と話したことを思い出し、私は仕事の全面休業を決めた。その結果、丸山先生と永野先生を取材していた書籍『病気は治ったもの勝ち』の制作も延期となった。

早速、銭湯の回数券を購入、いざ出陣。広くて空気も温かい銭湯、浴槽に入ろうとしたら、「アチッ、熱い」。お湯の温度が熱くて長く浸かれない。湯温計を見ると38℃という低い温度なのに入れないのだ。周りを見ると、誰も熱がってはいない。私だけが熱いようだ。ガンの人の体温は35℃以下というが、本当だ。掛け湯をして体を温めながらチャレンジしたが、3日で断念となった。とにかく銭湯に行くと疲れてしまい、体が拒否反応を示して通えないのだ。

銭湯がダメなら他のものをと探し、見つかったのは陶板浴だった。陶板浴のことは安保先生からも話を聞いていたが、健康だったので真剣に考えたことはなかった。いざ自分に病気が降りかかると、目の色が変わって、陶板浴に興味を持つ、浅ましい自分だ。

しかし、残りの人生は、私から体への恩返しである。

病院での精密検査を受けないと決めた私、夫は私の病気をなかなか信じてはくれなかった。私が痩せてきた状況を見て、心配になったようで、陶板浴通いにつきあうようになった。夫と結婚3年目のできごとだった。私の意思を尊重し、病院に行こうと言わなかった夫に、本当に感謝している。

05 陶板浴は体への愛

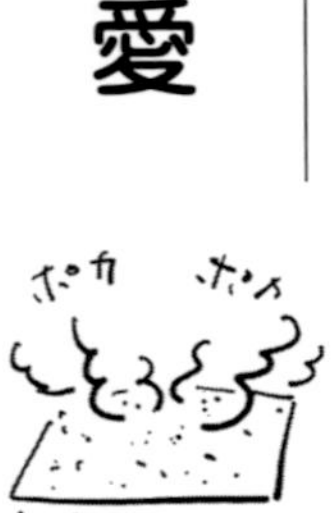

陶板浴は、岩盤浴とは、まったく違っていた。サウナのように高温でもなく、この程度の温熱で体は本当によくなるのかと思うくらいの温度だった。

私が経験した温熱療法と比べても、大きな違いがあった。

温熱療法は、コテのような器具を使って体に温熱を注入する。コテを当てた部分が熱くなるのだが、体には体温を一定に保とうとする仕組みがあるので、体は熱くなった部分に他から血液を送り、温度を下げようとする。つまり熱を注入しても下がりやすいのだ。

一方、陶板浴は、温かい陶板に横たわり体全体に熱を入れるので熱が逃げにくいように感じる。パジャマに着替え陶板の上にバスタオルを敷いて寝そべり体を芯から温める。腹這いになったり仰向けになったり横になったり寝姿は自由自在だ。

陶板浴は、陶板に抗酸化溶液が塗り込まれ、活性酸素を除去する工夫がされているため、室内では空気がきれいで、長期間、豆腐や肉などの食べ物を置いていても、まったくカビが生えてこない不思議な空間になっている。

陶板浴はガン患者の強い味方だ。ガン患者の多くは、自律神経の中でも交感神経が過剰な緊張状態にあり、体内では白血球の中で顆粒球が多く常に炎症が起きている。そのため体内では、常に抗酸化機能をフルにして炎症を治めようと働いている。

陶板浴施設自体が抗酸化機能を持っていてリラックスできる環境である。空気は清々しく、遠赤外線が深部から体を温め、抗酸化機能が体をサポートする。副交感神経を優位にし、温かさが血流を改善し、免疫力を担う血液が隅々まで行き渡るのも優れたところだ。

陶板浴を継続して活用すると、免疫を高める効果が期待できる。

私のリンパ球の割合は28％と低いため、陶板浴では、自律神経の派生部位をポイントに温めることにした。自律神経の中の交感神経は背骨から、副交感神経は仙骨から派生しているので、お腹も背中も、体の側面までも陶板に当てて3カ月を目標に通うことにした。

施設内にいる周りの人は、流れるほどの汗をかいているが、私は汗が出ない。熱いと感じるほど温かくなってくるのに汗が出ないのだ。深部の体温が低いせいだろう。気持ちが良いので毎日通いたいと思うのだが、１回60分入ると疲れて翌日は家で横になっている始末。そこで１週間に２回通うことにし、６回目くらいでやっと汗が出るようになった。ふくらはぎから汗が流れ落ちる気持ち良さは何ともいえないほどの快感だ。

12月頃、夢を見た。夢の中で亡くなった母（２０１４年１月没）が「あなたのために持ってきたのよ」と健康食品をくれた。なぜだか母の姿はなく、雰囲気だけ、意識だけが伝わってくる。とりあえず「ありがとう」と受け取った。亡くなっても母は、私の病気を心配しているのだ。

翌日、取引先から、私に試して欲しい健康食品があると電話があった。ひょっとしたら夢の中で母が持ってきた健康食品かもしれない。この健康食品は、生の大豆をビフィズス菌で２年間発酵させたエキスで、大腸菌、黄色ブドウ球菌、緑膿菌を死滅させる働きがあるというが、くさやのような臭いがする。

一般的に病気の人は体温が低く血流が悪いので、どんな健康食品をとっても効果はいまいち。そこで陶板浴で脱水症にならないように飲む水の中に、この健康食品を入れて飲むことにした。

陶板浴に通い始めて３カ月経った頃、陶板浴に入った後着替えをしていると、体から物凄い悪臭が漂っているのを感じた。まるでタンパク質が腐ったような悪臭だった。この健康食品をとるようになり、口腔内のザラザラ感もなくなり、ひょっとして体が変わったかもしれない。

その後、不思議な夢を見た。私がゴミをたくさん詰めた大きな袋を川の中に捨てて流そうとした瞬間、一匹のオレンジ色の蛇が袋の中から逃げ出した。投げ入れた袋は川の中で大きな渦を描きながら、やがて黒い悪魔のような姿になり悲鳴を上げて流されていった。

この夢を見て、もしかしたら、すい臓ガンは違う病気になったかもしれないと思った。ガン宣告から半年後のことだった。

2015年3月、血液検査やエコー検査をするために病院を受診。結果はただの糖尿病、医師からは、「薬を飲みたくなかったら食事制限をしてください」と言われた。

すい臓ガンが糖尿病！　何だか狐につままれたみたいだった。

ガン宣告を受けて私の残りの人生は、家族一緒に過ごそうと、夫はサラリーマンを辞め、もっと人の健康のために役立つ仕事をしようと準備していたときだった。

病気の人はみんな体の土台である足が悪いことに着目し、足に関する資格を夫婦で取得し、同年6月に「足ゆび養生処」をオープンし、本格的な健康貢献が始まった。

自律神経と免疫力

自律神経のバランスが乱れ、過度に傾くと免疫のバランスが崩れて病気になる。

「自律神経ー免疫理論」

副交感神経

夜間、食事やリラックス、排泄するときに働く神経

リラックス物質のアセチルコリンを分泌

リンパ球増加

副交換神経優位の人
リンパ球
41%以上

▼

免疫力過剰

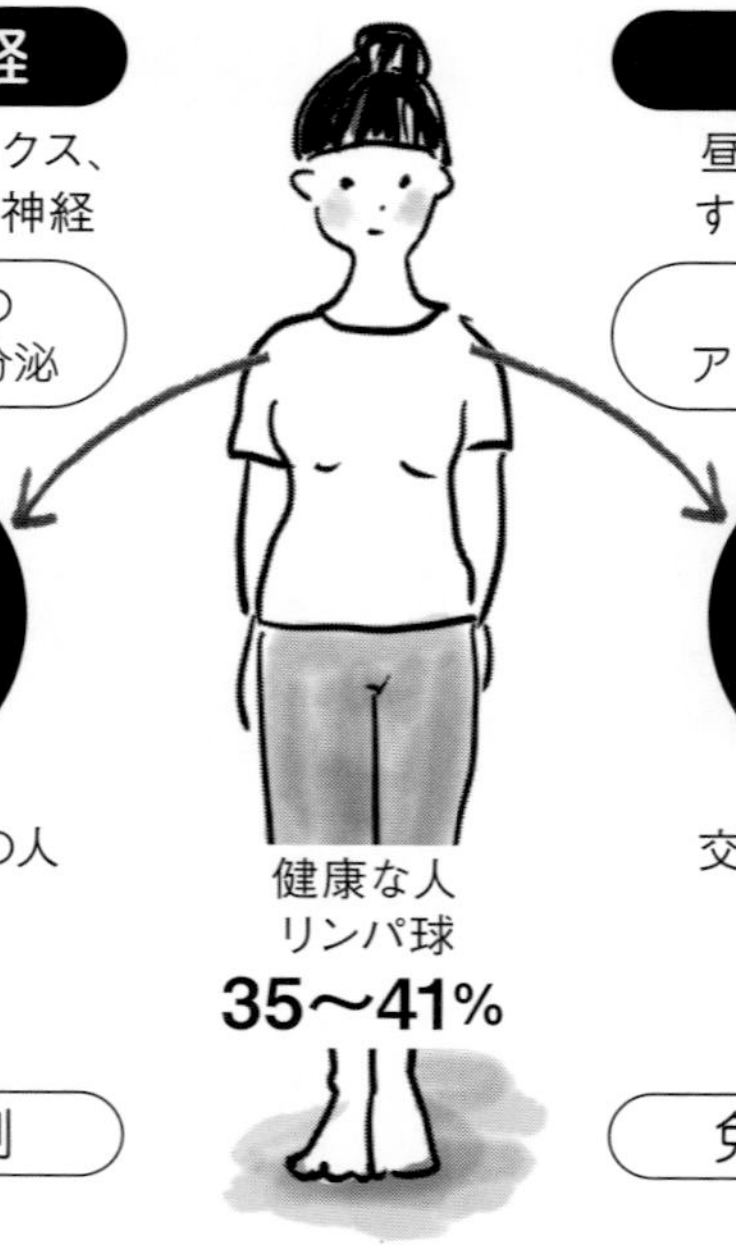

健康な人
リンパ球
35〜41%

交感神経

昼間の活動や興奮するときに働く神経

興奮物質のアドレナリンを分泌

顆粒球増加

交感神経優位の人
リンパ球
35%未満

▼

免疫力低下

自律神経には交感神経と副交感神経がある。

交感神経は主に日中の活動に、副交感神経は食事や笑う時、排泄時、睡眠時に優位になり、シーソーのように揺れ動いて拮抗関係を保っている。

血液の中の白血球は、顆粒球(好中球、好酸球、好塩基球の合計)とリンパ球にわけられるが、顆粒球は交感神経と、リンパ球は副交感神経と連動している。

▼

白血球分画検査(血液検査)で、自分の体の状態を把握できる

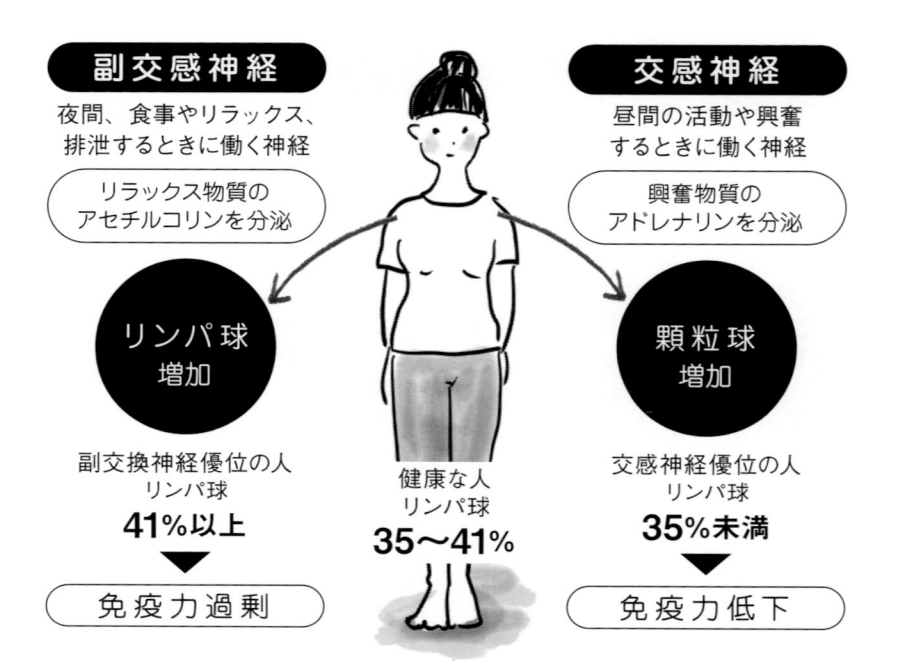

副交感神経優位の人

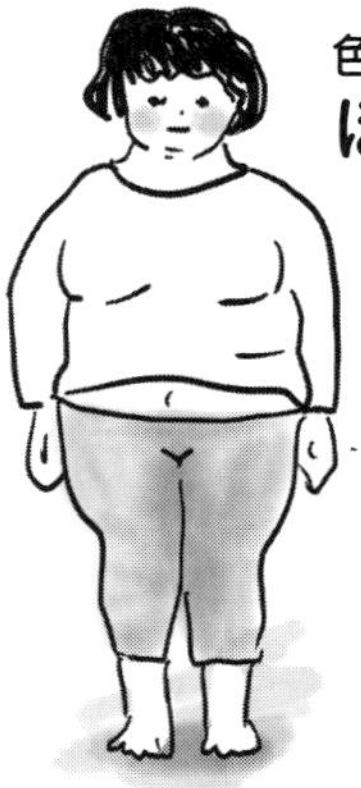

色白
ぽっちゃりさん

原因

- ラクし過ぎ
- 運動不足
- 食への依存大

副交感神経に過剰に傾く

▼

血管が拡張し
血流が悪くなり低体温になる
リンパ球が増えて
体内で様々なものに反応する

病気

アトピー性皮膚炎、花粉症、
アレルギー、喘息
ストレスや薬の多用で
関節リウマチなどの膠原病に

対策

食べ過ぎない（腹八分目）。甘い物は控える。適度な運動でバランスをとることができる。

交感神経優位の人

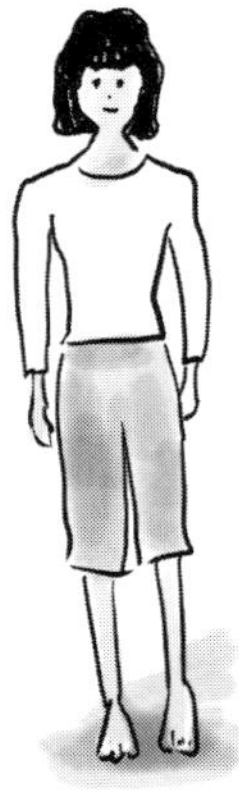

色黒
ほっそりさん

原因

- 無理し過ぎ
- 真面目
- 睡眠不足
- ストレス（心身、環境）
- 薬の長期服用

交感神経に過剰に傾く

▼

血管が収縮し
血流は悪くなり低体温になる
顆粒球が増えて
炎症反応が起こる

病気

胃潰瘍、糖尿病、
潰瘍性大腸炎、過敏性腸症候群など
炎症が多くなり
粘膜が壊されて潰瘍やガンなどに

対策

笑う。音楽を聞きリラックスする。食物繊維の多い食事をよく噛んで食べる。甘い物を食べ、体を温めることでバランスをとることができる。

06 歯科金属の除去

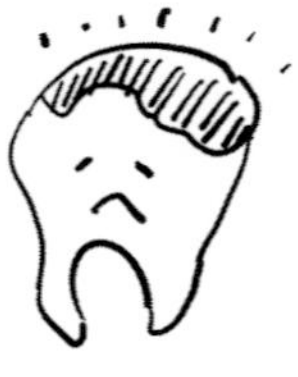

２０１５年10月、いよいよ根本的な電磁波対策の歯科金属の除去に取り組もうという気持ちになった。

まず、自分が本当に電磁波過敏症なのかを診断してもらうために、丸山先生に紹介された新潟県十日町のホープ歯科クリニックを受診した。院長の阿部昌義先生は、ご自身も歯科金属による病気の体験があり、口の中に金属を使わないことにこだわっている。

阿部先生は、昼休みの時間にパソコンを使って電磁波過敏症かどうかのチェックをしてくれた。パソコンの前に立つだけで、私の体が自然とゆらゆら揺れてしまう。口元をアルミホイルで覆ってしまうと体は揺れない。アルミホイルは電磁波を通さないので、覆うと体が揺れない。ということは、口腔内にある歯科金属がアンテナとなって電磁波を受けているに違いない。

筋肉反射を使った０‐リングテストもしてもらったが、歯科金属の原料である金もプラチナも自分には適していなかった。私の歯に適している素材は、ジルコニアやセラミックであることがわかった。やっぱり私は、電磁波過敏症だった。

歯科金属を取り除かなければならないけど、新潟まではとても通えない。

金属除去のために3人の歯科医を巡った。一人は保険診療が一番という。もう一人は、アマルガムを除去してくれたが、レーザーメスがなく歯茎の切除で血だらけになった。最後の一人は、私の要望とは関係なく歯のホワイトニングを優先した。仮歯もなぜだか大きく不格好で納得いかなかった。こうした歯科医での治療に迷いがあった。

たまたま取引先の歯科医に相談をすると、「幡ヶ谷に住んでいるなら歯科医師を指導してくれている歯科医が近くにいますよ。相性が合うといいけど」と、2018年6月笹塚歯科の木村一相先生を紹介してくれた。木村先生は、初診時にアマルガムが常温で蒸発することを水銀測定器を使って見せてくれた。口腔内はもっと温度が高いので大変なことになる。

電磁波過敏症であることを伝えると、原因は、歯科金属だけではなく、体内に残る金属にもあることを教えてくれた。体内にある金属の状態は、髪の毛や血液検査で金属の種類や量を、尿検査で金属の排泄量を調べることができる。結果は、排泄があまりされず、体内に金属の蓄積があることがわかり、金属を吸着する炭の健康食品をとることになった。

どうやら金属は、その人の弱い部分に溜まるようだ。

私の場合は、心臓と腎臓。炭の健康食品をとり始めると、1カ月も経たないないうちに2つの変化が起きた。一つは、どんなに歩いてもハアハアと息切れしなくなり鼓動が安定した。もう一つは、手が乾燥した状態になった。腎機能が弱い人は、手や足にジメッとした湿り気がある。汗一つかかなかった手が、糖尿病になってからは、常にウェットな状態だった。炭の健康食品をとると、この手の状態が元の乾燥した状態に戻った。

木村先生によると、「炭は金属を吸収し便となって排出してくれる。パクチーの粉をとるのもいいが、パクチーは尿から金属を排出するので腎臓に影響を及ぼすことがある」そうだ。

私は歯の治療に対して良い思い出がない。私の歯は欠損が多く、その原因は、お菓子にある。小さい頃、歯科医に行くと、おじいさん先生がペンチで歯を引っこ抜き、泣いていると帰りにお菓子がもらえた。これでは、むし歯はなくならない。だから、歯科医は怖い、嫌い。

そんな私が、木村先生に治療をお願いしたのは、とにかく何を聞いてもすぐに的確に応えてくれて処置が早く無駄なお喋りがないからだ。一見、近づきにくいようだが、小児治療中の先

治療前の私の口腔内

レントゲン画像に白く写っているのが金属。根幹治療からやり直した。木村先生は、レントゲン画像から歯の根本がきちんと処理をされていない、鼻に影響が及んでいることを指摘した。上の歯の金属をセラミックに変え、下の歯は入れ歯にした。メタルフリーになった。

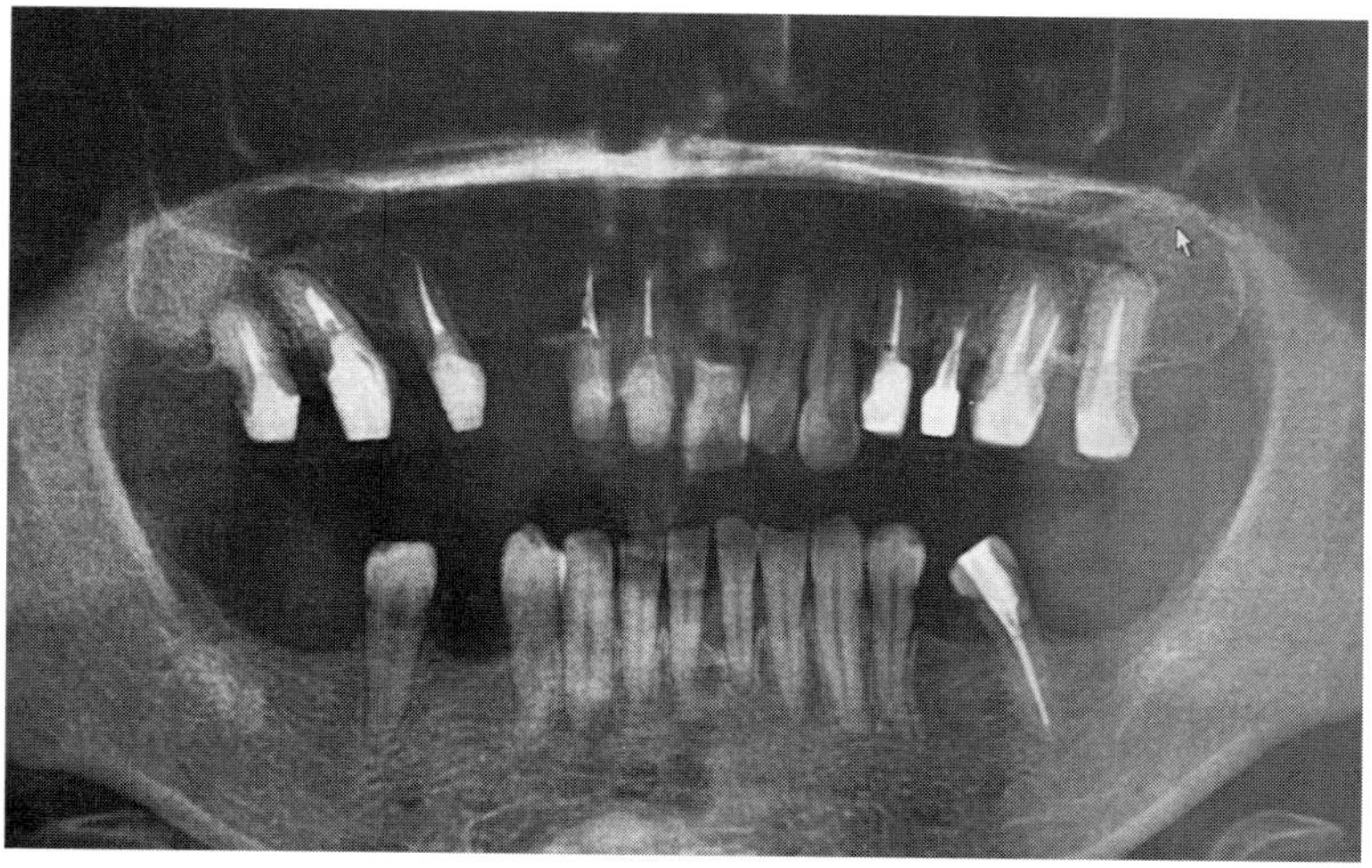

生の顔は満面の笑みで、やさしい人だと確信した。木村先生と話すと、現在の玄米は残留重金属が多いので食べない方がいいこと、むし歯の多い人はビタミンDが不足していること、チャクラとむし歯の問題など、学びが深くなる。2年かかって巡り会えた歯科医だ。

歯の治療は自分で見えないので任せるしかないが、体全体を考える歯科医、治療に必要な高い技術力、視力のいい歯科医、電磁波と歯科金属の関係を知っている歯科医を選ぶべきだと思う。

保険外治療は費用がかさむが、体は確実に健康に向かった。

歯科金属の弊害

アマルガムは、現在50歳以上の人のむし歯治療に使われている。無機水銀は、すべての病気に関係している。病気の人は特に、早くメタルフリーにしよう。

アマルガムによる水銀の症状

DANGER

水銀蓄積に関する疾患

主な慢性疾患

喘息、自閉症、発達障害、チック、アトピー、掌蹠膿胞症、シェーグレン症候群、腎障害、肝障害、リウマチ(関節炎)、うつ病・睡眠障害、貧血、副腎疲労、低血糖症、糖尿病、高脂血症・肥満・高血圧、多発性硬化症(MS)、パーキンソン病、不妊(男女とも)、視力・味覚・聴力・嗅覚障害、アルツハイマー、原因不明の痛み(肩こり・頭痛)、心血管障害、甲状腺疾患、その他多数

歯科疾患

口臭、歯痛、口内炎、歯肉炎、歯周病、歯髄炎、歯ぎしり・噛みしめ、根尖病変(神経のない歯の炎症)、顎関節症、多発性齲蝕、金属アレルギー、歯列不正、舌炎、唾液過多・過少、顎変形症

慢性水銀中毒の症状

神経システム

集中力低下、記憶喪失、不眠、抑うつ、不安、振戦、四肢のうずき、香りと味（金属味)、原因不明の灼熱感やしびれ、痛み、頭痛、疲労感、耳鳴り

免疫システム

慢性のウイルス、細菌・真菌の頻繁な感染症(カンジダ症)、自己免疫疾患、アレルギー、過敏性症状

皮膚

アトピー性皮膚炎
アレルギー

全身性

早老、繊維筋症、疲労、免疫力低下

内分泌系

甲状腺機能低下症、低血糖症、副腎疾患、不妊症

消化器系

フードアレルギー、細菌・真菌の異常増殖、再発性寄生虫感染症、腹部痙攣、過敏性症状

毒性のある歯科金属

保険診療内歯科金属

アマルガム

水銀を50%含有。アマルガム使用説明書に「素手でさわらないようにする」とある危険な金属。除去するだけで8〜9割のアレルギー症状が改善する。

金銀パラジウム合金

保健診療金属の主役。リンパ球幼若化テスト（金属アレルギー検査）では、約半数の人に陽性反応が出る。ドイツでは「幼児・妊婦にパラジウム合金と水銀・銀アマルガム合金を使用しない」という勧告がある。

ニッケルクロム合金

ニッケルクロムは、超微量なら必須ミネラルとして体に必要な物質。塊で入れると多過ぎるため発ガン性物質となる。

銀合金

高温多湿の口の中では酸化し錆びて、銀は黒色に変色する。歯ぐきを黒く変色させ、溶出の危険がある。歯科金属としては使うべきでない。

保険診療外歯科金属

金合金

24Kが純金。18Kなら、24K－18K＝6K。この6K分が金以外の成分。この残りの金属が体に適さないことがある。また、たとえ純金でも金やプラチナにアレルギー反応のある人もいる。

チタン

フッ素により金属イオンとして溶解し、アレルギーを引き起こす可能性がある。体に優れた材料のようにいわれるが、「硬い」のがデメリット。噛み合う相手側の歯を傷めたり、なかなか除去できないこともある。アレルギーは減るが、電磁波を集める負の特性がある。

レジン

プラスチック＝合成樹脂の一種。石油を原材料とした化学合成物質。唾液の水分、飲食物による酸や熱に曝され、咀嚼や歯ぎしり、摩擦熱を受け劣化する。

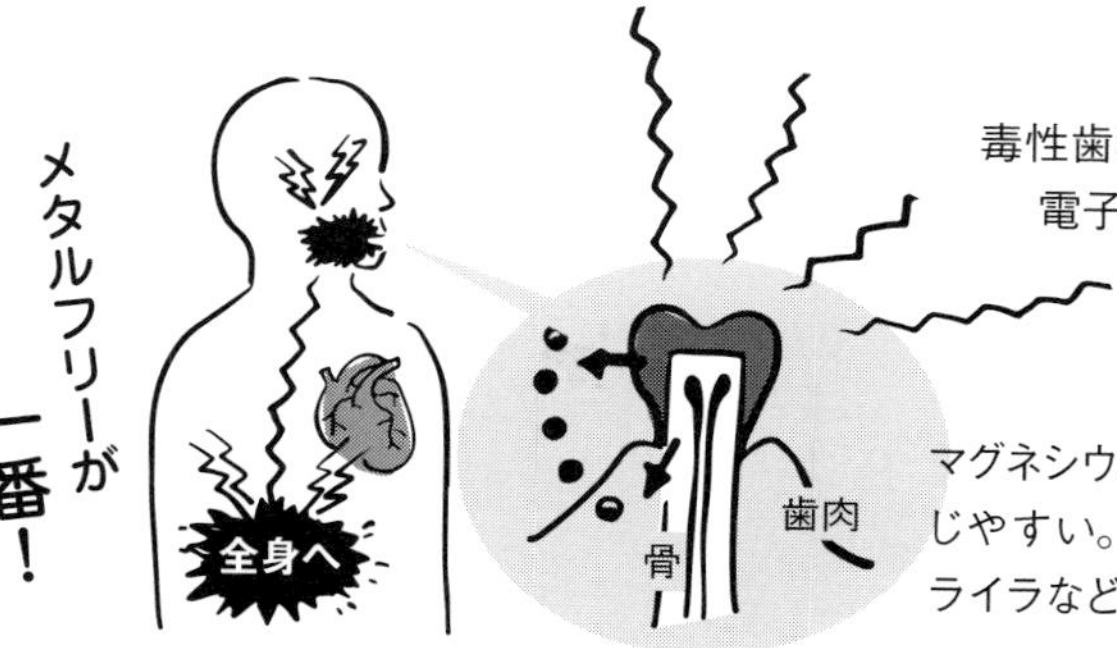

ガルバニー電流

毒性歯科金属が唾液中に溶け出すと、
電子が放出され口腔内に流れる
微弱な電流

↓

マグネシウムの働きを邪魔するので痛みを感じやすい。めまい、痛み、疲れ、不眠、イライラなどの様々な神経症状を引き起こす。

『歯は臓器の一つ 口から始まる全身病』（静風社）より

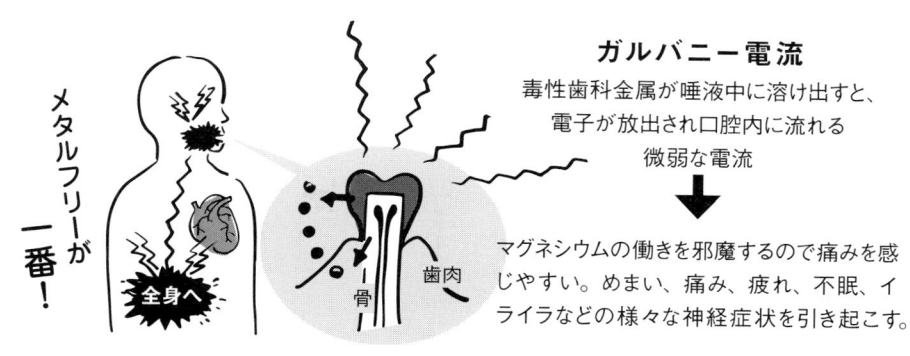

07 カタカムナとの出会い

もう一度、本の制作をするように、私の背中を押してくれたのは、吉祥寺にある沖縄料理「琉球」のママ（店主）だった。

ママに会ったことのある人は、最初に「男性？　女性？」と必ず聞く。サイババのような女性で、吉祥寺の龍ともいわれ、霊能力を持っていた。ママは、相談料はとらないが、たくさんの人が食事に通って相談をしていた。

私は、真っ先にガンの話を相談して、これは、自分が丸山先生の本に携わってはいけないということなのかを質問した。ママはすぐに「あなたらしくはないね」と一言。

この一言が、心の中に突き刺さった。ママは答えは言わない。ママの言葉から、何を考えるかが大事なところで、答えは自分で考えて出す必要がある。

私は丸山先生の診察の様子もずっと見てきた。もし本物だったら、私が本の制作をやめたら先生の足を引っ張ることになる。これまでの人生でどんなことが起きても、一度も逃げなかった私なのだから、ここで逃げるわけにはいかない。

答えは、すぐに出た。たとえ本の制作を続けて、自分がガンになって死んでも、本物の先生を世の中に広める手伝いをしなければ悔いが残るだろう。

不安を捨てて、２０１５年２月から『病気は治ったもの勝ち！』の制作が再スタートし、２０１５年９月中旬にできあがる（発行は10月15日）。

以降、糖尿病のため、炭水化物の摂取に気を配り過ごしてきた。

２０１６年８月、丸山先生とのご縁は、これで終わったかと思っていたところ、丸山先生から呼び出され、仙台でカタカムナを教えてもらった。

初めて聞いたときに自分の周囲に何かが起こっている不思議な感覚があった。

「カタカムナを詠んで最後に鈴を振るといいよ」と言われて、鈴を買った。この頃、詠んでいたのはカタカムナウタヒ第5～7首である（以降、本書ではカタカムナを詠むと表記する）。

この日、丸山先生は、間もなく新型のウイルスが人類を襲って、たくさんの死者が出始めると話した。少しでも軽く抑えるためには、カタカムナの普及しかないとも話した（その言葉は的中し、新型コロナウイルス感染症は2019年12月中国から世界中に蔓延した）。

私にとって、カタカムナを覚えるのは大変で乗りものに乗るたびにメモを見て詠んでいた。

丸山先生からいろいろ話を聞くが、わからないことばかり。顕在意識は自分自身。潜在意識はインナーチャイルドといって、もう一人の自分らしい。潜在意識とつながってカタカムナをするというが、そもそも潜在意識ってなんなの？　守護霊や先祖霊は聞いたことはあるが、でもインナーチャイルド、「内なる子ども」ってどんなものなのか。

一般的な潜在意識は、「自覚されていない意識。主に、自身の過去の経験などをもとに（無意識のうちに）蓄積された価値観・習慣・思い込みなどによって形成される」と書かれている。

でも、この意味とは違うらしく、わからないので調べるしかない。3冊ほど本を買って読んでみたが、まったく知らないスピリチュアルの世界だった。顕在意識、潜在意識、ハイヤーセルフ（超意識）と3つ存在するらしいが、自分の中に潜在意識という別の存在があるなんて信じられなかった。なかなかわからない自分に業を煮やし「潜在意識のことがまったくわからない」と言い捨てて眠った。その夜、不思議な夢を見た。

焦げ茶色の表紙に金色の文字で「インナーチャイルド辞典」と書かれた本が現れ、私に理解させるように自動でページがめくられていった。読んだはずだが、朝目覚めて辞典の内容を思い出そうとしてもまったく無理だった。

とにかく、潜在意識はあるらしいと、カタカムナを毎日詠む実践を続けた。

丸山先生から教えてもらったカタカムナをたくさんの人に詠み実験した。黒い洋服を着ている人は特にわかりやすく、カタカムナを詠みあげると頭から白い湯気のようなものが、体のトラブルのある部分から白い粉のようなものが上っていく。立てた人差し指がビリビリと感じ始める。体が柔らかくなる、上から膜のようなものに包まれる、とっても不思議なことが起こる。

でも何が起こっているのかわからない。本をつくるといわれても、カタカムナの正体はわからない、世の中に出していいのだろうか、正義感と興味が湧いて、私は1年間丸山先生のセミナー、講演会に自費で参加した。

そしてできあがった書籍が、『カタカムナ』（静風社）だ。２０１７年11月23日出版記念講演会を行った。この頃、丸山先生は鈴は使わなくなり、振り付けをしてカタカムナを詠んでいた。私が以前購入した鈴は、今はクリスマスにしか使わなくなった。丸山先生のスタッフからは、「竹内さんは真面目だから、すぐに先生を信じて真似をする」と笑われた思い出がある。

08 再発!? 口腔内のザラザラ

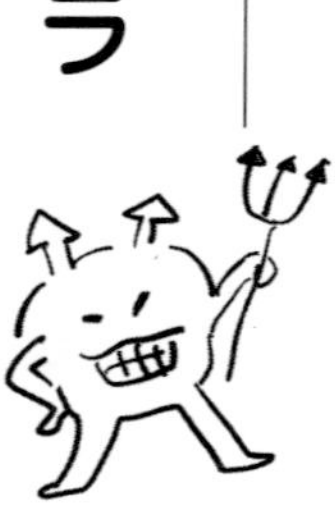

出版記念講演会の頃、良くなった体が、口腔内がすい臓ガンだったときの状況に再び戻ってしまった。もしかしてと思っていたところ、出版記念講演会後に丸山先生から「ガンがあるよ」と指摘された。丸山先生から「ガンを治してもらうといいよ」と治療家を勧められた。

治療を受けてみたが残念ながら、欲が多い私には合っていなかった。そもそも自分の病気を人に治してもらおうと依存すること自体が間違いだった。治療家の気位の高さに感じた疑問、そして何かに縛られる、自由無限のない治療は、私の考える高次元の治療とは異なっていた。私にできることは、毎日カタカムナを詠むことだけだった。

2018年『カタカムナ』(静風社)の反響を受け、『カタカムナクスリ絵』(同)の制作が始まった。クスリ絵は、丸山先生のこれまでの研究の集大成といえる薬以上の働きを持つデザインだ。潜在意識のことがよくわからないとの声を受けて、この本の中にも組み込まれてある。

２０１８年８月10日、セミナーに参加するために丸山先生のクリニックに診察に行くと、血糖値は３００以上mg／dℓ、ヘモグロビンＡ１Ｃも高い。これでは、また同じことになってしまう。丸山先生からは、血糖値を下げる薬（ＳＧＬＴ２阻害剤）を飲むように勧められ、「自分の飲んでる薬だけど試したら」とわけてくれた。この薬は、尿から余分な糖を排泄する薬で、将来的な心臓病を予防する効果や人工透析につながるような腎臓病の進行に対する予防的な効果がある。飲んでみたが、体に違和感が生じてくる。調べてみると、糖を尿から排泄する薬には、体が痒くなる、膀胱炎になる副作用があった。

実は、私は大の薬嫌いで、歯の痛み止めのセデスを除くと、飲んできた薬は数えるほど。どんな健康食品をとっても体のどの部分に効いているかがわかるほどの敏感な体だった。

東京で血糖降下薬を処方してもらい飲んでみたが、リフレクソロジーの先生に足裏の反射区ですい臓の状態を確認してもらったところ、すい臓の反射区が強烈に硬くなり、西洋医学の薬で血糖値を下げることは無理があるようだった。薬は断念、他に合うものがあるに違いない。

この８月10日、丸山先生は、「薬よりも大事なこと、汚れを取らないとね」とボソッと呟いた。私には、「自分の魂の汚れを取らないといけない」という意味に聞こえた。どんなに体に気をつけても、魂や心にこびりついた汚れを取らないと変わることはないのだと直感的に悟った。これまでは体の対策を行ってきたが、いよいよ心の領域、そしてそれ以上の高次元に取り組まないといけないと思えた。即座に始めたのが自分自身の心を見る生き方だった。汚れが、どんなものかは、自分で考えるしかない。

客観的に病気の人の特徴を捉えてみると、私もそうだが、自分中心の性格が多い。しかも自分が自分中心の生き方をしていることには気づいていない。自分では他人のことを考えていると思っているのだが、どこか心に自分中心の部分があるのだ。

カタカムナを詠み続けていくうちに、自分の心の中を見ることができるようになってきた。自分の行動や言葉の中に自分の奥底に秘めた心を見いだすことができる。

２０１８年11月23日『カタカムナクスリ絵』出版記念講演会では、汚れた心をしっかりと掴むことができていた。

人前で話をしているときには、自分の中にあるたくさんの欲を見つけた。「前に出たがる」欲。「丸山先生のようになりたい」「もっと近づきたい」欲。「人を治したい」欲。汚れた自分も見つけた。「他人と自分は違うと認めて欲しい」「なんでわからないのだろうかと人に求める」「すべて自分の責任と認めることができず他人のせいにしている」。その汚れにうんざりだった。

相手の嫌な部分は自分自身が持っているもの。自分が引き寄せているもの。人を見るたびに、汚れの部分を認めて、修正をし続ける。この努力だけは毎日欠かさなかった。

自分の汚れはどうしたら取り除けるのか、悩み考えて行き着いたのが「私のカタカムナ」だ。

丸山先生からは、「人を治そうとすると、自分の汚れに人の汚れがどんどん引き寄せられる」と言われた。だから「私のカタカムナ」は、人を治さない。相手の状態から、すべての原因は自分にあると認める。病気も悩みもつくったのは自分自身、すべての欲を捨てて、ワンネスの思いでカタカムナを詠む。詠むたびに、良いことも悪いことも自分に必要なことが起こる。その意味を考えて気づいていく。客観的に俯瞰的に見ることができ、深く理解できるようになる。

私の願いは、病気を治すことではなく、「病気をなくすこと」にある。病気の原因をつくったのが自分ならば、魂をいただいてからの「大元のデータ」を消していけばいい。病気は人の気づきのために起きているのだからなくなることはないかもしれない。それでも病気が少しでも軽くなり減ればいい。「私のカタカムナ」を理解した人には、自分の病気はもちろん、周囲の人の病気や悩みまでを解消できるようになった人も存在している。

コラム１

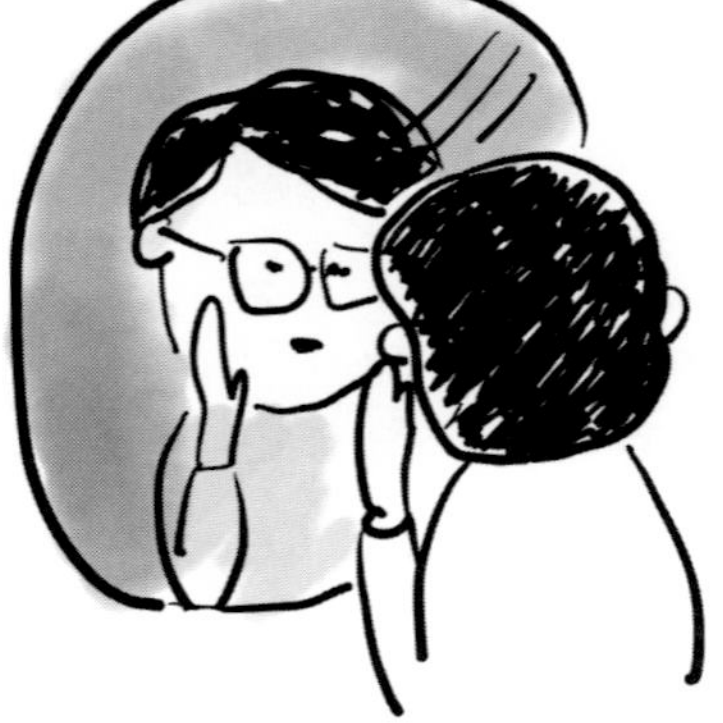

鏡の法則

鏡を見ると、自分の姿が左右反対に映る。鏡の中に映る姿が、自分の姿。潜在意識が見せてくれている。

今、自分に見えているものは、すべてが自分の姿。たとえば電車の中で他人のイヤホンから流れている爆音。自分は、そんなことをしていないから迷惑をかけてはいないと思うだろうが、それは自分の姿。どこかに自己中心の部分があるのではないかと自分の生き方を見つめてみる。自分の姿と認めないと、気づきは遠のく。すべては必然で潜在意識が見せてくれている。

PART 2

大切な潜在意識

潜在意識とつながることが、カタカムナやループ、立体カバラを使いこなすためには必要不可欠だ。

誰でも潜在意識と瞬間的につながることはできるが、24時間ずっとつながっていることは難しい。

いつもつながっているにはコツがある。

大切なものは自分の心。潜在意識は小さな神様だから、心の中に神様の嫌う「汚れ」があるとつながることは難しい。自分の「汚れ」に気づき、少しづつ自分を変える努力が必要になる。

01 潜在意識と顕在意識

2つは別の意識、一緒になれば最強。ハイヤーセルフとつながり運も開く、人生は変わる。

夢の中で「インナーチャイルド辞典」を見たことから潜在意識の存在を認めることを始めた。丸山先生から教えてもらったのは、人の中には、顕在意識、潜在意識、ハイヤーセルフという3つの意識がある。顕在意識が直接ハイヤーセルフにはつながることはできないからハイヤーセルフのことは知らなくても大丈夫、顕在意識が潜在意識とつながると、後は潜在意識がハイヤーセルフと自動的につながる、すると思い通りの人生を歩むことができるということだった。

潜在意識は、どんなこともできる小さな神様のようなもので、顕在意識よりもずっと前の、受精卵の頃から存在している。一つの受精卵から細胞分裂を進め、心臓、神経、体を形作っていく。体の細胞一つひとつ隅々にまで潜在意識の力を働かせ、体をコントロールする役割を担っ

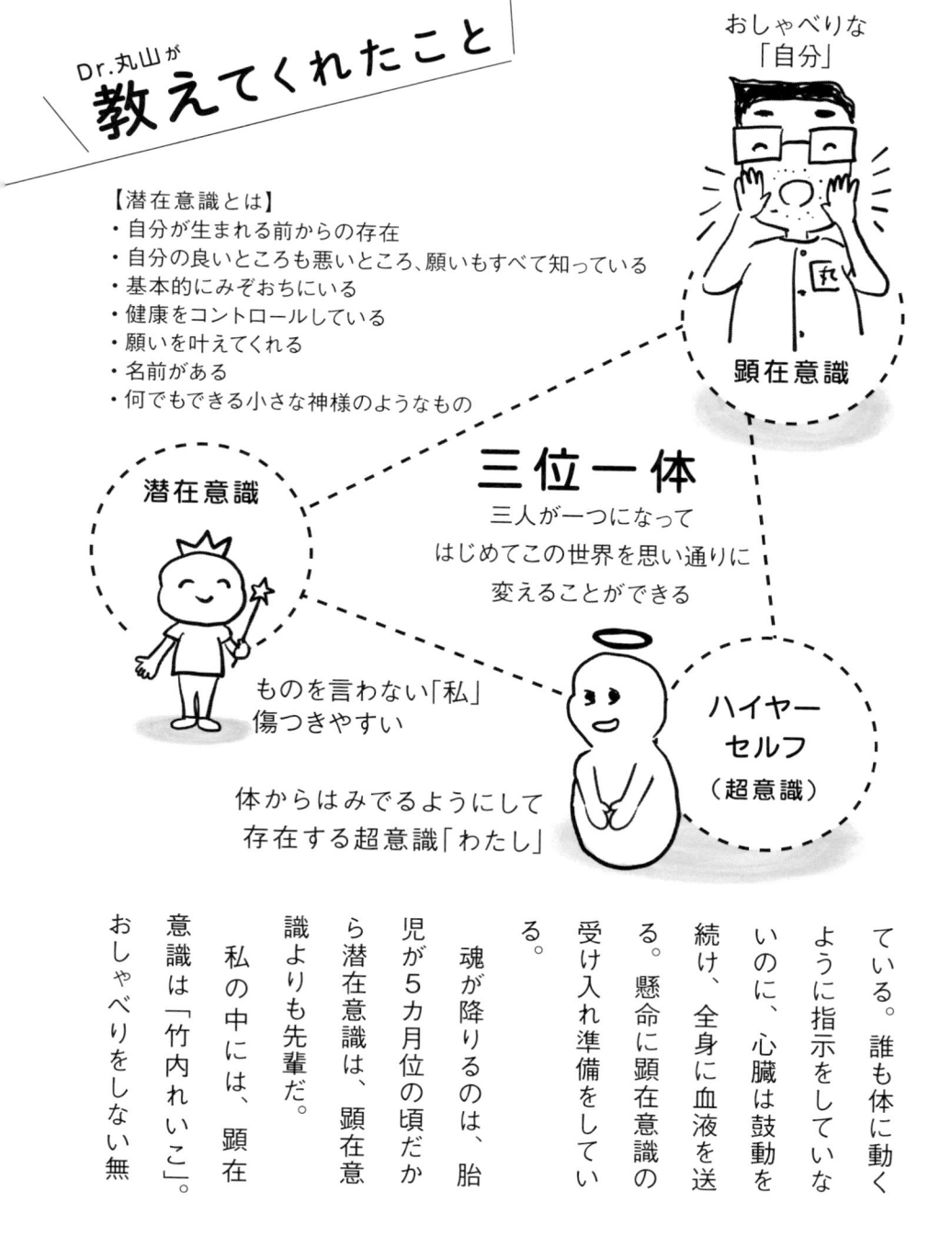

Dr.丸山が

教えてくれたこと

【潜在意識とは】
・自分が生まれる前からの存在
・自分の良いところも悪いところ、願いもすべて知っている
・基本的にみぞおちにいる
・健康をコントロールしている
・願いを叶えてくれる
・名前がある
・何でもできる小さな神様のようなもの

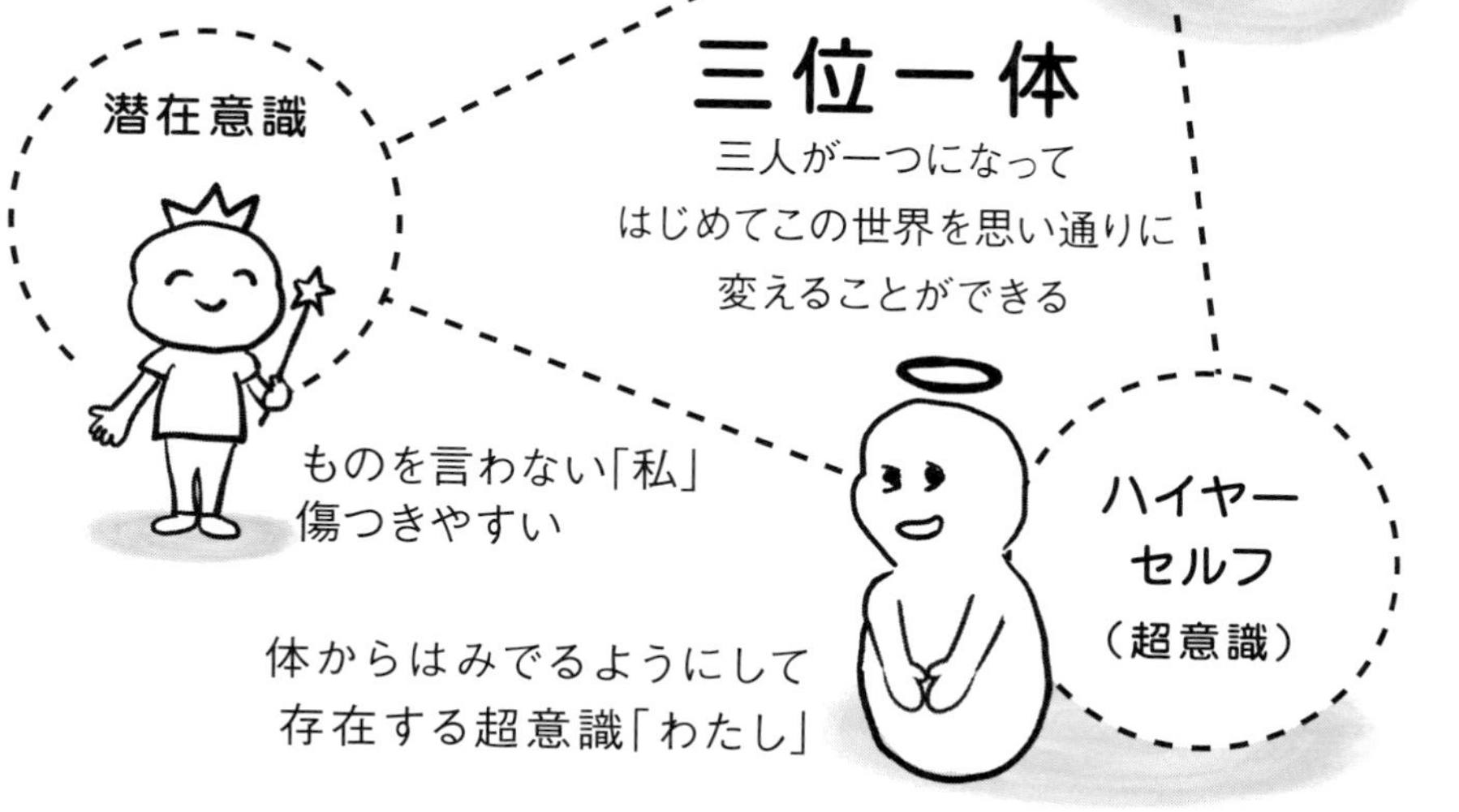

おしゃべりな

三位一体
三人が一つになって
はじめてこの世界を思い通りに
変えることができる

ものを言わない「私」
傷つきやすい
ハイヤー
セルフ
（超意識）
体からはみでるようにして
存在する超意識「わたし」

ている。誰も体に動くように指示をしていないのに、心臓は鼓動を続け、全身に血液を送る。懸命に顕在意識の受け入れ準備をしている。

魂が降りるのは、胎児が5カ月位の頃だから潜在意識は、顕在意識よりも先輩だ。

私の中には、顕在意識は「竹内れいこ」。おしゃべりをしない無口な潜在意識が存在している。

そして潜在意識は、どんなときも顕在意識を支え続けてくれているという。

これまでの人生を振り返ってみたが、私は勉強も仕事もすべてのことを自分（顕在意識）の力で克服してきたと思っていた。一人での寂しい留守番も、走るのが苦手で嫌いな運動会も、徹夜で暗記する勉強も、落ち込んだ大学受験の失敗も、仲間の虚しい裏切りも、母が亡くなった悲しみも、大好きな人との恋愛も、どんなときも潜在意識はいつも一緒にいたはずなのに、潜在意識が全力でサポートしてくれていると思ったことは一度もなかった。

潜在意識のことをもっと早く知っていれば、喜びや楽しさは倍になり、寂しさも悔しさも悲しさも半分になっていただろう。人生遠回りをすることはなかったのかもしれない。

すい臓の病気になったときは、潜在意識の存在を知らなかった。もしかしたら体にお詫びと感謝をしたことが、体を変えていく大きなきっかけになったのかもしれない。

これまで潜在意識の存在を知らなくて、何だか損をしたように思ったが、同時に、知らなかったとはいえ、私を陰ながら支えてきてくれた潜在意識に対して、申し訳なさと、感謝の思いが湧き上がった。だから潜在意識が私の体のどこにいるのか、知りたかった。

そこで「潜在意識さん、これまで気がつかなくてごめんなさい。どこにいるの？　教えて」と、尋ねてみた。すると、体が反応を示した。

潜在意識は基本的にみぞおちにいると、丸山先生から教えてもらっていたが、私の場合は、胃とすい臓の中間の場所が重くなりチクッと感じた。

もしかしたら潜在意識は私の体を守っているのかもしれない。確信が持てなかったので、病気の人に両手の人差し指を立ててもらい、病気の人の中にいる潜在意識に存在を聞いてみた。

すると、アトピー性皮膚炎の人は、頭と皮膚、お腹に反応があり潜在意識がわかれて体を守っていた。潜在意識は、腸の弱い人は腸に、心臓にトラブルのある人は心臓に、ADHD（注意欠如・多動症）の人は頭にいて、支えていた。潜在意識は、本人に反応がわからない場合もあるので、本人の体だけでなく、私の体にも同じ反応を示してくれた。

やっぱり、潜在意識は、何も言わずに、体の悪い部分を何とかしなきゃと、陰ながらずっと支え続けている。その健気さに胸が熱くなった。日頃から、顕在意識である私が、潜在意識の存在に心を向け感謝、いたわりの気持ちを持つことができれば、いつだって潜在意識と一緒に人生を歩むことができるに違いない。

02 潜在意識とコミュニケーション

朝の目覚め、食事のとき、仕事の前、お風呂の中、夜眠る前も、毎日、必ず話しかける。

潜在意識の存在を確実に感じ、潜在意識といつもつながっていたいと思うようになった。当時の思いの背景には、自分の人生を思い通りに生きたいというご利益的な思いがあった。

丸山先生は、『朝起きたら「おはよう」、食事のときは「一緒に食べよう。どこから食べる?」と聞くと「ここから」って言うんだよ』と、いつも潜在意識に話しかけていると教えてくれた。

話半分だとしても、まずやってみよう。私は、素直というよりも、ただ猜疑心が強いので、とにかく何でも試してみる。なぜなら丸山先生のように視えないものが視えるわけではなく、まったく何も視えないからだ。

私も潜在意識に毎日話しかけた。食事が終わってくつろいでいる時間を潜在意識とのコミュニケーションタイムにした。今日あったこと、自分が考えていること、確認したいこと、どん

Dr.丸山が
教えてくれたこと

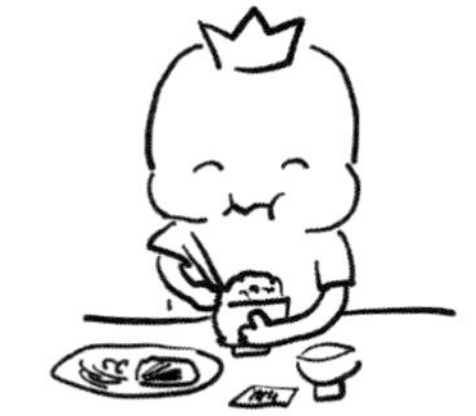

食事で

「一緒に食べよう」

「どこから食べる?」

「次は何食べたい?」

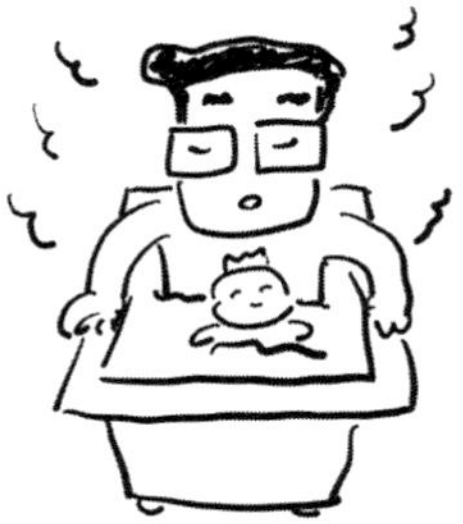

お風呂

「お風呂に入ろうか?」

「いい湯加減だよ」

「疲れを取ろうね」

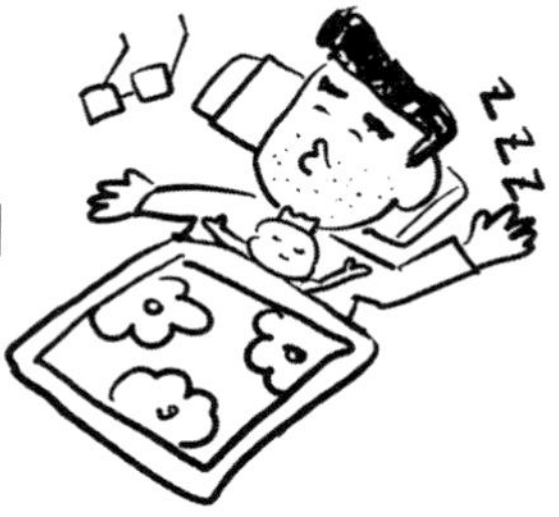

睡眠

「今日は一日ありがとう」

「一緒に寝ようね」

「おやすみ」

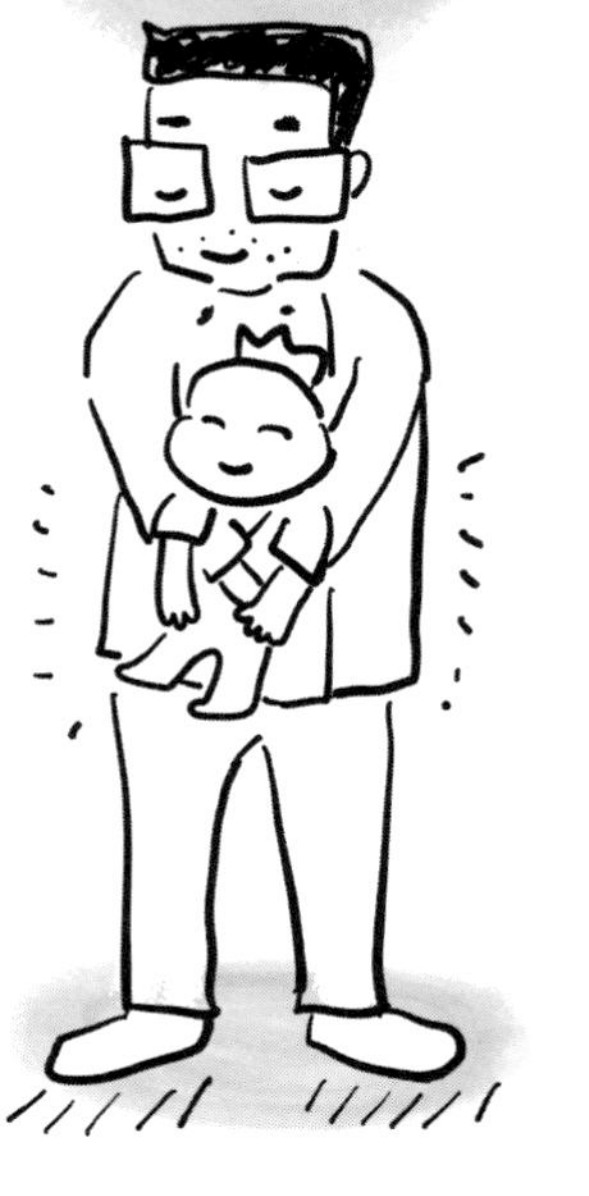

一番大切なことは
潜在意識の存在を
認めること。
潜在意識の
元気のもとになる。

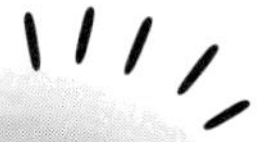

な小さなことも話した。自分の病気も、他人の病気や悩みも、本当にすべてのことを話した。

私が潜在意識にずっと話しかけている姿は、端から見れば一人で何か呟く「イカレタ人」と思われるだろう。

続けていくと、やがて不思議なことが起こるようになった。

自分が心の中で思っていることが、実現し始めたのだ。

イチゴが食べたいと思うと誰かがイチゴを持ってくる。出汁を買おうと思っていると出汁をもらう。海苔が欲しいと思っていると海苔が届く。あまりにも偶然が重なり続けて気持ち悪いくらいだ。どうやらこれは潜在意識が私の心の中にある思いを叶えてくれているらしい。

そのうち、潜在意識は、私の問いかけに声を出して答えてくれるようになった。声といっても口から発する声ではない。何かを尋ねたときに、お腹が「グウ～」「ググウ～」と鳴るようになったのだ。夕食の後に問いかけているのだからお腹は減ってはいないのに。

ある日、義母に買ってもらった1切れ千円ものシャインマスカットのケーキをお皿に置いた途端、「ググ～」とお腹が鳴った。いつも潜在意識に「どこから食べようか」と、声をかけているのだけれども、この日ケーキを最も「食べたい」と思っていたのは、どうやら潜在意識のようだ。

その後、自分が理解していないことは、潜在意識が色のついた夢を見せて教えてくれるようになった。夢の中では、映像で伝えるというより、意識で伝えてくる。言葉ではなく凝縮した思いを伝えてくる。いろいろな経緯や思いが瞬時に伝わってくる。言葉で伝えようとすると、とても長い時間がかかるけれども意識は、ほんの一瞬ですべてのことが伝わる。

ある日、テレビ番組を見ながら、「丸山先生の潜在意識の名前はアオイちゃんだったなあ」と思い出していると、私の潜在意識が「ナルミ」と書いた文字を心の中に投げ込んできた。文字が心の中に飛び込んでくる！　こんな経験は生まれて初めてだった。いつかは自分の潜在意識の名前を知りたいとずっと思っていたので、名前がわかって飛び上がるほど嬉しかった。

潜在意識は、名前を伝えてくれてから、さらに多くの経験をさせてくれた。

でも、「本当に私の潜在意識なのだろうか？　別の異なるものが私に影響を与えているのではないか」と、常に不安だった。見えないものによって騙される人、異なる方向に向かう人をたくさん知っていたからだ。

信じていいものかどうかもわからず、ひたすらカタカムナを詠んでいた。経験からわかったことは、ご利益を求める思いや自分中心の考え方こそが、潜在意識とつながるのを妨げ、異なる道へ導かれてしまうということだった。最も気をつけなければいけないところだ。

後日、丸山先生に話すと、「よかったね。表も裏もない人でないと、潜在意識は名前を教えてくれないよ」と言われ、ホッとした。本当につながった。名前を教えてくれたのは、潜在意識の存在を知ってから1年ほど経った頃だった。

03 潜在意識の好きなもの、嫌いなもの

思い通りにいかない人は、修正しなければならない自分（顕在意識）が存在する。

潜在意識は、小さな神様のようなもの。小さいけれども何でもできる神様だ。神様だから好き嫌いはないと思うかもしれない。そうではないようだ。神様だからこそ明確に好き嫌いがはっきりしている。

丸山先生は、潜在意識は、神聖幾何学図形や9つの色からできあがっているクスリ絵やカタカムナ、音や光が好きなことを教えてくれた。

以前、知人からタイのお土産「ベンジャロン焼き」をもらった。金で縁取られている文様はゴージャスでピカピカ。「かなり派手だなぁ」と思っていたら、潜在意識が「グウグウ」お腹を鳴らして喜んだ。潜在意識は、光りものが好きだと実感した。

また潜在意識は、体をコントロールしているだけあって、体の自然治癒力をプラスに導く治

Dr.丸山が教えてくれたこと

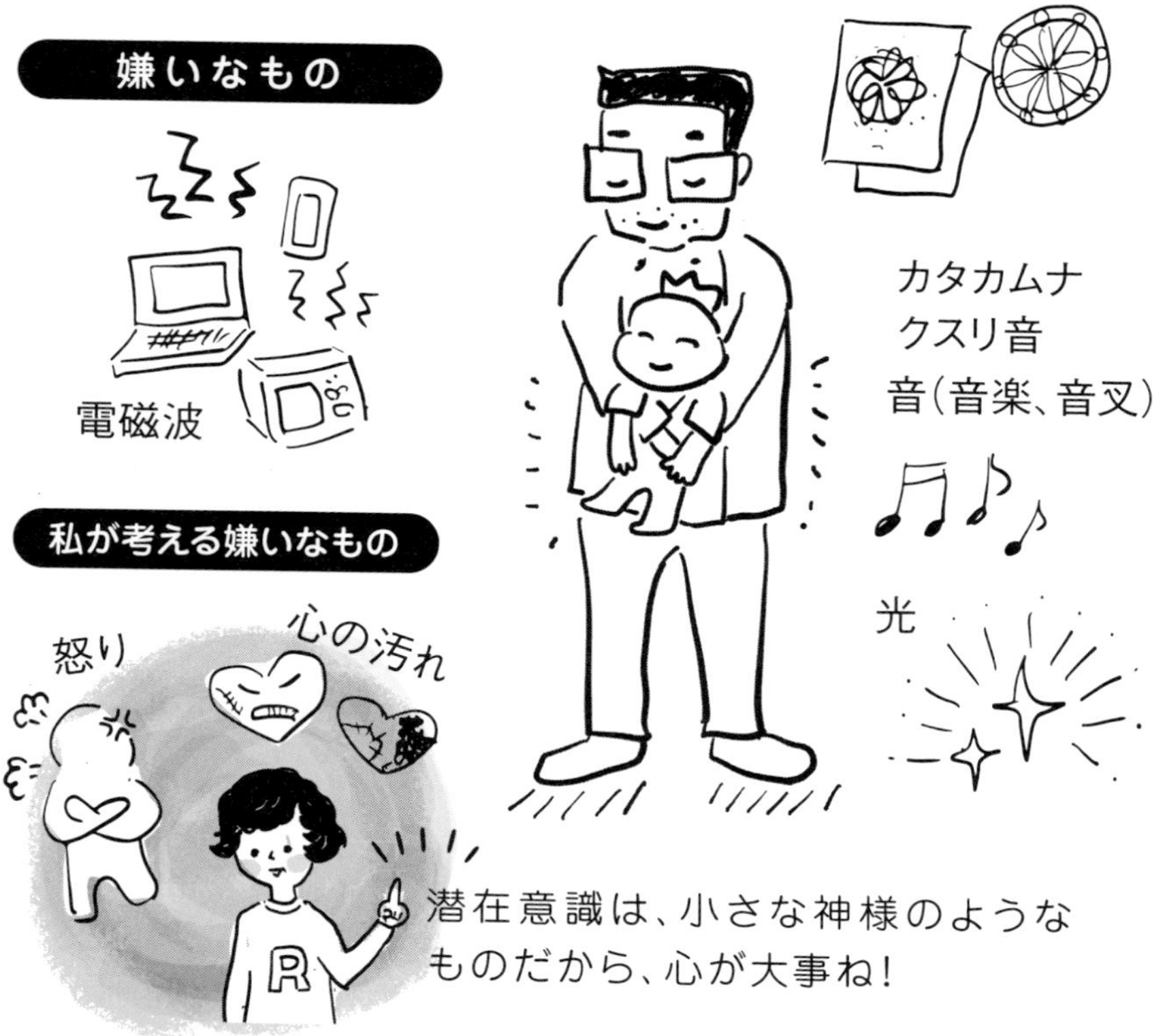
好きなもの
クスリ絵
カタカムナ
クスリ音
音(音楽、音叉)
光
嫌いなもの
電磁波
私が考える嫌いなもの
怒り
心の汚れ
潜在意識は、小さな神様のようなものだから、心が大事ね!

療が好きだ。アロマを使うリフレクソロジーや鍼灸を受けているときには、施術者の手が元に戻して欲しい場所に触れると、「そこだよ」とグッとお腹を鳴らして反応する。おそらく自然治癒力をマイナスに導く治療は、潜在意識の力がさらに必要になり、負荷が大きくなるので嫌なのだろう。

では、潜在意識に嫌いなものはあるのか。

電磁波が嫌いらしい。電磁波は、人の生体電流を狂わせ、前頭葉に影響を及ぼす。脳の血流が低下するばかりでなく、自律神経を乱すので免疫系や内分泌系などを低下させてしまう。体にマイナス効果を及ぼすのだから当たり前のことだろう。

また私の体験では、潜在意識は、「怒り」の感情を持つことが、どうも嫌いなようだ。

他人のことで腹を立てていると、潜在意識が離れてしまった。「なんだか変だな、いつもと違うなあ」と感じていたが、まさか潜在意識とつながらなくなるとは思ってもみなかった。

そのとき、偶然、私にユーミンの「やさしさに包まれて」の歌がテレビから聞こえてきた。よく歌詞を聞いてみると、「やさしい気持ちが奇跡を起こすためには必要で、やさしい気持ちに包まれないと目に映るすべてがメッセージにならない。やさしさが必要」という内容だった。

すべての出来事は、偶然ではなく一切必然、潜在意識は「やさしさ」が大事と伝えてきたのだ。

そもそも、潜在意識の考えていることを自分はわかっているのか。ずっとつながっているためには、まずは潜在意識の気持ちを理解しなければと思った。

どうやら潜在意識は、心の汚れの部分に気づいて欲しいと言っているようだ。

「怒りはわかるけれど、他人を怒れるほど自分はできているの？」「人を責める資格はあるの？」「人の中には小さな神様のような私がいるの」「あの人にもこの人にも潜在意識がいるんだけど、神様のような潜在意識に対して不平不満を持つの？」「すべては、あなたの魂の向上のために見せている現象よ」「その人を引き寄せたのはあなた自身なの」「あなたは、その人から何を気づくの？」「あなたと他人を比較しても意味があるの？」「正しいとか間違っているということは必要ないの」など。

誰もに潜在意識が存在していて、潜在意識は、この地球に生かされている意味を考えるよう訴えかけている。

他人の姿は、実は自分の姿だ。潜在意識がわざわざ見せてくれている。

これまでの経験からわかったことは、「他人と自分を比較する」「不平不満を持つ」「他人を決めつける」「裁く」「他人を羨む」「自分をよく見せる」「他人や自分に嘘をつく」「自分こそが正しいと思う」「自分を蔑み卑下する」「自分を大切にしない」といった、潜在意識はこういう心（汚れ）が大嫌いなのだ。自分の心は、潜在意識がすべてお見通しだ。こういう心の汚れに気づき、修正することが潜在意識のパワーアップと魂の向上につながる。

04 潜在意識の果たす役割

潜在意識からのメッセージを受け取り理解できれば、幸せは目の前にある。

自分が潜在意識とつながることができるようになると、他人の潜在意識とつながることができる。他人の潜在意識の思いがわかるようになる。自分の潜在意識を通してスクリーンに映像が見える、インスピレーションがくる、他人の状況までが手に取るようにわかる。つまり潜在意識同士のコミュニケーションが可能になる。

まるで霊能者のようになった気がする。相手のことがわかるだけでは非常にレベルの低い占い師になってしまう。潜在意識の役割から考えると、その程度ではいけない。潜在意識の思いが何のためにわかるようになるかというと、人に気づきを促したり、サポートするためである。

潜在意識は、人が何とかして気づきを得て、魂を向上させて、元の世界に帰っていくために役立とうとしてくれている。そのために一人ひとりに与えられたのが潜在意識で、親神様が人

Dr.丸山が

教えてくれたこと

銀行マン

経済的な問題も解消できる。自分の中にある銀行にもなる。

主治医

潜在意識は、自分の中にある世界最高の主治医。自分の体を一番よく知っている。

スーパーマン

無敵のスーパーマンになる。自分の願いを誰よりも知っているから叶えてくれる。自分を守ってくれる。

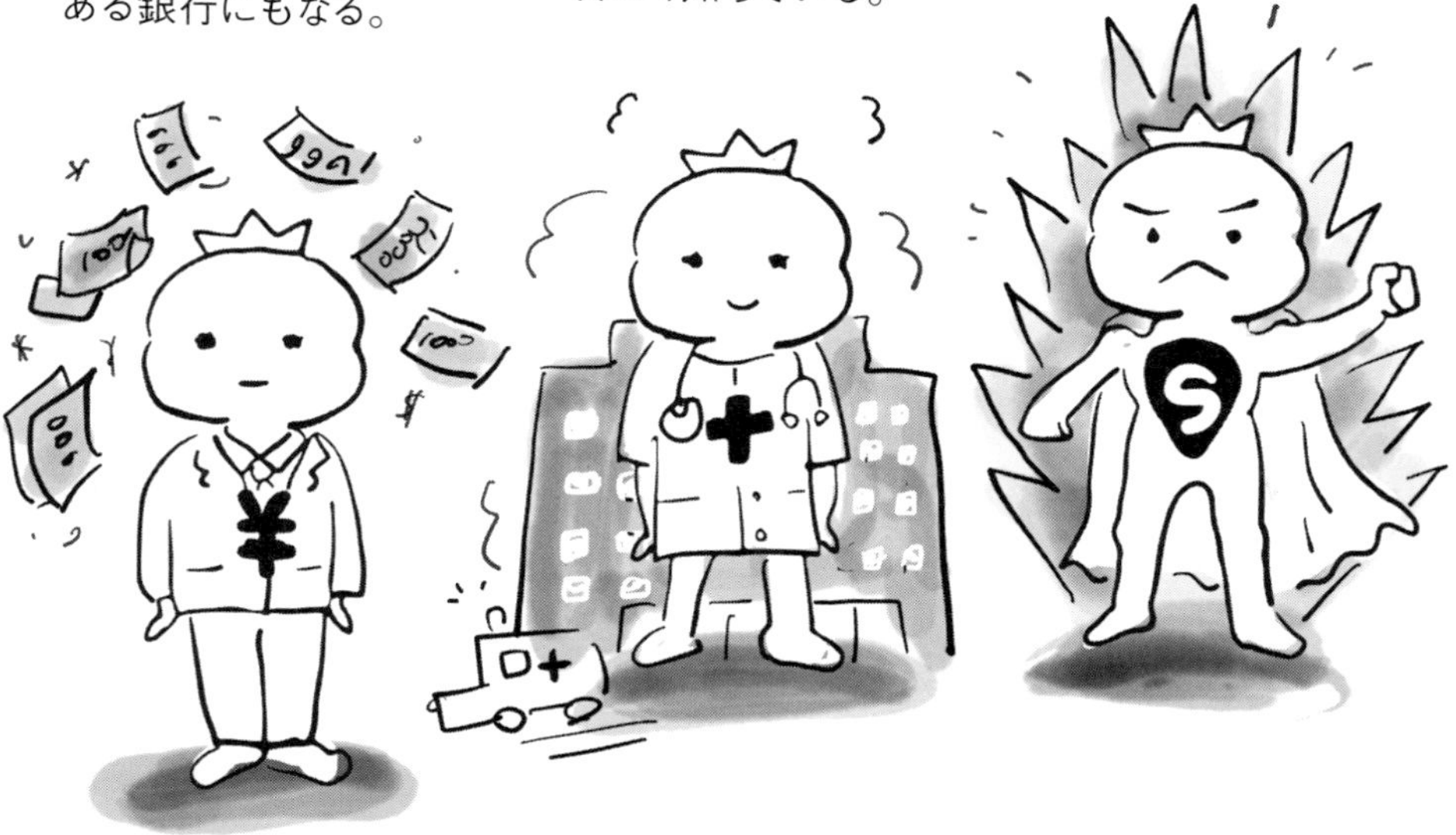

がより生きやすいように与えてくれた愛情そのもののように感じている。

私が考える潜在意識の役割は2つある。

一つは、顕在意識を本来の方向に導くこと。

人は、何度も転生再生を繰り返している。あの世とこの世を行き来している。この地球は、低い次元の最終的な修行の場だ。あの世でどんなに気づきを得ようとしても体がないので得にくい。でもこの世で生きている人には体がある。それゆえに痛みも苦しさも悲しさも楽しさも嬉しさも感じることができる。だから自分が痛い思いをすれば、人の痛みもわかるし、人の思いを汲み取ることができる。その結果、気づけなかった部分を修正しやすい。気づきを得て魂を向上させやすい。

とはいっても、潜在意識が、自分で生きていると錯覚している顕在意識、目標も生き方も異なっている顕在意識を導くのは大変なことだ。

もう一つは、人を幸せにすること。

幸せの定義は、一般的には、健康で豊かな生活、家族が仲良く平和に暮らすことだろう。

健康をコントロールするのは、潜在意識の役目。潜在意識とつながると、自律神経のバランスが整い、リンパ球の割合は、35～41%の範囲にきちんと入るようになる(実証済み)。

俯瞰的に人を見ると、汚れはきれいにしなければならない。わがままで自分中心の人は、他人の心がわかるためには痛い経験をしなければならない。体が借り物だとわからない人は、病気によって体のありがたさを理解しなければならない。自分の我をとるためには人間関係で悩まなければならない。財産が豊かで物の価値がわからない人は、財産をなくして本当の豊かさを知ることもある。

経験から伝えられることは、潜在意識とつながって生きると、人生が豊かになるということだ。潜在意識は、自分を守るスーパーマンにも主治医にも銀行マンにもなる。

コロナで資金繰りに困っていたときも潜在意識は私に夢を見せてくれた。夢の中で丸山アレルギークリニックに行くと、丸山先生からビリケンと福助人形を合わせたような子どもを預かるように言われ、数時間だけ預かってお返しした。

ビリケンは、頭がとがり眉が吊り上がった裸の人形で、米国の福の神。福助人形は、幸福を招くとされる正座をした男性の縁起人形だ。その子どもは、頭はとがっていたが、顔は穏やかで眉は吊り上がっていなかった。着ていたのは、半纏だった。夢の中では、何の意味かわからなかったが、「座敷童」かもしれない。

その後、心の中に「切手のない贈り物」の歌が流れてきた。誰かが贈り物をくれているというメッセージに気づいた。その結果、セールに想定以上のお客様がいらして難を免れた。神様や見えない人からの応援がいかにすごいものかを体感した。願わなくとも、危機には立ち向かってくれる、並々ならない潜在意識の力を見せられた。何でもできるスーパーマンだ。

”他人の潜在意識からのメッセージで大失敗“

自分の潜在意識とつながると、他人の潜在意識とつながることができる体験の一つ。

知人の紹介で大槻千賀さん（仮名）が2回目の来所。千賀さんがドアを開けたとたん、千賀さんの潜在意識が息せき切って私の心に飛び込んできた。

「もういい加減にしてよ。また自分でいろんなことをしようとする。今度は、あなたを見て、自分がカウンセラーになろうと思っているの。いつも他人と競争ばかり。心臓の不調だって私が教えたんじゃない。だからここに来れたんでしょ。いつになったら私の存在を理解できるの。他人に負けたくない、他人と競争して、自分で何でも何とかしようとして。もう私は嫌だ。この人の所にいたくない」

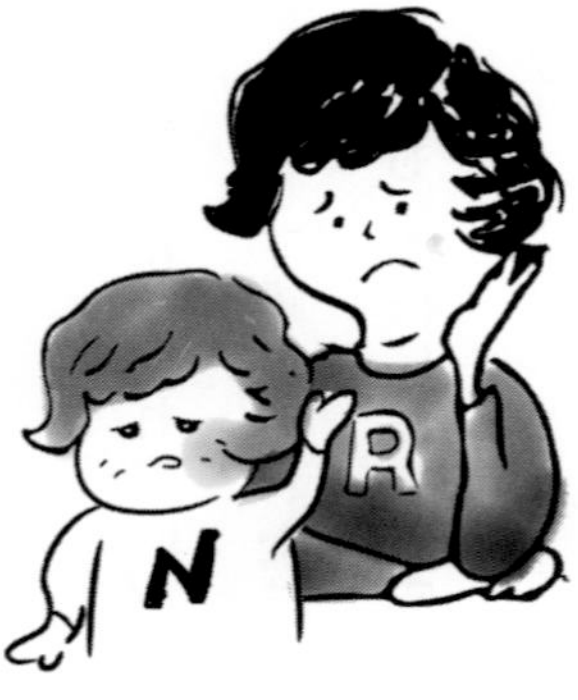

言葉の表現よりも潜在意識の思念は強烈だった。もういい加減にしてくれ！と怒りに満ちていた。

私は、千賀さんの潜在意識の言葉に同調して動揺し、千賀さんにどう対応していいかわからず、挨拶さえもできなかった。

千賀さんの潜在意識の怒り、苦しさ、虚しさが伝わってくるが、そのままストレートに話すわけにもいかない。私の心は悶々とした。

そんなとき丸山先生のことを思い出した。丸山先生は、前から歩いてくる人の体の中が視えると話したことがあるが、たとえガンが視えても言えない、言わないのだと思った。そう考えたら黙るしかなかった。

この人の姿は自分自身。私の潜在意識が見せてくれたもの。自分もこれまで同じような思いを潜在意識にさせてきたに違いない。「潜在意識さん、ごめんね。許してね。ありがとう、愛している」私にできるのはそれだけ。本当に切なくて仕方がなかった。

千賀さんに理解を求める必要はない。

千賀さんは、「あの人は挨拶もしない」と知人に話したそうだ。私自身ができていないからで、千賀さんを汚させ申し訳ないことだ。この日を境に私の潜在意識は、他人の潜在意識の思いを必要以上心の中に入れないよう調整してくれるようになった。

05 潜在意識についた傷

知らない間に潜在意識につけた傷は、病気になって現れる。

病気になる原因は、どうやら潜在意識についた傷に原因があるらしい。

丸山先生は、もう嫌だ、死にたいと思うと、それが潜在意識に伝わり、潜在意識はそれを実現しようとする。また、顕在意識の思いを逆に理解し汲み取って実現に向かうと教えてくれた。

自分も人生の中で傷になっている出来事を振り返った。思い出すのは印象的なことばかり。

我が家は両親が共働きだったこともあり、小さな頃は、子守をするおばあさんに預けられていた。保育園の迎えは祖父、小学校から帰るとお留守番。すごく寂しかったのを覚えている。

自分をかまってほしくて母親を独り占めにしたいと妹を拒否していた。

小学3年生のとき、ガラス掃除を友人としていて窓枠が屋根に落ちて、お互いのせいにして担任から「他人のせいにしたのが悲しい」と言われたこと。お酒を買うお使いに行って帰った

Dr.丸山が 教えてくれたこと

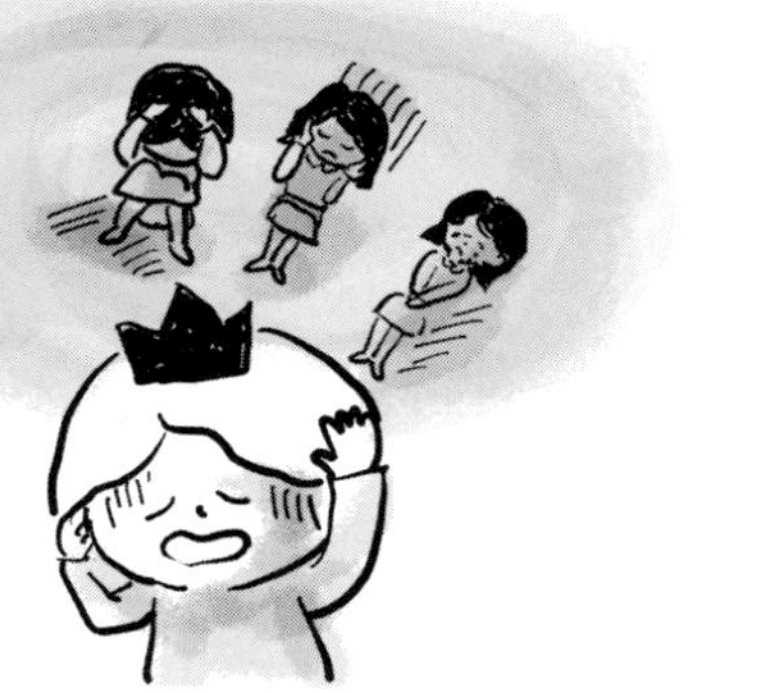

潜在意識の傷を癒す方法

❶ ピンク色の紙を用意する。

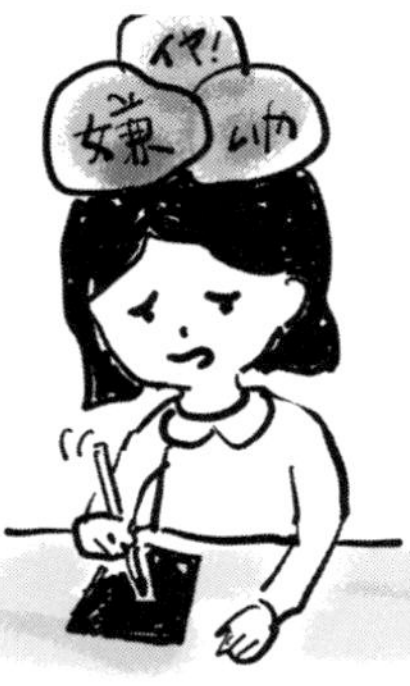

❷ 自分の過去の嫌な出来事、
気になることをすべて書き出す。

❸ 書き出した紙を小さく折る。

❹ 紙を胸に抱きしめて、
「潜在意識さん、ごめんなさい。
ありがとう。許してください。
愛してます」と言葉をかける。

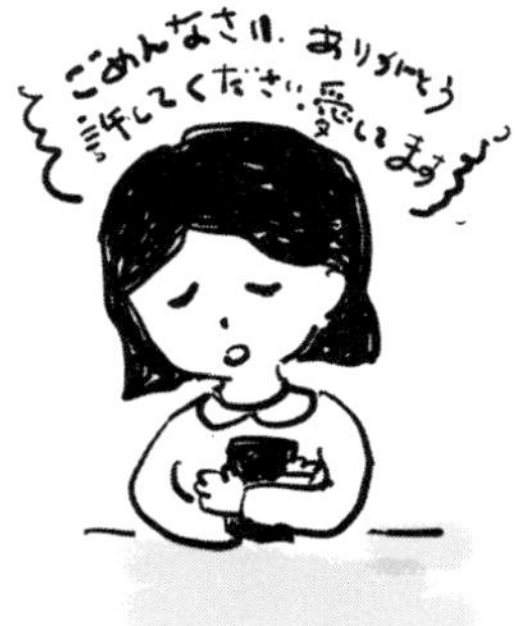

注意
重い傷は、何日も続けてみる。気にならなくなったら、小さく破って捨てる、もしくは燃やす。

ら一升瓶の中のお酒が漏れてなくなっていたこと。初めて買ってもらった既製品の服が虐められている子と同じだったこと。妹をかわいがる両親を見て、自分は拾われた子なのではないかと思い、自分はこの家から出たほうがいいのではと思ったこと。

人生の中で、自分

が嫌だったこと、傷ついたことをすべてピンク色の紙に書き出し、折りたたんで抱きしめた。4つの言葉「潜在意識さん、ごめんなさい。許してください。ありがとう。愛してます」を唱えた。何日も実践してみた。すると、体験してきたことの始まりがどこにあるのかがよくわかってきた。

自分だけが寂しいと思っていたのではなかった。私がいつも一緒にいる潜在意識の存在に気づけなかったから、潜在意識こそが「寂しい」傷を持っていたのだった。潜在意識の寂しい傷は思いの外深かった。私は大人になっても、一人でいるのが苦手で出張先での宿泊も嫌だった。

カタカムナを詠むようになって、自分には潜在意識がいる、一人ではないと思うと、すごく嬉しくて寂しさを、まったく感じなくなった。

2023年3月19日『奇跡の魔法ループ』出版記念講演会で、丸山先生から話があった。先生がアトピー性皮膚炎の患者さんを診ると、患者さんの潜在意識がミミズを焼いていた姿が視えた。その話を患者さんにすると、患者さん自身が子どもの頃にミミズを焼いていたという。ループをすると、患者さんの痒みはなくなったそうだ。

この講演会の3日前、私は夢を見た。天然パーマの子どもがアリの行列に殺虫剤をかけている姿だった。丸山先生の話を聞いて、これが私の潜在意識の姿かもしれないと思った。

私は子どもの頃、お菓子に嫌な思い出がある。お菓子を妹と同じ量で分けても、必ず妹は頂戴とやってくる。それが嫌でお菓子を妹に奪われないように引き出しや箱の中に隠していた。ところが、そのお菓子は、どこに隠してもアリが行列をつくって取りに来る。アリに体を噛まれると痛くて、あの大群だけは、どうしても受け入れられなかった。アリの巣を見つけると、水を入れ、行列には殺虫剤をかけていた。

大人になってからも家の3階までのぼってきたアリの行列に「アリの巣コロリ」を仕掛けてみたが、1匹も入らなかった。このときは、過去にしたアリへのひどい仕打ちを思い出し、アリに謝った。それ以降はアリと遭遇することはなかった。

おそらくアリへの行為が私のすい臓の病気の原因なのだ。子どもの頃の私は、アリを一つの命と見ることはできなかった。アリに甘いものを分けるおおらかな心もなく、アリをものとしか見ないで命を奪った私は、結果的に糖尿病になり甘いものを食べられなくなった。

「一寸の虫にも五分の魂」とはよくいったものである。このことがわかって初めて氏神様でお詫びをすると、その次の日から、朝起きると空腹を感じるようになった。糖尿病の私が、空腹感を感じることは、これまでなかったので、不思議な感覚だった。

言霊の力 ひまわり実験

2022年、小学生と中学生２人の子どものいる家族。夏休みの自由研究に、ひまわり２鉢を使っての言霊実験。

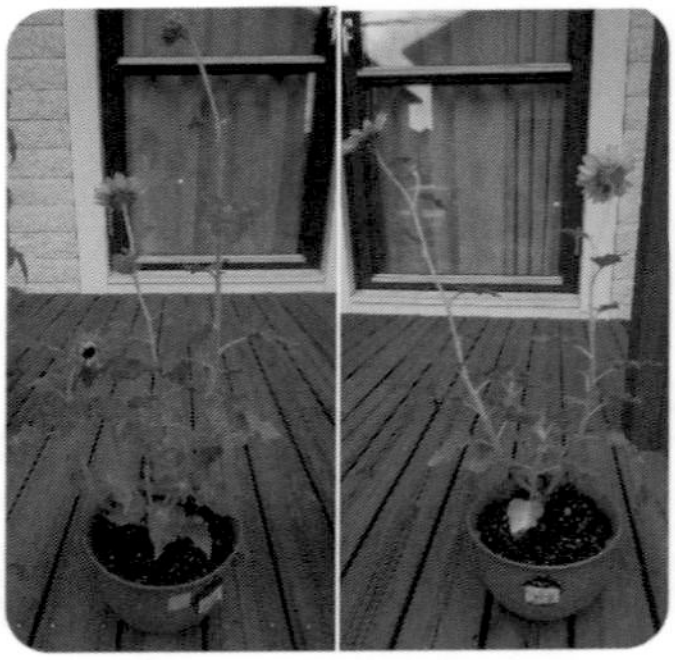

実験期間：1週間　設置場所：家のデッキ
方法：家族で言葉をかける

ポジティブ鉢	ネガティブ鉢
「ありがとう」	「きらいだよ」
「きれいだね」	「咲かなくていいよ」
「かわいいね」	「バカ」
「元気だね」	「ドンドン枯れちゃえ」

言葉をかけた７日目の変化

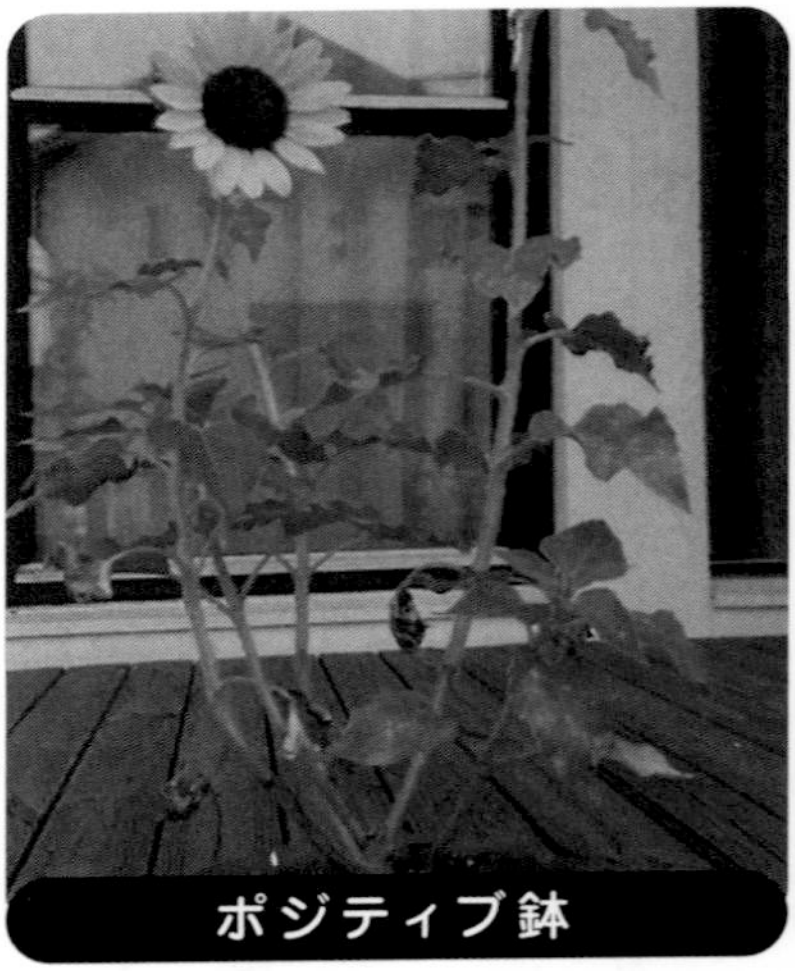

ポジティブ鉢

とてもきれいに育った

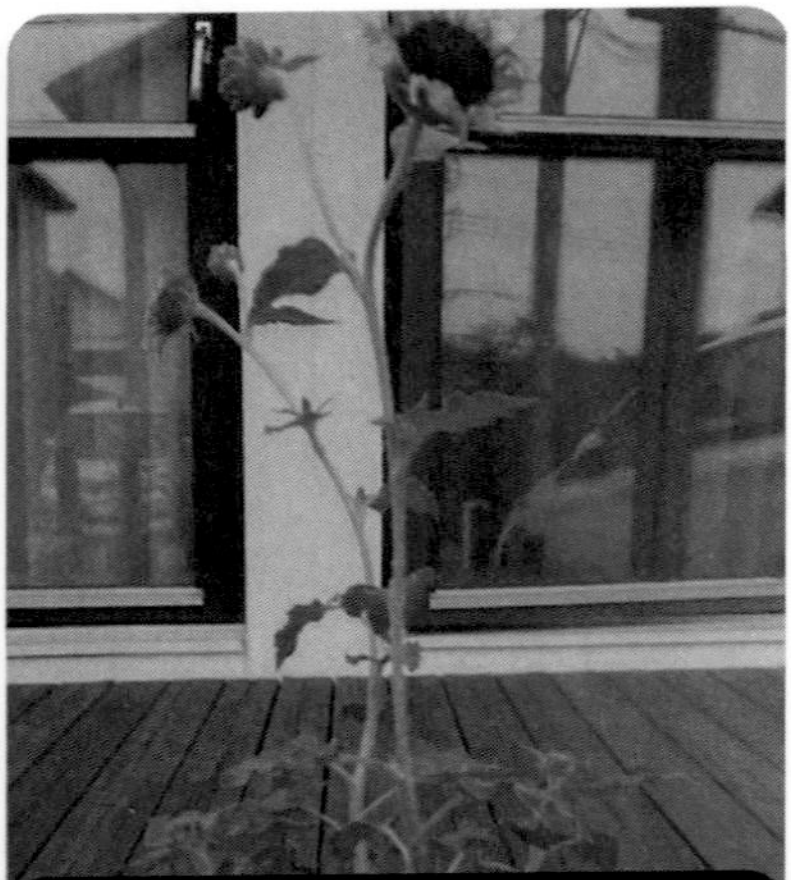

ネガティブ鉢

もう完全に枯れてしまった

検証

ネガティブな言葉をかけたひまわりは潜在意識についた傷と同じ。この傷を消すことができるかどうか、追加実験を行った。

ネガティブな言葉をかけたひまわりに謝った変化

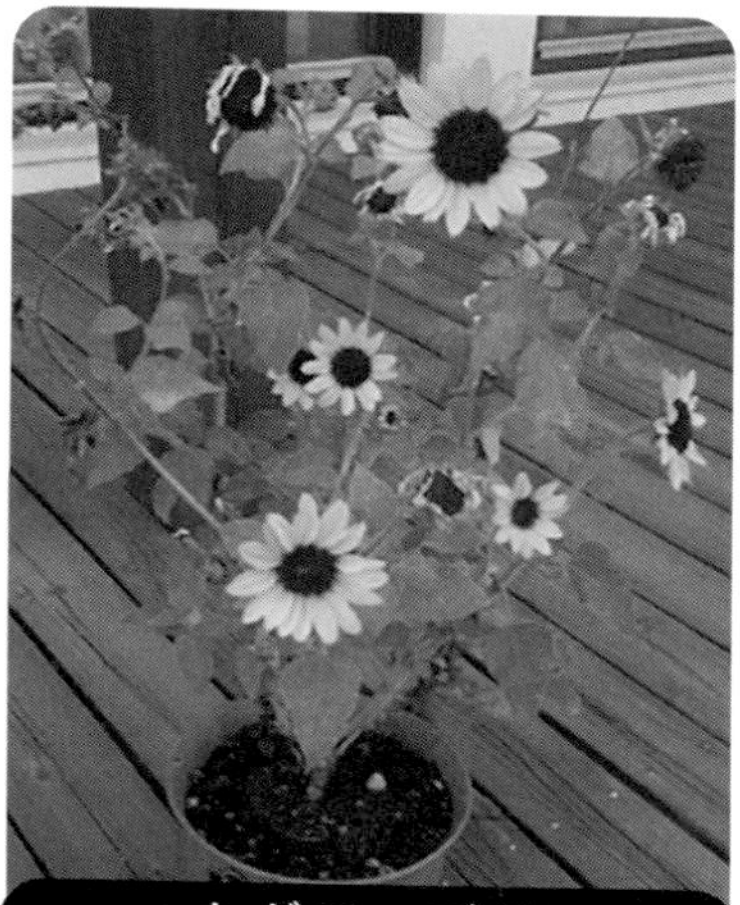

ネガティブ鉢

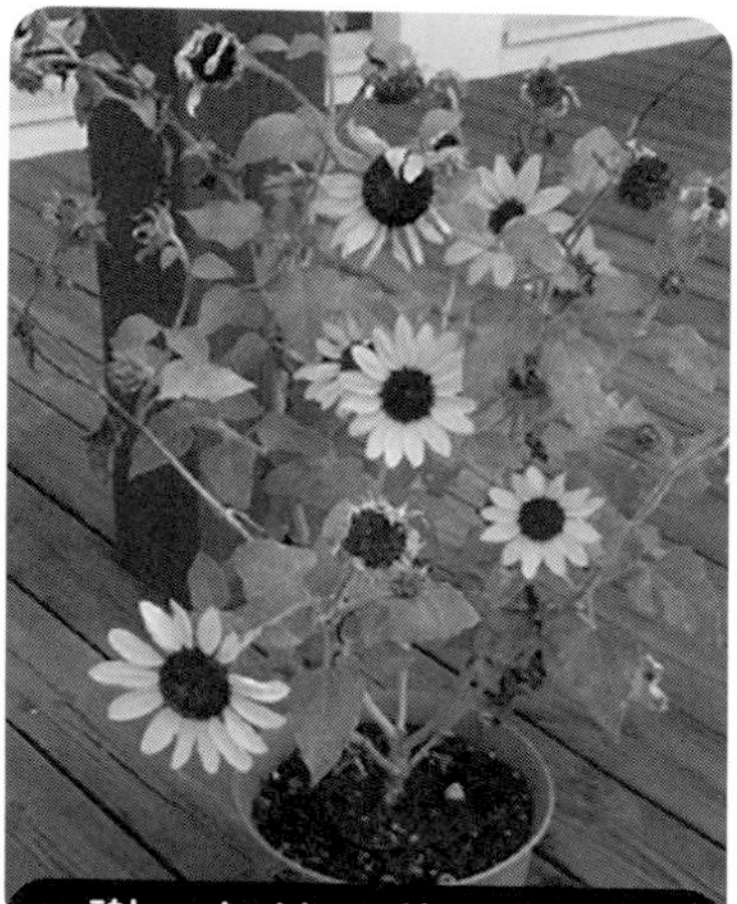

謝ったその後の成長

ネガティブな声かけをして「可哀想な思いをさせてしまって、あのときはごめんね」と謝って、ポジティブな声かけをした。声をかけ始めると、次の日にはすぐに元気になり、早い反応にびっくりした。花の数も増え著しく成長した。

なぜ言葉によって変化が起きるのか？

「水には情報を記憶する能力がある」

という科学的報告がある。
水はすべての生き物の中に存在する。
すべてのものを隅々にまで運ぶ。
つまり、良い情報を記憶して運ぶために変化が起こる。人も地球も同じである。

06 潜在意識の持つデータ

思い通りにいかない人は
修正しなければならない自分が存在する。

潜在意識は、太古からのありとあらゆるデータ、プラスのデータもマイナスのデータも持っている。現在、生きている人は、みんな戦った末に生き残ってきた子孫だから、歴史の中にある認めたくないデータがたくさんある。ヒットラーのアウシュヴィッツの強制収容も広島や長崎の原子爆弾の被害も、見るもの、聞くもの、すべては自分の潜在意識が持っているデータだ。

潜在意識が持っているデータには、共通のものが多い。みんな共通のものを持っているにもかかわらず、一人ひとり病気は異なる。どうしてなんだろうかと潜在意識に疑問を投げかけた。するとと潜在意識は夢で「その家にはその家の、その一族にはその一族の重いデータがあるんだ。それが発現するから遺伝のように思えるだけだよ」と教えてくれた。

データは自分では消せない。潜在意識にしか消せない。

Dr.丸山が 教えてくれたこと

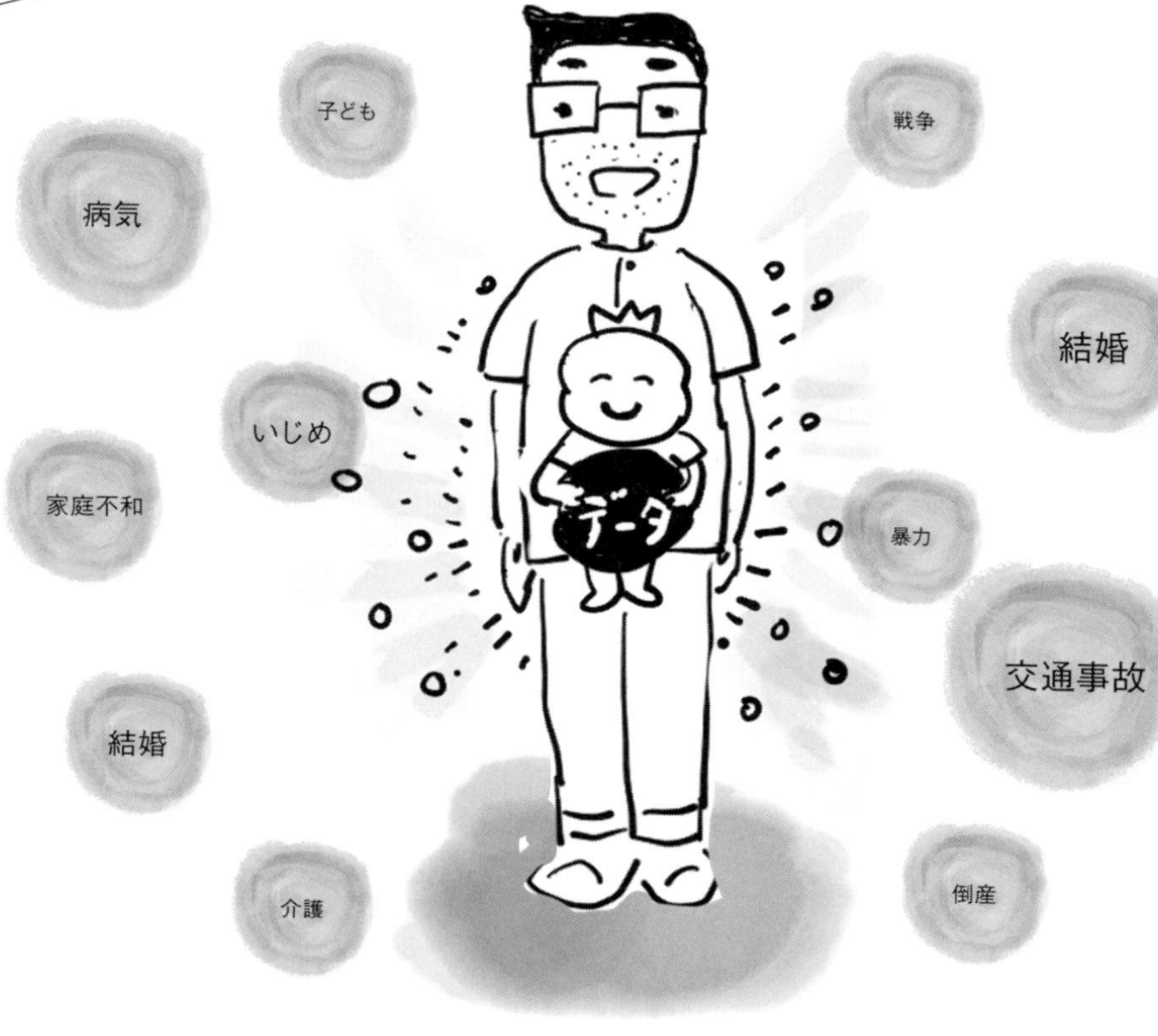

夜眠る前に気になっていることを一つひとつ思い出し、「ホ・オポノポノ」の4つの言葉「ごめんなさい。許してください。ありがとうございます。愛しています」を心の中で唱えていた。

やがて自分が嫌だったことや気になっていたことは、すべては意味があることで、自分のために必要だったこただと思えるようになった。それは潜在意識が私を導き、修正をさせるためだと、感じることができるようになった。過去の嫌な出来事一つひとつに深く感謝の思いが湧いてきた。毎晩、出来事、そしてそれに携わった人々に感謝できるようになった。

そのとき、耳元で音がした。

「カシャ」パソコンのデスクトップのゴミ箱からゴミを削除する音が聞こえた。

潜在意識がデータを消してくれた音だった。その後、嫌な出来事に囚われなくなった。

この体験から潜在意識の持つデータ、傷があるならば、魂にも傷はあると思うようになった。

壁にかけた「様々な叡智を受け取る」の手ぬぐいを毎日、見たり、触ったりして、潜在意識に「私の魂の傷を教えてください」と話しかけた。すると、3日程経って夢の中で潜在意識は「魂の傷は2つ」と具体的な映像を見せてくれた。

一つは愛犬の死。ウェルシュ・コーギー・ペンブロークのラッキーは14歳と4カ月で旅立った。ラッキーは人の話が理解できる犬で、お手をして教えてくれた。歳をとり足腰も弱ってきた彼の目が不安気に見えて「大丈夫、ラッキーの面倒は最後まで見るから私の側で逝くのよ」と話しかけるとラッキーはお手をしなかった。「誰もいないときに逝くの」と聞くとお手をした。

そんなこともあり、ラッキーを一人にしてはいけないと気をつけていたが、2020年6月18日セミナーで家族全員が半日留守にしたとき、いつもの私を待つ場所で彼は逝った。何度も汚さないようトイレを行き来した後があり、まだ体が温かかった。私は、ラッキーを一人にした後悔、散歩に連れて行けなかった後悔が残っていた。とにかく思い出すと、強烈に心が痛み涙が止まらなくなる。

夢の中では、会いたいと願う私の前に、血だらけになったラッキーが来た。大きな家の庭でつながれていた鎖を引きちぎって私の思いに応えて来たようだ。私の思いが、亡くなったラッキーに影響を及ぼすことに気がついた。散歩に連れて行けなかったこと、つながれていたことは同じで、自由に外に出られないのがラッキーの修行だったとわかった。

この夢以降、ラッキーに徹底的に感謝することに決めた。ラッキーへの供養は、出会えたこと、過ごせたことへの感謝に他ならない。感謝し続けると、ある夜、ソファーの側で姿を見た。そこにはラッキーの臭いが残っていた。亡くなったものをいつまでも思い出してはいけない。生前（あの世に生まれる前）の感謝を心から捧げることで、地上にいる私たちは供養ができるのだと思う。亡くなったものも心置きなくあの世で過ごせるのだろう。

“理不尽な魂の傷も感謝で認めるだけ”

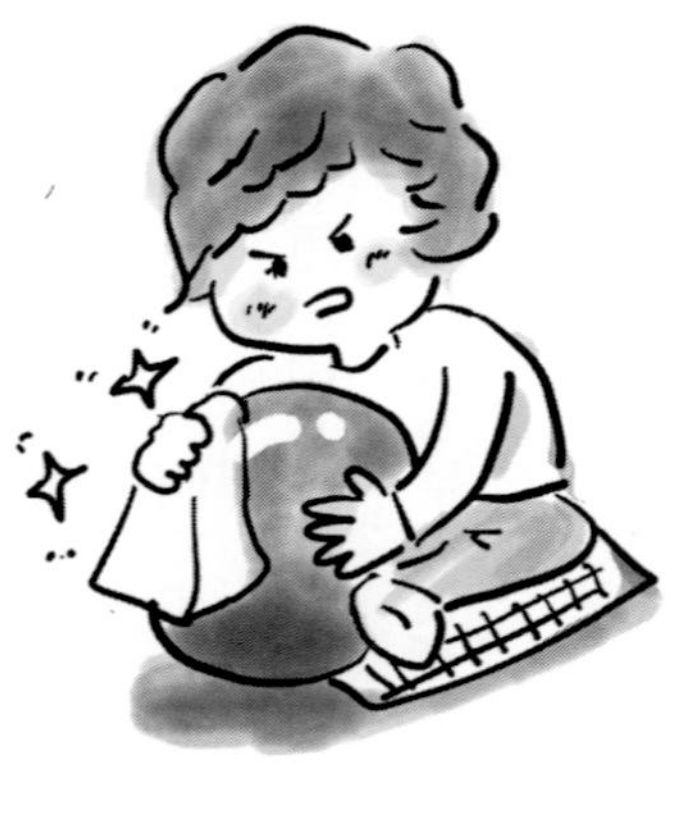

魂についたもう一つの傷は、車椅子に乗った知人が私を恨んで見上げる姿だった。以前、治療家にあなたに男の人が憑依しているが心当たりはないかと、聞かれたことがあったが、この知人のことではないかと思った。

「なんで恨まれないといけないの」というのが、正直な気持ちだ。恨むなら私のほうでしょう。お門違いでしょ。理不尽でならない。でもそれが魂の傷になっているなら何とかしなければならない。

まず認めよう。自分が魂に傷をつけたことを認めて潜在意識と一緒にカタカムナを詠んだ。すると、潜在意識は、私の額の真ん中あたりを手を伸ばしてゴシゴシと磨いてくれた。額の奥がこそばゆくなった。

でも、まだまだ心の中では認められなかった。知人は私を騙したのだから、私のほうが被害者ではないのか。

認めるためには、考えなければならない。

私は、今世で彼から嫌な思いをさせられた。これは、前世、私が男性だったときに、女性に嫌な思いをさせたり騙したりしたに違いない。それが返ってきただけなのだ。

ならば、車椅子に乗っている知人にまず感謝をしよう。感謝から始めた。

今世で巡り会ったことへの感謝、嫌な思いをしたり騙されたりしたことへの感謝を毎日夜眠る前に繰り返した。

しばらくして夢を見た。知人がやってきて、私が食事をふるまっている夢だった。知人は「美味しかったよ、ありがとう」と言って立ち上がって帰って行った。車椅子に乗ってはいなかった。自分の足を使うことができていた。知人の顔には、笑みがあふれていた。

理不尽な話だったが、すべてに意味がある。変わらなければならないのは自分だ。

魂の傷の修復は自分では不可能だ。

潜在意識が魂の汚れを磨いてくれたおかげと、すべてを認めて、考え方を転換させたおかげだと思う。

生きている自分が感謝をするだけで、亡くなった人も変わることができる。

07 潜在意識のネットワーク

潜在意識とつながると、ハイヤーセルフに
自動的につながる。そして神々につながる。

丸山先生は、毎月1日と15日に神社にお参りに行く。しかも20年以上も続けているという。お参りをする神社は、誰もいない寂れた神社だ。お参りの後は、お供えしたお米やお酒などをこの神社を管理している他の神社の社務所に届けるという。

丸山先生から「竹内さんは誕生日の数霊が9を持つから同じ場所の神社にお参りをしたほうがいいよ」と言われたので、近くの氷川神社に1日、15日、お供えを持参して2016年5月から神社にお参りを始め7年以上経つ。今では習慣になっている。

私が氏神様に参拝を始めたのには、もう一つ理由がある。神様の世界は、ネットワークでつながっていると思ったからだ。最も身近な地域の神様が氏神様だ。自分の中にハイヤーセルフや潜在意識がいるなら別にお参りしなくてもいいと考える人もいるかもしれない。でも私はそ

Dr.丸山が
教えてくれたこと

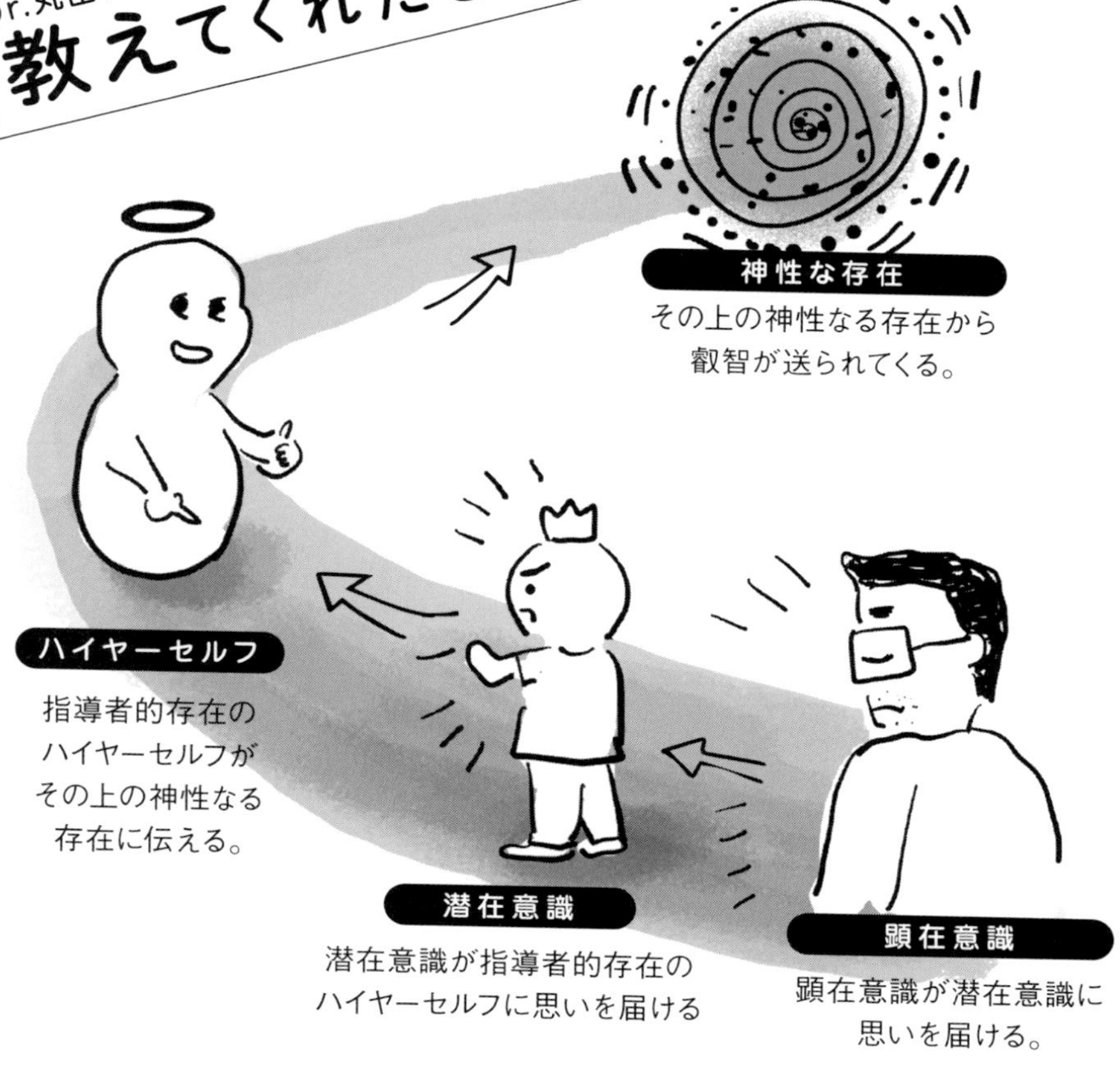

神性な存在
その上の神性なる存在から
叡智が送られてくる。
ハイヤーセルフ
指導者的存在の
ハイヤーセルフが
その上の神性なる
存在に伝える。
潜在意識
潜在意識が指導者的存在の
ハイヤーセルフに思いを届ける
顕在意識
顕在意識が潜在意識に
思いを届ける。

うは考えてはいない。

神様の組織は天照大神様から氏神様まで役割を分担した立て分けが厳しい厳密な組織である。

基本的に修行の場である地球では、誰でも縁《ゆかり》のある場所や職場、人などとかかわることになる、良い縁もあるが、修行なのだからほとんどの人は、悪い縁の地に住み、悪い縁の人ともかかわることになる。

本来、自分の家や土地も、

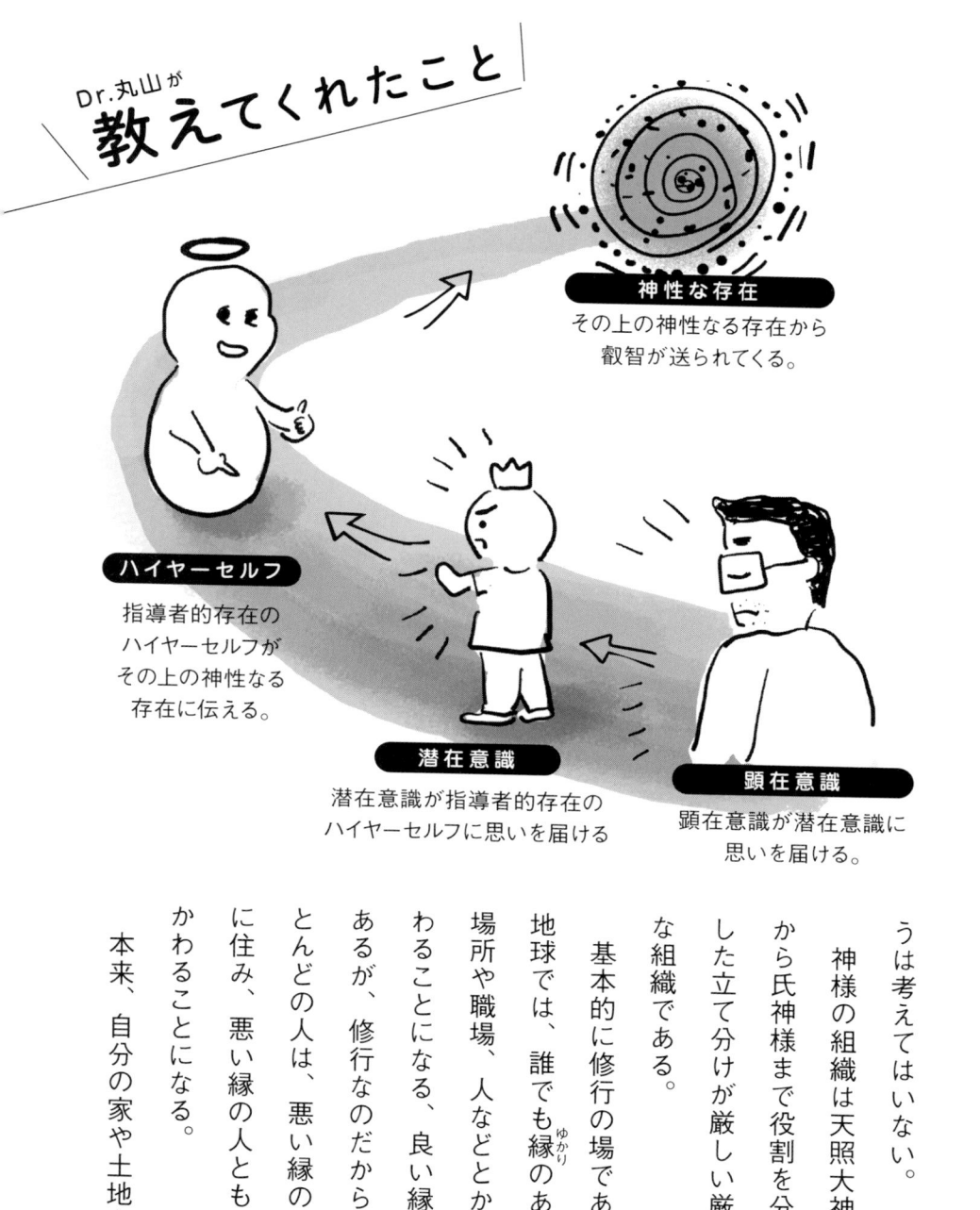

元々は、神様のもので、住まわせていただいているのだから、地域の氏神様にお参りに行くのは当たり前のことだろう。肉体を持って地球に住んでいる以上は、礼節が大事で、物やお金、時間を使ってお参りするのが基本だと思う。

今生きている人は、戦いの末に生き残った人の子孫だ。おそらく初めて魂をいただいたときは、きれいな魂だったに違いない。転生再生を繰り返しながら、生き残るために悪いことや戦いを続け、体だけでなく心も魂も汚し、地球も破壊してきたのだろう。

だから私は、神社のお参りでは、自分の住所氏名を名乗り、初めに必ずお詫びをしている。そして深い感謝を捧げている。そして誓いをする。汚れた魂の自分でも生かされているからこそ報恩の証として、神様に、仕事を通して自分をお使いいただきたいと祈っている。

私は、ご利益のお願いは絶対しない。パワースポットの神社にパワーをもらいに行くのもいいが、何のためにパワーをもらうのか、考えなければならない。

すでに人には、たくさんのものが与えられている。雨露をしのげる家、土地、暮らしていける仕事、困らない食べ物、十分な空気、きれいな水、温かい家族、そして地球。十二分すぎるほど与えられている。これ以上何を望むのか。望む前に、自分は、この地球で何のために生かされているのか。生かされてる意味を知り役割を果たしているのか、自分に問いかけてみるといい。難しいことではない。

以前、見た夢では「神は、人が楽しんだり喜んだりしている幸せな姿を見たいと考え、地球をつくった」というメッセージだった。魂をつくったのは、親神様である。親の思いと同じだ。

親だからといって、あれもこれも頂戴といつも欲しがる自分中心の子どもには、度が過ぎると、いい加減にしなさいと思う。何も欲しがらない子には、何か与えたいと手を差し伸べてくれる。すべて起きていることは、自分の責任と考えて、他人の幸せばかりを願う子どもには、自分の望みはないのかと、おもんぱかり、忖度をしてくれる。

私の月2回の神社へのお参りは、地球での神々との信頼関係を築き神々とのパイプを太くするようなものだ。大事なことは、必ず潜在意識と一緒に祈ること。潜在意識とつながると、ハイヤーセルフと自動的につながる。潜在意識は瞬時にハイヤーセルフに報告し、ハイヤーセルフも、また、瞬時に担当の神様や親神様に報告している。

潜在意識、ハイヤーセルフ、そして神々へとつながる道は、魂を向上させる王道だ。脇道にそれてしまうことはない。平坦で歩きやすい近道でもある。

”潜在意識ではないものとつながりショック！“

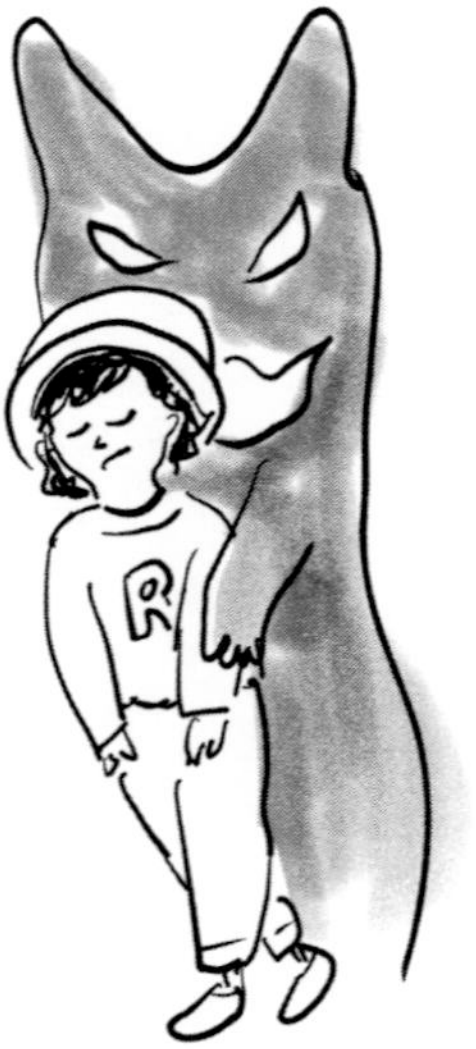

カタカムナを詠んでいて人の病気が治るような現象が起こると、自分が特別な人のような錯覚をする。

人の病気を治せるのは素晴らしいことだと思っているから、まるで自分だけが神様に近づいたような気になる。そういう考えが間違っていることにも気づけない。

私も気づかなかった。一言でいえば調子に乗っていた。だから潜在意識ではないものとつながってしまった。

不安になりいつもお参りしている氏神様に尋ねたところ、スクリーンにお地蔵様の姿を視せてくれた。お地蔵様は母がよくお参りをしていた。私の大学受験も願掛けをしていた。自分たちが信仰しているものが守ってくれていることはわかったが、潜在意識ではないのだ。とてもありがたかったが、所詮、ご利益信仰の結果だと戒めになった。

それ以降は、いつもきちんと潜在意識とつながっているのかなと不安はあるが、自分の欲心をすべて捨てて取り組んでいる。

こんな経験をして、潜在意識とつながっていない人がわかるようになった。

神社で人を治したいと決意してお参りして別のものとつながった人。ガンを治してほしいと願って他のものとつながりガンは治ったけれど魂を奪われた人。神様のような力を持ちたいと願い操られている人。長いご利益信仰によって動物霊が憑依し翻弄されている人。様々なケースがある。

自分の欲のために潜在意識抜きで神様につながろうとしても、神様になりすました別のもの（意識体）とつながり、初めは願いは叶うが、気づかないうちに見返りを取られ魂を乗っ取られてしまうのだ。

大事なことは欲を捨てること。自分が人の役に立ちたいとか、自分がいいことをしようと思う必要はない。潜在意識が自分の願いや欲を十分知っている。

自分の「汚れ」が汚れたものを磁石のように引き寄せてしまうから、汚れを取り除くことに集中することだ。汚れが取れて魂が向上すれば、自ずと願いは叶う。

08 潜在意識のケア

潜在意識だって奴隷のようにこき使うとすねて反応しなくなってしまう。

人は自分の病気を治せない。ましてや他人の病気を治すことなんてできない。病気を治せるのは潜在意識。潜在意識が視せてくれている世界を完全なる世界と認めて感謝をすると、潜在意識自らが、不完全なパーツを見つけて、データを消して完全な世界をつくり直してくれる。その結果、見える世界が変わり、病気が良くなってしまう。

丸山先生は、毎日、クリニックで潜在意識と一緒に診察をしている。もし、患者さん一人ひとりが自分の潜在意識とつながって来院してくれれば、どんなに楽になるだろうかと思う。

丸山先生の潜在意識だけが、他人の病気を治せるのではない。どんな人の潜在意識も同じような力を持っているのだから、自分の病気は自分の潜在意識が治せるようになれば、世の中に病気はもっと少なくなるだろう。

Dr.丸山が

教えてくれたこと

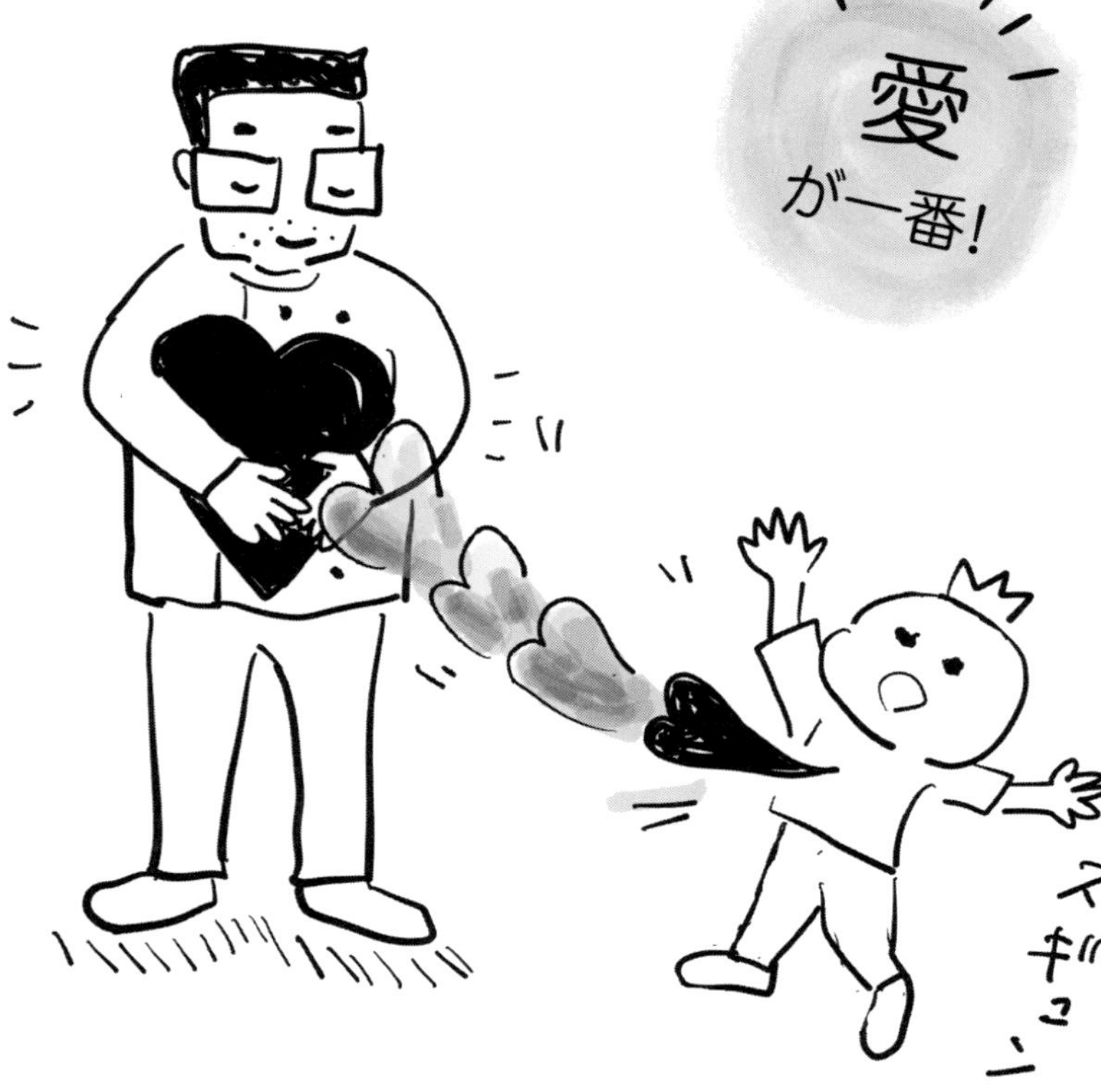

他人の相談にのっていると、どうしても潜在意識の力を借りないとわからないことが多い。時々疲れてしまうことがある。自分は潜在意識に過酷なことをさせているのではと思うようになった。

たまたま、丸山先生と会ったときに、先生は、「僕の潜在意識はね、僕が奴隷のようにこき使って、無理をさせるからそっぽを向いているんだよね」と話した。丸山先生でもそうならば、私の潜在意識は、大変な状況なのもしれない。

そこで、潜在意識のケアを考えるようになった。潜在意識がしてくれていることに対して、どのようにいたわり、愛情たっぷりのケアをするかである。

私は、潜在意識に対して2つのケアをしている。

一つは、潜在意識と一緒に音楽を聴くこと。

カタカムナを詠むようになって音楽が以前よりも好きになり、聴くようになった。私にとって声は、空気の振動で伝わるエネルギーのようで、声の質にこだわるようになった。

後どのくらい生きるかはわからないが、終活を毎年考えなければならない年齢になった。密かにバケットリスト（死ぬまでにしたいことリスト）を書き留め、実際に行っている。その中の一つがライブに行くことだった。初めてライブに行き、その生歌に魅了されてカラオケ世界大会（KWC）の世界チャンピオンである海蔵亮太さんの推し活を始めた。ライブに行くと、家に戻ってからまるで潜在意識が歌っているように、お腹が1時間ほど「グゥグゥ〜」と鳴り続ける。私の潜在意識は、ヒーリング効果のあるクリアな声が大好きなようだ。私だけでなく周囲までもが浄化されるのを感じている。

もう一つは、潜在意識と一緒に自然と触れ合うこと。

年に1度は旅行をする。自然は、雨が降ろうが雪が降ろうが、文句を言わない。葉が虫に喰われようが、日影で成長できなくなろうが、何一つ不平不満を言わない。人とは大違いだ。自然のそうした姿を見ていると、「完全なるもの」を学べる。

これまでの旅で印象的だったのは、奈良県の吉野。私は、傷つきながらも山道で並んで私を迎える武士や女性、子ども、動物の映像がスクリーンで視えた。侘しさは言い難いものがあった。

藤原京では、空にいる龍が道案内をしてくれ藤原京を壊滅させた疫病の状態が浮かんだ。十津川村天河大辨財天社の奥社のある弥山へは、6時間かけて登頂し、神様のお姿を拝することができた。鹿児島県の屋久島では、屋久杉が無償の愛を教えてくれた。山形県の出羽三山では、大変な修行の後、生仏、神になった見えない人から「カタカムナを詠んで神になれるあなた方が羨ましい。修行をしても神になれなかったものもいる」とインスピレーションが降りた。

自然の中にいると、最も恐ろしいのは人の欲なのだと感じることができる。政権の衰退、文明の消滅も、原因は神様を利用し権力を己のために使った欲にあったと思い知らされる。自然は自分を浄化し、無限のパワーで元気を復活させてくれる。自然は「至善」、善に至る。

コラム2

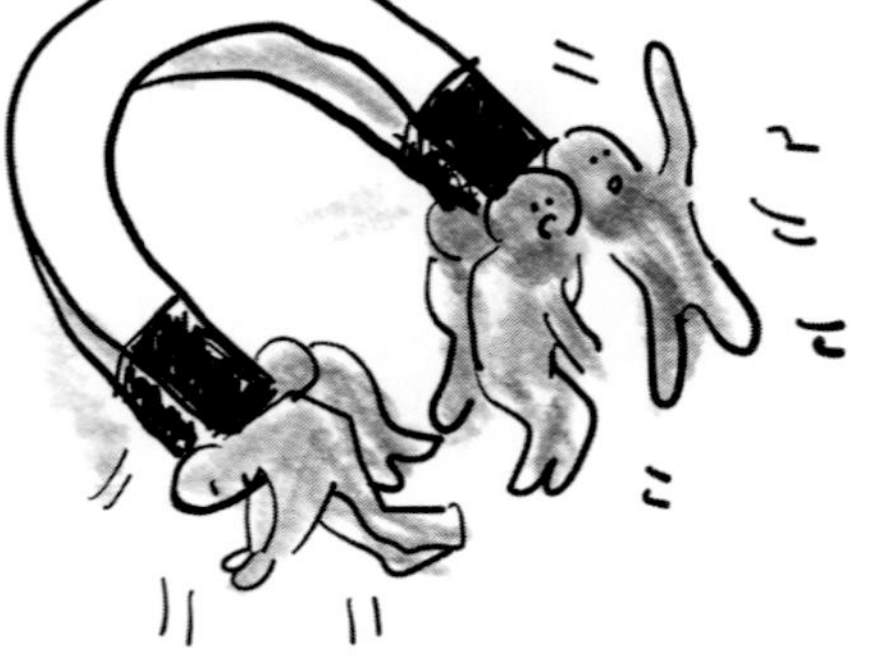

引き寄せの法則

自分の願いや夢は、強く願ったり、信じたりすると、「引き寄せ」が起きて叶いやすいといわれている。でも、本当は、自分（顕在意識）の願いを叶えてくれるのは、潜在意識なのである。

たとえば自分が「家を買いたい」と強く思っても、家に対して不平不満があるなら願いは叶わない。家に感謝があり、「もっと人が集まれる家」を望むなら叶うかもしれない。何のために願うのかが大事で、潜在意識とつながらないと願いは叶わない。

PART 3

私のカタカムナ

医師でもない、鍼灸師でも整体師でもない、治療家でもない私。そんな私のカタカムナは、人を治療するためのものではない。自分で心の中の汚れに気づいて、データを消去し、魂を向上するためのものである。

その結果、自分の体は修復できる。そして周囲の人も変わり幸せになる。見えない人も元の世界に帰っていく。

人はワンネスだから、人類が遺伝子の中で共通に持っている病気や悩みの根本的なデータを大元から消去できると考えている。「病気をなくす」ための途方もない考えだ。

01

カタカムナは先人がくれた贈り物 神の科学

私が初めてカタカムナを知ったのは、もう30年以上も前のこと。長崎県平戸市にある自然食品店を経営している有限会社トキの堀江燿子さんを尋ねたことから始まる。彼女のつくる塩、果糖、水などの商品に、不思議な波動があり、たくさんの病気の人を治癒に向かわせていると聞いたからだった。私は、彼女をカタカムナおばさんと呼んでいる。

着いてすぐに店の奥で電位変換をしてもらった。何とも不思議な空間で白い光に満ちていた。床の間には不思議な渦巻の絵の掛け軸がかけられていた。これがカタカムナだった。

堀江さんは、私にカタカムナは、神の科学である宇宙の法則を表したもので、自分たちはその法則に則って商品を開発していると話してくれた。男と女、金とプラチナといった両極性のものを組み合わせてエネルギーの高い商品（天然エネルギー変性加工）を開発している。アルカリ塩で疲れのもとのプラスイオンを体表まで引き出し、弱酸塩でプラスイオンを排出させるリフレッシュ入浴法も体内の酸化を還元するカタカムナの叡智の一つだ。当時はカタカムナよりも、堀江さんの年相応に見えない肌艶、老斑のない手に興味を抱いた。

歳月を経て再び、私は、病気をきっかけに丸山先生からカタカムナを知らされた。

カタカムナを最初に発見したのは、天才的な物理学者、楢崎皐月氏である。その状況をまとめる。1949年、楢崎氏が土地のエネルギーに関する科学調査で六甲山系の金鳥山（兵庫県）を訪れ電位の測定をしていた、すると、平十字《ひらとうじ》という猟師がきて、「森の動物たちが変な機械を怖がって水を飲めなくなっているのでやめて欲しい」と抗議された。楢崎氏が素直に撤去すると、平十字氏は、お礼に、父が「カタカムナ神社」（保久良神社との説）の宮司で、代々受け継いできた「御神体」を見せてくれた。この秘伝の巻物には円と十と小さな丸（点）を組み合わせたような図形が螺旋状に書かれていた。楢崎氏は「この図象文字は満州の道教のお坊さん蘆有三道士から聞いた八鏡文字で、日本の超古代文明と関係があるのではないか？」と直感し、20日かけてその巻物を大学ノートに写し取り、持ち帰った。それを、楢崎氏が独自の研究／調査を行って、20年かけて「カタカムナ」の文明を解読した。カタカムナは、上古代（約

1万2000年以上前）の、日本で栄えていた超古代文明の一つで、数万年～10万年以前の日本列島に住んでいた人たちが残した古代科学の書とされている。

楢崎氏の解読における苦労は、計り知れない。それが故に今、人はカタカムナを使うことができる。心からの敬意と感謝を捧げたいと思う。

カタカムナの螺旋状に円や線で書かれている文字を見て立体文字であると解明したのが丸山先生である。そしてカタカムナウタヒの科学的意味を量子物理学の観点から紐解いた。

詳しくは、『超時代の最先端医学　カタカムナの活用術』丸山修寛（株式会社ビオ・マガジン）を読んでいただきたい。カタカムナ48文字から正と負の文字、鏡面像、三次元と高次元をつなぐガウス素数を加えたり、黄金螺旋への書き直し、8つの首を一つにしたエイトドラゴン、さらに10種類のエイトドラゴンをガウスで一つの図柄にしたエイトドラゴンガウス、フラワーオブライフカタカムナなどを怒涛の如く産み出してきた。さらに強力な働きを持つ高次元カタカムナ、天使文字をつくり出している。素晴らしいことは、すべてのものを量子物理学の観点から解明している点である。とにかく丸山先生の患者の病気を治したいという思いは尽きることがない。効果をより上げるために、ループや立体カバラの方法が登場している。

カタカムナウタヒの立体文字制作

カタカムナ文字は立体文字で、二次元の平面で円と思われていたのは球。直線はピラミッドの稜線。

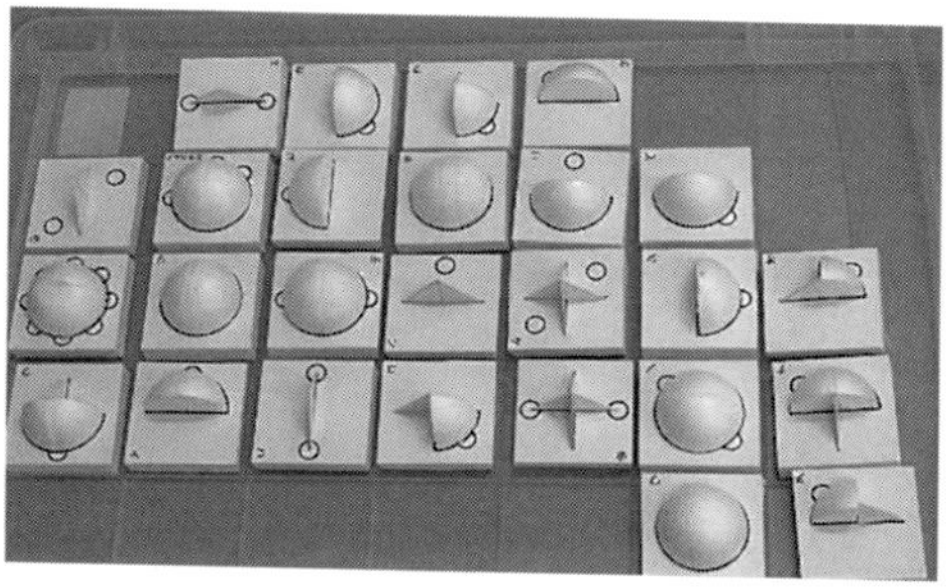

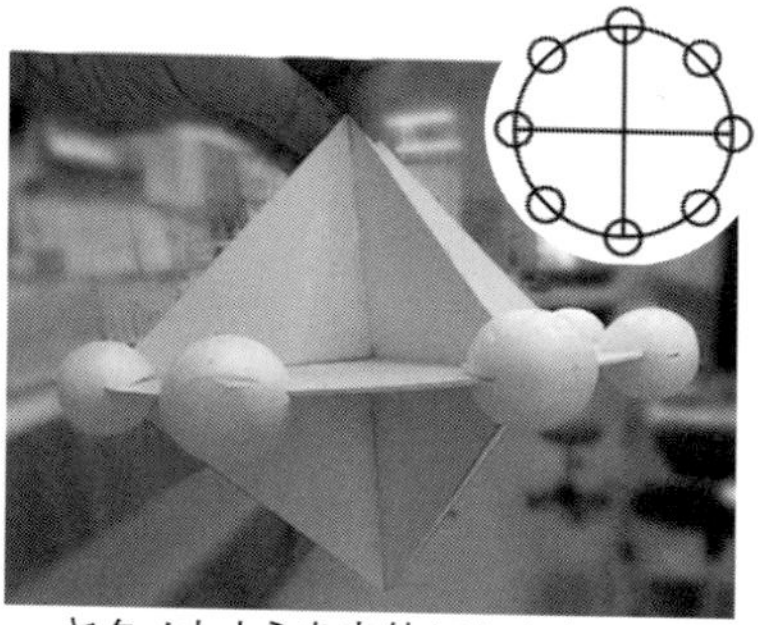

ヤタノカカミを立体にしたもの

中心図形ヤタノカカミも、他のカタカムナ文字同様に立体文字である。四次元世界の重力子などの素粒子やエネルギーを、三次元世界の物質やエネルギーに変換する役割がある。

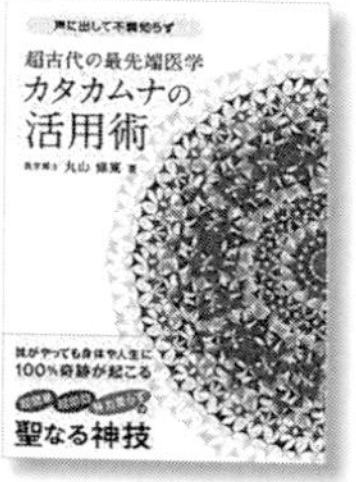

『超古代の最先端医学カタカムナの活用術』(株式会社ビオ・マガジン)

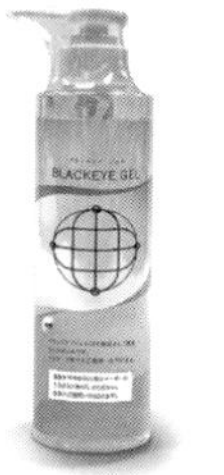

ブラックアイジェル

今では量子医学の極みともいえる、ジェルや水が完成している。これらは、ゼロ磁場のエネルギーとカタカムナのヤタノカカミの量子場エネルギーを中に入れているそうだ。

私も試してみたが、ジェルを塗って20分後に体の歪みがパキッと音を立てて変化したのには驚いた。水もスプレーするだけで空間が変化する。

私は、カタカムナを「詠む」実践を通して、意識の働きによってどのような変化が起きたかを伝えていきたいと思う。カタカムナの叡智は、実に素晴らしい。

02

高次元空間「ミスマルノタマ」づくりに大切な意識

カタカムナの第5～7首を詠むだけで、高次元の球体、スカラー場が現れて人を包み込む。スカラー場は、縮んだり大きくなったりしているので、球体の中にいる人は、体が揺れ勝手に動く人もいる。目には見えない球体の膜を外から押すと、空気も揺れてミスマルノタマができているとわかる。

カタカムナのセミナーで、参加者全員でミスマルノタマをつくる実験をした。ミスマルノタマは目には見えない。感性の鋭い人の協力を得て、一人ひとりつくってみた。カタカムナを詠むだけで、初めて参加した人でも、内容を理解していない人でも、全員にタマはできた。

だが、一人ひとり違いがあるようだった。硬い膜、柔軟な膜、包み込むような温かさのある膜、冷たい膜といった膜の種類。白色、黄金色、虹色といった膜の色にも違いがあることがわかった。この違いは決して悪いことではないが、一体どこから生じるのかを、考えてみた。

丸山先生によると、ミスマルノタマは天照大御神が背後に背負っている大きなタマのことだという。そのタマは一体どんな役割をするのだろうか。敵から自分を守るためなのだろうか。

ここまで考えて疑問に思った。天照大御神って、そんなに自分を守りたいのかな？

天照大御神は、八百万の神々で最高位に位置している神、天上世界を治める太陽を司る男身女体だ。一番偉い神様が自分を守るためにミスマルノタマを持つはずがない。ミスマルノタマは守るためだけではなく、恐らく、近づくものすべてに愛を与え、触れるものすべてが涙を流しながら自らを顧み、変わることのできるタマではないのか。他人を重んじ、愛するが故のミスマルノタマ。大きな愛こそが一番の守りで最強の武器だから愛そのもののはずである。

こう考えていくと、一人ひとりミスマルノタマの違いは、理解や意識の違い、何のためにカタカムナを詠むのかという原点に違いがあるのではないだろうか。

運が良くなる、病気が治る、エネルギーが高くなる、金運パワーをもらえる、思い通りになると欲を持って、自分の願いを叶えるためにカタカムナを詠むのでは、天照大御神の背後にあるようなミスマルノタマはできない。自分中心の考え方では、できるはずがない。

その人のすべて、その人の意識がミスマルノタマに反映することになる。

カタカムナ第4首には、「イハトハニ　カミナリテ　カタカムナ　ヨソヤコト　ホクシウタ」とある。丸山先生は、「イを五と解釈し、アイウエオの母音は、永遠に神のような力を持っていて48音の持つ奇跡ともいうべき力を発揮させる」と解説している。

私は、「イ」は、意識の「イ」と解釈し、カタカムナには、意識の力が大事だと思っている。意識の使い手になることが、必要だと考えている。

どんなに自分、家族、他人、地球上の人、地球、先祖や霊界にまでの大きな愛を意識して持とうとしても、自分の生き方のベースに、愛とは異なるもの、反するものがあると、自分のすべてを知っている潜在意識が修正するために必要な出来事を起こしてくる。その中には自分に不都合な、嫌な出来事もある。その意味に気づいて自分を修正できるかどうかがポイントだ。

私の体験では、潜在意識は、衣・食・住に対する土台の考え方、心のあり様に対して、粘り強く修正させようとしてくる。ものを単なるものとしか思わず片付けない、食べ物に感謝する心を知らない、他人への批判、不平不満、たがる心（見栄や虚栄心）、他人を裁く、責める、

人によって異なるミスマルノタマ

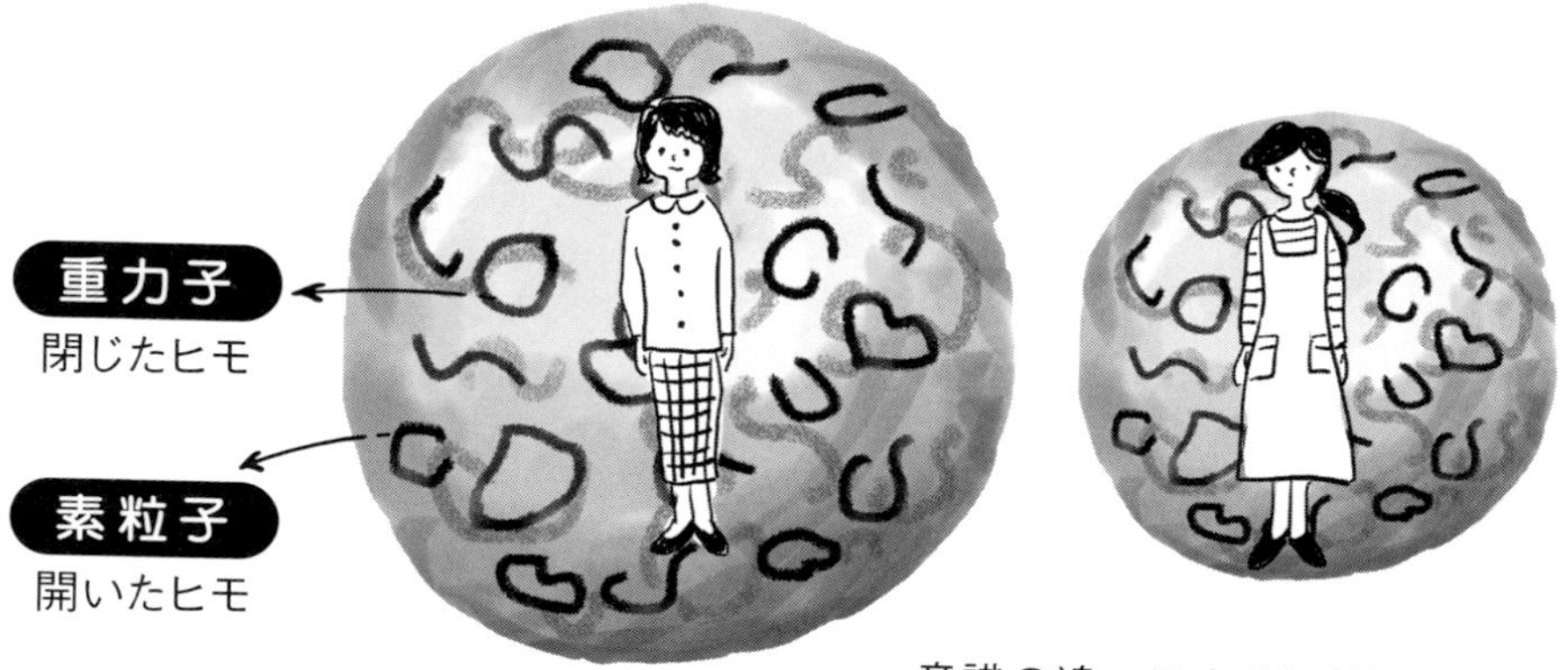

意識の違いによると考えられる

自分が正しいなどの思いを持つ人には、変わらざるをえないことが起きてくる。それは潜在意識の愛なのだ。

愛を形で表すと丸になる。大きな愛は大きな丸になる。小さな愛は小丸。小丸は困る。困った状態をつくる。

丸の大きさを数字で表すと、半径×半径×円周率。必ず円周率を使う。円周率は、3・14159……。永遠に割り切れない数字（π）だ。丸の表現には、必ず割り切れない数字、円周率が必要になる。自分の半径（意識）をどんなに大きくしてもπ無しでは表せない。愛には必ず割り切れない部分がある。やさしすぎる愛は、甘やかされ伸びない、厳しすぎる愛は、へし折られ立ち直れない。無償の愛は裏切られることもある。本当の愛は、すべてを受け止め許すものだから、どこかに割り切れないものが残る。だからπなのだろう。

”カタカムナを詠んで空に出現、龍の雲“

カタカムナを詠むと不思議なことが起こる。私の大好きな陶板浴が茨城県の竜ヶ崎にある。膀胱ガンだった社長が、温め療法などでガンを克服し、これからは人のために役立とうと考えてつくった施設だ。

病気の原因は体内で発生する活性酸素にある。ガンの人は、体内の活性酸素が多く

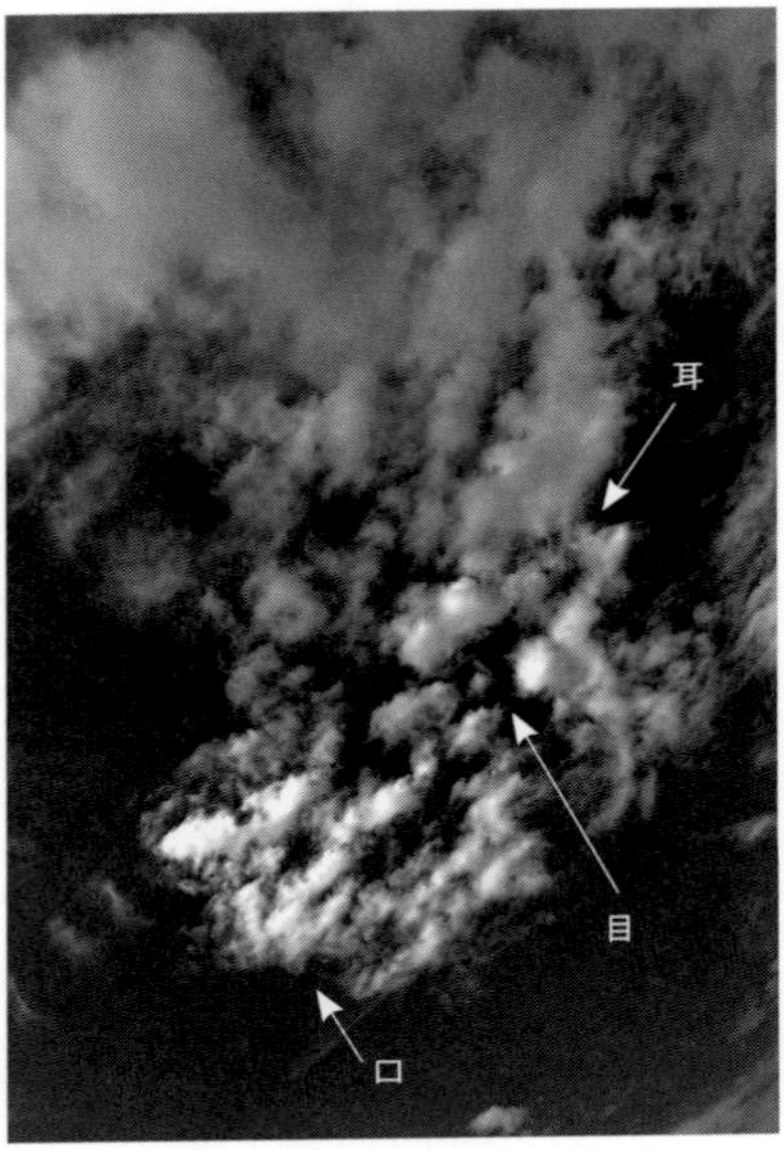

どうしても抗酸化機能が低下している。そこで抗酸化機能を持つ塗料に注目し、体を温める温熱機能と組み合わせることを考えて陶板浴を開発した。

施設内は、マイナスイオンが多く、生肉や生卵を長時間置いても腐ることはない。つまり酸化しにくく腐敗しないのだ。

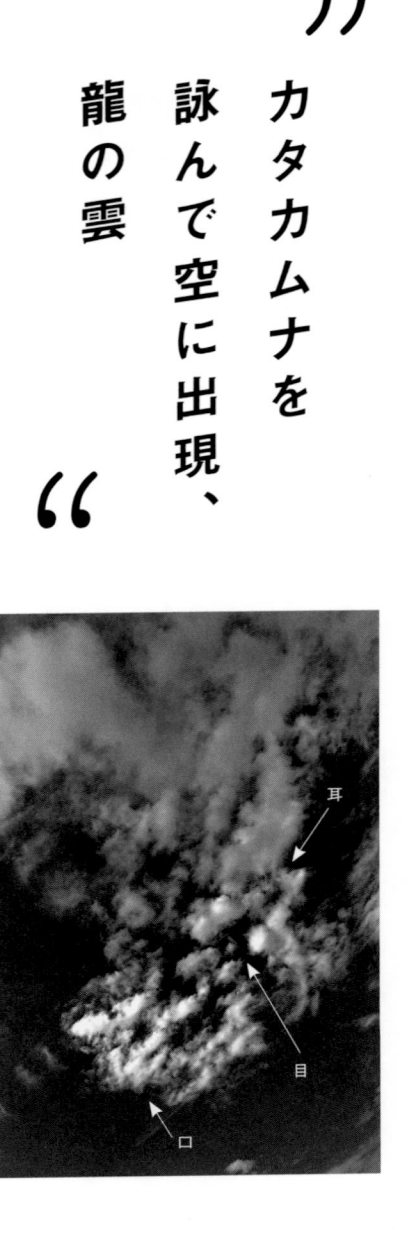

人に当てはめてみると、体内の酸化が進みにくいのだ。

陶板浴は、竜ヶ崎から全国に広がった。

陶板浴は、ガンのお客様が多いようだが、体を温めることばかりで、心の中にある本質的な汚れを考えている人は少ない。病気の人は自分中心の人が多いので心を見る必要がある。

何かサポートができないかと考え、地域を見渡せるたつのこやまに行った。人工的につくられた築山で標高41mだが市内最高の標高だ。この地域は、何しろ古墳や城跡が多い。その中に人の住居が建てられている。この地域一帯に大きなミスマルノタマをつくれないものかとカタカムナを詠むことにした。

詠み始めると、空からの威圧感を感じたので、思わず写真を撮った(右ページ参照)。空に何がいるかもわからなかったのだが、写真では大きな龍の頭が写っていた。鼻から息を吐いているように見える。

これをきっかけに私たちのカタカムナを詠む活動が始まった。かつて遊郭があった吉原一帯でも、戦争で戦死した軍人が祀られている靖国神社でも、ありとあらゆる場所でカタカムナウタヒ80首すべてを詠む馬鹿げた活動である。

だが気づきは、どんどん深くなる。

03

ホ・オポノポノ、カタカムナ、そしてウタヒ80首の意味

カタカムナを詠むと、白い湯気のような煙が上がっていく。調子の悪いところが良くなっていく。偶然ではないことが起きてくる。一体何が起こっているのか。

丸山先生は「ホ・オポノポノと同じだ」と教えてくれた。

ホ・オポノポノは、イハレアカラ・ヒューレン博士が提唱したネイティブハワイアンの伝統的なセルフクリーニング法。「ありがとう」「ごめんなさい」「許してください」「愛しています」の4つの言葉を唱えてディヴァイン（神、宇宙など）と交信し通信回線を開き、潜在意識に蓄積された人類が生まれてからのあらゆる太古からの記憶をきれいに消し去り、ゼロの状態に戻してもらう方法。ありとあらゆるものを100%自分の責任と受け止めてウニヒピリ（潜在意

識）とつながりデータを消す。繰り返し使うことで、ディヴァインがインスピレーションを与えてくれ、問題を解決してくれる。自分は完全なるものと認めることが必要である。

当時、ホ・オポノポノについてあまり理解していなかったので、潜在意識に「ホ・オポノポノとカタカムナは、どう違うの？」と聞いてみた。すると、潜在意識は夢の中で、「ホ・オポノポノと同じなんだけど、こんなことが起きているよ」と映像を見せてくれた。

映像の中では、人から白いものや黒いものが上がり、同時に戻ってくる黒いものがある。共に目には見えないものらしいが、白いものは、高次元の元の世界に帰っていくようだ。戻ってくる黒いものは、自身が気づくために、戻されたもので、まだ自分に必要なものらしい。目には見えないものは、データ（霊的なもの）らしく、元の世界に帰れるもの、まだ残らないといけないものがいるようだ。自分に「気づき」がないと、高次元の元の世界に帰れないようだ。

ホ・オポノポノは、４つの言葉なのに、なぜカタカムナに80首があるのだろうか。わからないことは、必ず、潜在意識に問いかける。「なぜカタカムナは80首もあるの？」と聞いた。

まもなくして潜在意識は夢を見せてくれた。それは奇妙な夢だった。

夢の中では、山の中にある「竹内巨麿《たけのうちきよまろ》」と書かれた古い標識だけが見えた。竹内巨麿といえば、

30年以上前に参拝したことのある皇祖皇大神宮、竹内文献を提唱した教祖である。不思議なこともあるなあ。80首とどういう関係があるのか、わからなかった。

でもこの夢は潜在意識が見せてくれたもの。何をしていいかわからなかったが、2021年の9月9日ライブの会場内でバラードの曲を聞いている最中に、竹内巨麿氏の意識が飛び込んできた。「孫に伝えて欲しい、もっと伝えたいことがあった」と。

そこまで言うならと、とりあえず東京の皇祖皇大神宮に行ってみた。孫である竹内康裕氏（皇祖皇太神宮第68代管長）が私を迎えてくれて教祖の話をし始めた。潜在意識は何を私に伝えたかったのか、わからないので、私は黙って聞くことにした。

竹内氏は、私に『デハ話ソウ（竹内巨麿伝）』の本の話をした。それは竹内巨麿氏が鞍馬山の奥に籠もって修行をしたときの話だった。たくさんの神々が、女性に化けて竹内巨麿氏を試すためにやってくる。何度も失敗し、伝授されたのが和歌だった。2400首、4200首ともいわれる和歌の中には、鉄砲の弾を避けるためのものもあり、神代文字で書いたお札を持っていた人は弾に当たらず無事に戦地から帰れたそうだ。

この話を聞かされて、カタカムナ80首の意味を理解できた。つまり、潜在意識は、私にカタ

潜在意識が見せてくれた夢

カタカムナを詠むと、エネルギー交換が起きて目には見えないものが上がっていく。その中にある黒いものも一緒に上がっていくのだが、その人に気づきが必要な場合、黒いものは、再び戻ってくる。気づきがないと上がれないようだ。

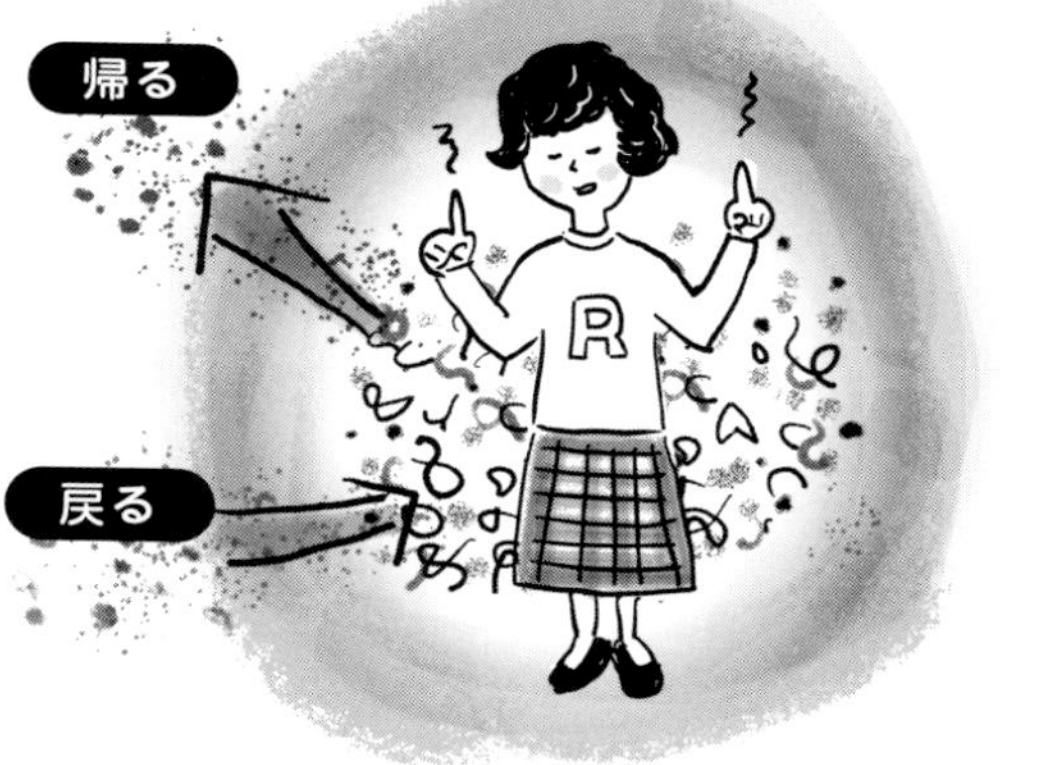
帰る
戻る

カムナ80首はこの本の中の和歌と同じだと教えてくれたのだ。神々がご出現される歌なのだと思った。各首、それぞれどんなときに使うのか意味を持つ。神社で詠む、病気に詠む首などがある。神々の地球を創造した歌であると同時に、人の体の創造の順でもある。神様が汚れたときに元に戻す首もあった。とりあえず毎日80首詠めばいい。詠むことで空間に高次元の神々が降臨する。さらに意識を使えれば、カタカムナは、時空を超えてすべての人に届き世の中を変えることができるかもしれない。

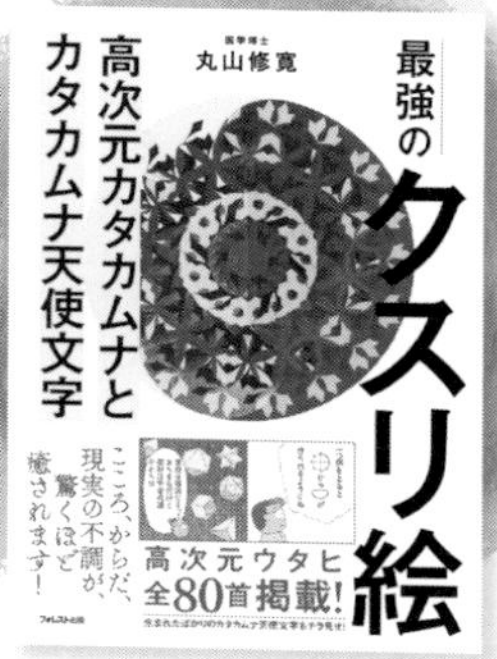

最強のクスリ絵には高次元カタカムナ80首が掲載されている。

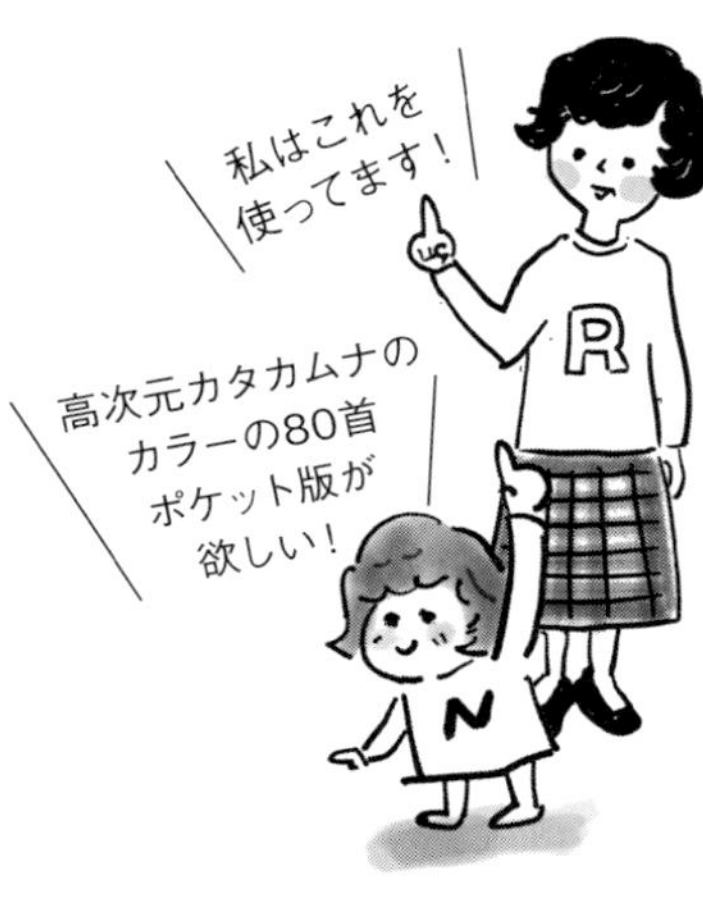
私はこれを使ってます！
高次元カタカムナのカラーの80首ポケット版が欲しい！

”カタカムナで初めて空間を変えられた！“

初めて空間を変えることができたのは、2019年4月1日、羽田から福岡へ行く飛行機の中。コロナの渦中だった。

この日、私は、平戸のカタカムナおばさんのところに行くことになっていた。

飛行機に乗ると、すぐに斜め後ろの席でゴホゴホと咳き込んでいる男性がいた。コロナ禍の中、彼を見て、誰もが立ち上がり、マスクをつけ始めた。

彼の咳は、飛行機が飛び立とうとしてもずっと止むことはなかった。

私にできることは何かないかと考えたら、カタカムナを詠むことだけだった。

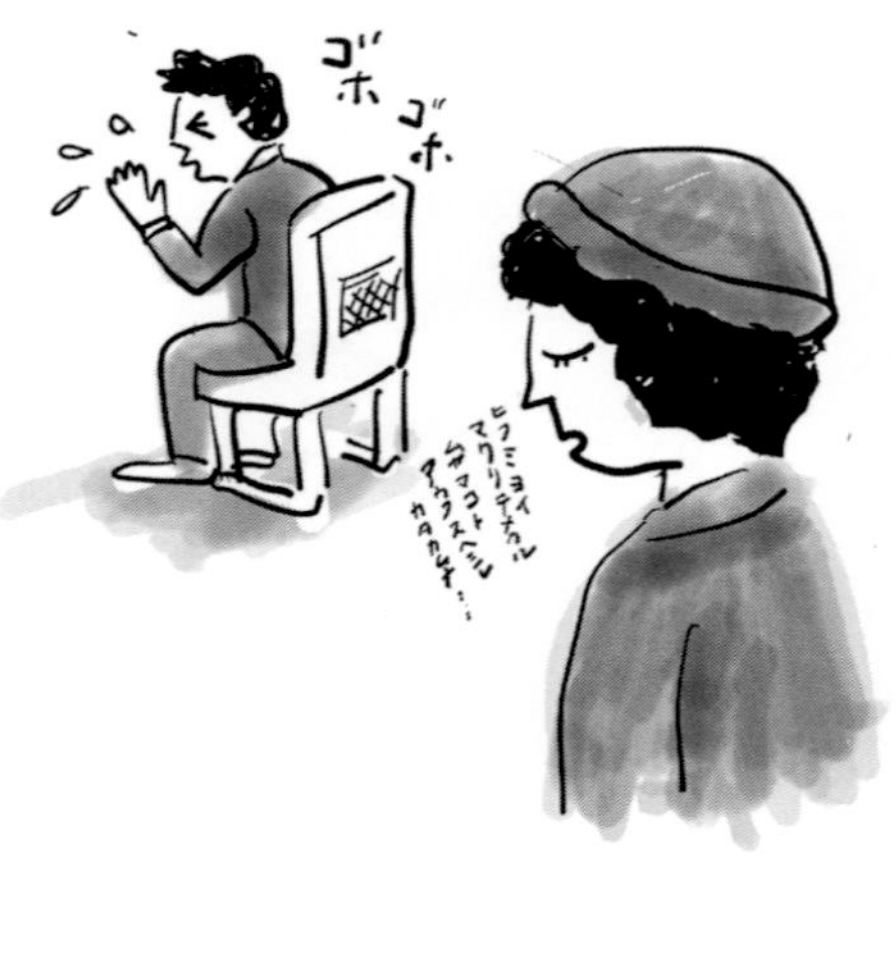
ゴホ
ゴホ
ヒフミヨイ
マワリテメクル
ムナヤコト
アウノスヘシレ
カタチサキ…

潜在意識に「一緒に詠もうね」と声をか

けた。

「この人が咳をする原因をつくったのは私だ。この人の家族にまで迷惑をかけてきたに違いない。家族は、どんなに心配しただろう。この咳によって周囲の人すべてに迷惑をかけたに違いない。私がすべての人に迷惑をかけてきたんだ。潜在意識さん、ごめんなさい。許してください。気づかせてくれてありがとう。私はすべてを愛しています」

「でもこれも完全なるもの」

そう思いながら、心の中でカタカムナ（第5首、第6首、第7首）を唱えた。

心の中で詠み終わると、彼の咳が止まった。以降、この飛行機の中では、一度も咳も聞くことはなかった。

これが、私が初めて空間においてカタカムナを実践し成功した体験だった。

私は、人を治そうとは思わない。人が人を治すのは、おこがましいことだと思っている。緊急時の外科的治療を除くと、病気の治療は、医師も治療家も、対症療法は可能だが根治療法はなかなか難しい。

本当の治療は、自分が自分の潜在意識と一緒になって自分を治すものだと思っている。それには意識の使い方が一番大事だと思い知らされた出来事だった。コツさえつかめば誰でもできるに違いない。

私のカタカムナ

04

ホ・オポノポノ、クスリ絵、カタカムナにある愛のエネルギー

ホ・オポノポノ、クスリ絵、カタカムナは、それぞれ特徴があり、使い分けている。

以前、カタカムナおばさんが上京したときに、私は治療を受けてもらいたいと鍼灸師に依頼した。治療中おばさんは、突然、「もうやめて、いい加減にして」と叫んだ。おばさんは「あなたは治療家でしょ。きちんと患者さんの治療後、使っている器具は浄化してるの？　前の患者さんたちの汚れが全部器具についたままじゃない。これでは人に汚れを入れているようなもの。私は治療を受けて悪くなりたくない」と。カタカムナおばさんの感性は、すごく鋭い。カタカムナから浄化やエネルギー変換をするEHボードを開発している。載せただけですべてのものが蘇る。ボードを使うことも一つの方法だが、上古代の時代は意識の時代だ。ものに頼らなく

とも誰にでも意識でもののエネルギーを蘇らせる方法があるに違いないと思った。

そのとき、インスピレーションが降りた。ホ・オポノポノの４つの言葉が浮かんだ。使用していた治療器具に「ごめんなさい」「許してください」「ありがとう」「愛してます」と言うと、治療器具は浄化されてパワーが戻った。物は使い続けると、どうしてもエネルギーは落ちてしまう。クスリ絵も同じでエネルギーが落ちる。元に戻す際に使えることがわかった。

クスリ絵は、潜在意識の大好きなもの。クスリ絵を見るだけ、触るだけ、持つだけでも潜在意識とつながりやすくなる。丸山先生が長年、研究開発してきたクスリ絵は、色や形、数字や神聖幾何学模様を使ったデザインで、薬のような働きや、なかには薬以上の働きを持つものもある。薬とは違って副作用はないが、強いて言うなら体が熱くなる。

平面、布もの、立体と種類は多岐に渡っている。カタカムナの真髄を表したのが「立体カバラ」。これを持ってループをしたり、カタカムナを詠んだりするのもいい。自分が好きなものを選んでもいいし、逆に嫌いなものを選び、自分のマイナス面を補う方法もある。

私が大好きなのは、カタカムナの箸。この箸を使って食べていると、食事中にもミスマルノタマに覆われ、食べ物にも愛を注げる。個人差はあると思うが、その箸でつかんだものの味が変わっていることを感じられる人もいる。

クスリ絵は、人のエネルギー体に働きかける。半径2mほどの範囲内にクスリ絵があれば、体は反応する。甘味依存のハンカチを使ってココアの味の変化を実験した。ハンカチが自分から半径2m以内にあるとココアの甘味が薄くなる。それ以上になると、甘いココアに戻る。だからクスリ絵は、自分自身の空間を変えるために、体、物、部屋などに貼る、飾る、触る、持ち歩くといい。学級崩壊が起きたクラスでは、お母さんたちがフラワーシャーベットのクスリ絵のキーホルダーを子どもに持たせて大きく変化したこともあった。

家では平面のクスリ絵は、鉢植え、梅酒、テーブルの下、そして天と地のエネルギーを取り入れピラミッド貼り（部屋の四隅と中央に上下に各5枚ずつ）をし空間を変えて活用している。

丸山先生の講演会で、クスリ絵のエネルギーを遠隔から他人に送ることができると話を聞いた牧野洋子さん（仮名）から相談があった。丸山先生の真似をして大学受験を控えている長男に、クスリ絵のエネルギーを送ったところ、急に長男は特攻隊に興味を持ってしまい泣き出す上に、特攻隊に関する本を買ってくる。どうしてなのかと困惑していた。洋子さんには、恐らく心の中で、大学に何とか合格してほしいという願いがあり、無意識に我が子だけにエネルギーを送ったのだろう。潜在意識は魂の大元からのデータを持っている。そのため、遺伝子にも様々なデータが存在する。彼女の家系にある、特攻隊で出兵した人のデータが、「子どもだけ」の思いに反応し、発動したのだろう。

以前、ある治療家から「エネルギーは悪い霊には送るべきではない」と言われたことがあったが、今でも疑問が残っている。悪も善も、すべては自分の中に共に存在している。悪い霊の発動は自分の汚れによるものだ。善も悪も関係ない。すべてに愛は必要だと思っている。

人は、たくさんの人の思いを受け継ぎ地球に生まれている。先祖はもちろん、目には見えない支えてくれる存在や鍛えてくれる存在に、意識を通してつながっている。すべてのものは人を磨くために使われている。

エネルギーは愛、人の空間や大元のデータ、すべてのものに意識を使って送るべきである。自分や自分の家族ばかりを思う愛には注意が必要だ。

クスリ絵は、自分のステージに応じて必要なものが変わっていくため、本当に楽しんで使うといいだろう。

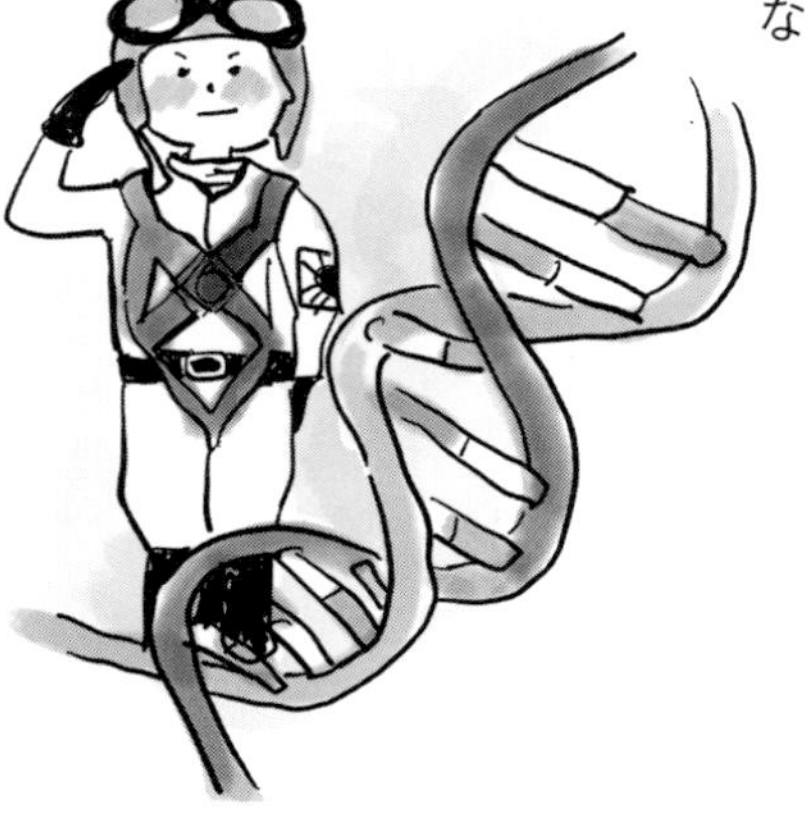

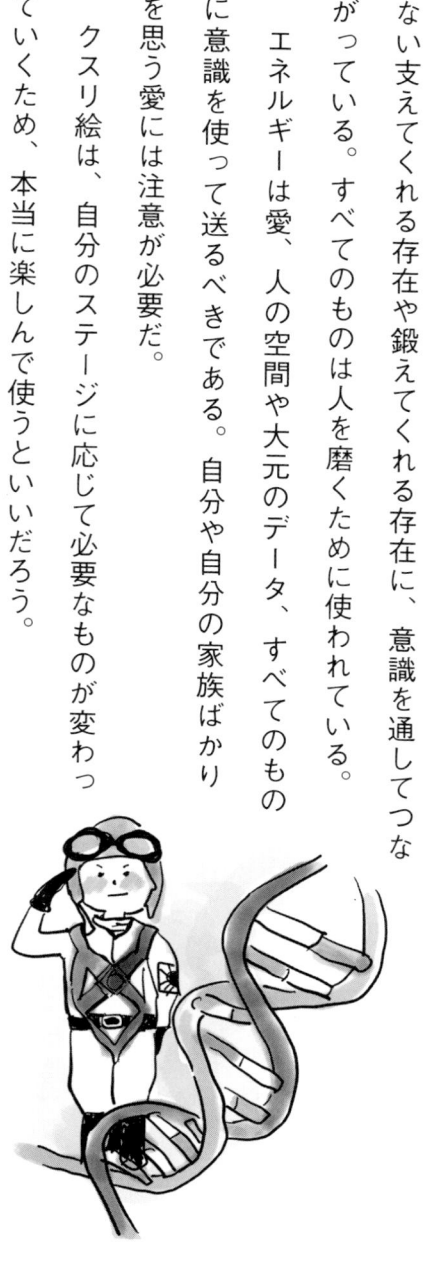

”母が教えてくれた あの世の実相“

生前、私は母と約束をした。「あの世は、本当にあるのかどうかわからない。もし、あの世に行ったらどんな世界なのか教えて欲しい」と。母は「わかった」と言った。

母は、78歳で狭心症となりステントを入れる手術をした。執刀医は簡単な手術と言ったが心臓の血管が3本あることを忘れていた。用意したステントは2本のみ。ステントを入れると、血流が回復するので他の血管が持ちこたえられず残り一本の血管が裂けた。医師は必死で血管を押さえて繕ったが、母は半年後亡くなった。ヒューマンエラーはどうすることもできない。

一回忌のとき、母は陽炎のような光になって、和尚の側に立っていた。法要の間中、右の灯籠をチカチカと点灯させて自分

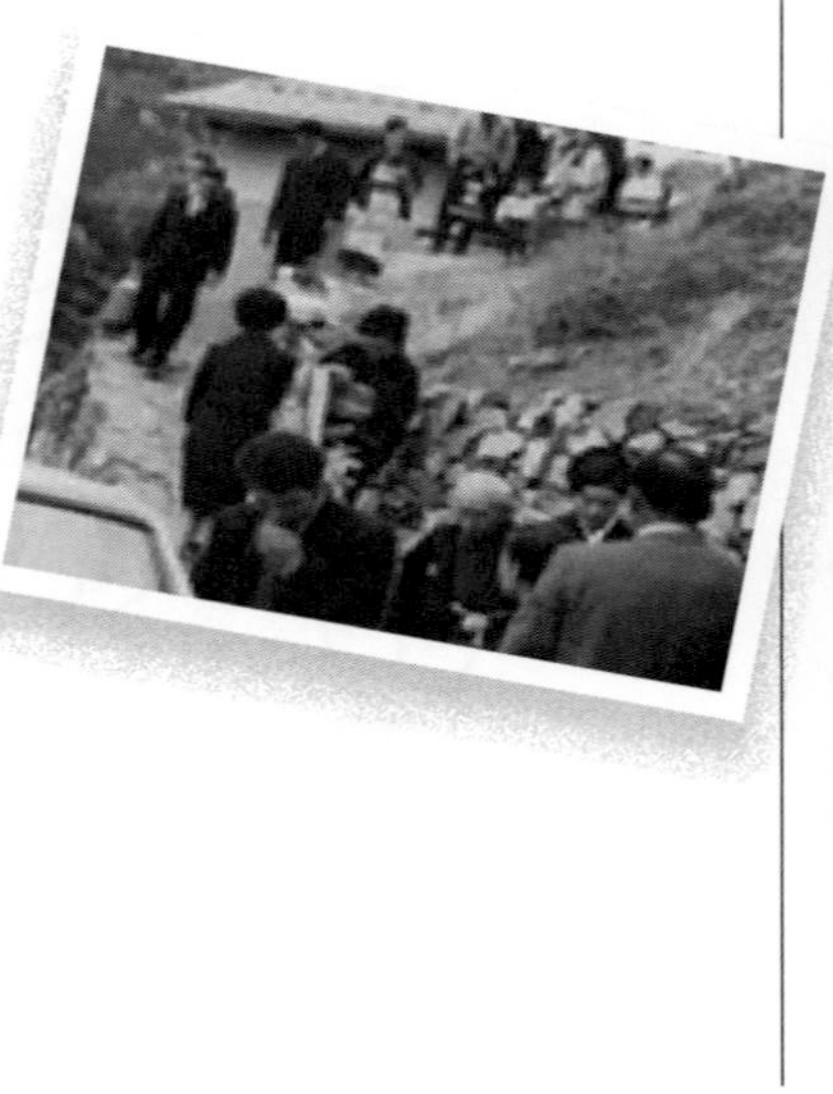

とあの世の存在をアピールしていた。

そして夢の中で現れるようになった。ところが、姿形はなく顔も見えない。意識だけが伝わってくる。死んで肉体を脱いだら意識だけが残ることを確認できた。

ある夜、私のスクリーンに階段から覗いている小さな3人の姿が視えた。よく視ると、母と祖母、叔母さんだった。あの世で3人に会えたから一緒に来たというメッセージだ。

極め付けは、母の友人から手紙が来た。私のまったく知らない人だ。突然、母の若い頃の写真が同封されていた。

母は何を言いたいのだろう。確信は持てなかったが、もしかしたらあの世では、若返っているのではないかと思えた。

しばらくすると、夢の中に母が現れた。白地に派手な花柄のスカートを持っている。「ねえ、このスカート私に似合うかしら、派手ならあなたにあげるけど」と母。「何言ってるの。お母さん78歳だよね。似合うわけないでしょ。私だって、いい年だからこんな派手なスカート似合わないよ」と母を見上げた。

びっくり！　見上げた母の容姿は、20代前半になっていた。若返っていたのだ。

心臓がつらくて、大変だった母の姿は、どこにもない。あの世に帰ると若返っていくとは…。私は歳を重ねているのに。

私のカタカムナ

05

カタカムナの目的は「気づき」を得て魂を向上させること

私は、母の死から間違いなくあの世があると思った。この世より、あの世が主かもしれない。

私の考えるあの世は、肉体を脱ぎ捨てた意識だけの世界。死後49日間はこの世とあの世の中間（幽現界）にいるため自由に行き来し、色々な人のところに現れることができる。次の段階の「幽界」には、多くの階層があり、一人ひとりの霊格によって行く層が異なっている修行のような世界。この世界に入ると、この世にアクセスできる自由な階層とそうでない階層があるように思える。その先は、幽体を脱いだ「霊界」。ここでは魂は自分の類魂（強い絆で結ばれたグループソウル）に最終的に行き着く。類魂と溶け合い、その一部となる。もし、この世で学び足りなかったことがあれば、再びこの世に再生することもある。再生を繰り返し、学びを得た魂は、最終的には光のエネルギー、大霊（グレート・スピリット）へと融合する「神界」へ向かうことができる。あの世では誰もが、魂の「浄化向上」を目指している。

しかし、肉体がない故に実感がともなわず気づけない魂もある。そこで、親神様（魂を産んでくださった神様）は、あの世の修行で習得できなかった魂を肉体に降ろし、どうしても修正しなければならない部分を経験させ気づかせている。体を持つことで痛みや苦しみ、喜びや楽しみを理解しやすくなる。この世は、最終的な学びの場、地球での経験は、あの世に戻っても気づきやすくなるだろう。

たとえば、前世、怒りで暴れまくった非情な性格の人はあの世で修行して、やさしい人になって生まれてきている。やさしい人ほど、我慢の限界を超えると、キレるのは、その癖が残っているからだ。この癖をとるために地球に送られている。

魂には、親神様と交わした約束があり地球で学んで帰らなければならないものがあり、その学びを深めさせるために存在しているのが潜在意識だと思う。

宇宙の法則は、あの世でもこの世でも似ていて、相似性がある。ならば、この世も魂の向上のための学びの世界ではないかと思うのだ。そう考えると、この世での新型コロナウイルス感染症や、ロシアとウクライナの戦争には意味があると思う。高次元で起きていることは、必ず低い次元へと降りてくる。すでに霊界では多くの清算が起こっていると考えられる。

なぜ、丸山先生がカタカムナを活用しているのか。病気を治したいだけのようには思えない。この世界の空間や潜在意識のデータの中に存在する見えないものを早く元の世界に戻すことを手伝っているのではないかと思うようになった。

特に立体カバラが誕生してからは、そのスピードが早くなった気がしている。その早さ故に、人は気づく必要はないのかなと疑問を持ってしまうこともある。

でも、私の場合は、カタカムナを詠むだけでは変わらなかった。意識も気づきも必要だった。医師でも治療家でもない私に、カタカムナの実践法を教えてくれたのは潜在意識だった。潜在意識は、一度は治ったすい臓の病気を血糖値を高くし口腔内をザラザラにし再発状態にして警告をくれた。

他人にカタカムナの話をすればするほど、私は注目されるようになる。そうなると、私は知らないうちに、自分の心の内を見ることをしないで、外（自分以外のもの）ばかり見始める。すると、自分の心の奥にある小さな欲の種が芽吹き始める。「人の役に立ちたいという心」

は間違いなくあるのだが、自分の心の奥にあり自分しか気づけない欲（他人から「認められたい」「褒められたい」「人の前に立ちたい」「自慢したい」「いい人に思われたい」など）がまだまだあった。

以前、丸山先生が「人を治そうとすると、自分の汚れが他人の汚れを引き寄せてもっと汚れていく」と伝えてくれたが、自分の中に欲がある限り、ますます汚れていく。

そこで私は、この体験から、自分の魂や心の汚れに気づき、それを修正し、データを消していくカタカムナの実践法を究めることにした。この方法は、自分を汚さないで、自分も他人も汚れをとることができ、周囲の人も幸せに導ける。潜在意識とつながることさえできれば、誰でもできる。自分の心の中の汚れを見つけて自分で修正する。意識の使い方次第で自分の周囲の人の病気や心まで改善できる方法であるとわかった。大事なのは心、ゆらゆら揺れ動く「心」に、しっかり根を張らせて「芯」にしていかなければならない。

カタカムナを詠み続けて8年、病気の原因は、体だけではなく、心や見えない世界、大元である魂、神様や仏様（先祖）の世界にもあることもわかるようになった。今は、人の魂の向上ばかりでなく、目には見えないすべてのものと一緒に魂の向上を目指している。

”私のずるい心、正直になって起きた奇跡“

2022年人生で初めて事務所を借りた。壁に押しピンで穴を開けてはいけないとは思ったが、完全にきれいな壁ではないから、まあいいかと思い、押しピンを使った。

退去することになって管理会社の人がチェックに来た。そして指摘された壁についた押しピンの跡。「全部壁紙を張り替えてください」と言われた。

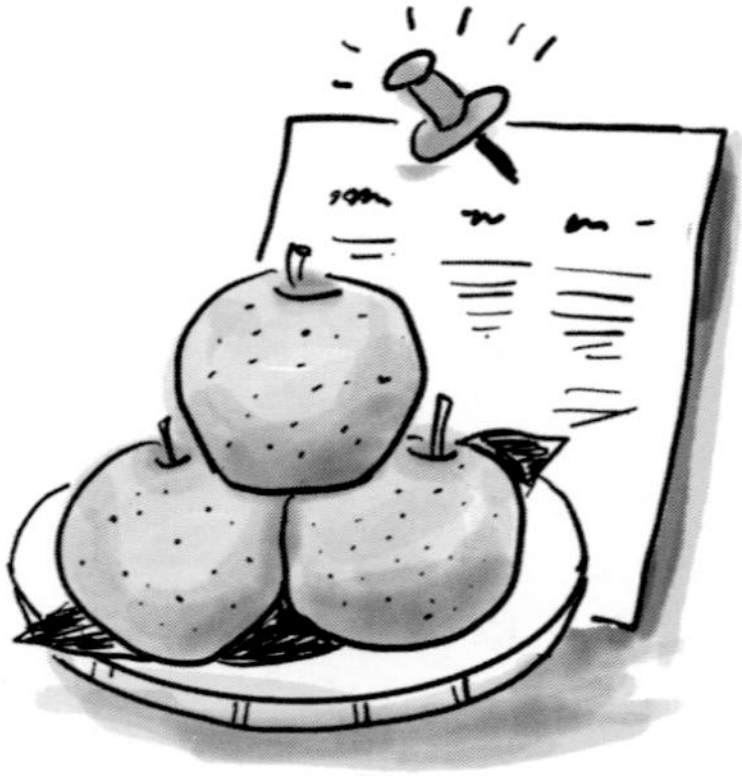

嘘でしょ。冗談じゃない、最初から穴がついてた場所はたくさんあるじゃない。全部の壁を取り替えなければならないなんて。私が全部つけたのなら、ちゃんと責任は取るけれども、それはないじゃない。私の心の声である。

お世話になったお礼をと、梨を5個持参していたが、管理会社の人の言葉に、思わず渡さないで引っ込めてしまった。

このとき、自分に相手を何とか丸め込もうとするずるい心が見えた。これが私の汚れだと、全部認めようと思った。1年しか使わなかった事務所だけど、解体と建設工事による騒音と振動から避難できて、本当に助かった、ありがたかったと思えたから。

私は、心の声をすべて打ち消して、管理会社の人に、「ごめんなさい。押しピンを使ったのは、間違いありません。悪いのは私です。壁紙を張り替えます。修繕費をお支払います」と話した。

この言葉で、これまで重箱の隅を突っつくように、あそこもここもと話してきた相手が、一瞬で変わった。

「では、壁紙に関しては僕が修繕しますから5000円だけいただきます」と一言。

「えっ！　壁紙を全部交換するのではないですか」と、驚きを隠さず私は聞き返した。

「自分は修繕士の資格を持っているので修復しますよ」と、ニッコリ。

一体どうなってるの？　私は、潜在意識に自分の汚れた心のあることを詫びながら、この奇跡に感謝した。

もちろん、持参した梨は管理会社の人に渡して別れた。これから私は、たとえ損をしても自分を騙すようなことはしない、正直に生きることを潜在意識に誓った。

私のカタカムナ

06

カタカムナに必要な土台。人はすべてのものによって「生かされている」

カタカムナを詠んでも何も起こらない、何も感じないという人がいる。また、カタカムナを詠むと、一般的にいう悪いことばかり起こって詠むのをやめる人もいる。

一人ひとり、生まれも育った環境も考え方も違うので、カタカムナを詠んで起こる現象が異なるのは仕方がない。たとえ悪いことでも現象が起こる人のほうが気づきやすいと思う。

河口典子さん（仮名）は、カタカムナを詠むようになり、なぜだか顔色が悪くなっていった。何だかおかしいと感じて食事の話をしてみた。家族はご主人と2人。食事の好みも時間もお互い異なっているので、夕食は、各自コンビニエンスストアで好みの惣菜を買ってテーブルにパックのまま置いて食べるという。聞いた瞬間、理解できた。その行動に意識が現れている。そもそも食べ物に対する基本的な考え方が問題で、食べ物は単なる「もの」ではなくて、命であり、命によって生かされていることを理解する必要がある。食べ物にも意思があり、いったん、食べ物が体の栄養にならないと決めたら栄養になることはない。

食べ物に対する考え方は、育てられてきた家庭の影響をストレートに受けるので、子どもへの食育はとても大事である。

私は、愛媛県の田舎で育った。畑では役に立たない手伝い（虫探しや試食）ばかりしていた。祖父が畑に肥溜から肥料を撒くときは、絶対野菜は食べないと思うのだが、いつの間にか忘れて食べていた。朝の鶏が絞められる鳴き声、もらいに行ったヤギの青臭い乳、とうもろこしの種作り、食べ物を育てる苦労も、食べ物が命であることを理解できる環境にいた。お正月、お盆などの年中行事は、祖父母のおかげで自然や目には見えないものに感謝をする基礎になった。「いただきます」の言葉の重みは、教えられるまでもなかった。

食べ物が命であることを意識で理解できない人もいるので、セミナーでは実験をしている。

私が子どもの頃、テレビ番組で見た食べ物の意識の検証が基礎になっている。番組では、キャベツに電極をつけてキャベツから流れる電流を音に変換している。キャベツに包丁を見せると、キャベツは怖がるような音を出す。キャベツの千切りを始めると、断末魔のような声で泣き続ける。キャベツに「ごめんね。許してね。人のためにありがとう。愛してるよ」と声をかけて切ると、キャベツは泣くのをやめる。

庭の樹木も同じだった。木の枝が折られると、木は、まるで痛いという反応を示した。枝を折った犯人が木の側を通るだけで、木は、はっきりと、この人が犯人だと声を上げる。そして周りの樹木に伝えていく。すると、周りの木も犯人が側を通ると、同じような声を上げていく。

この内容は、強烈に覚えていて、食べ物や植物が意思を持つ命であると心に刻んだ。

セミナーでの実験では、食べ物が命であることを理解していない人が剥いた果物は、すべてまずくなる。誰にでもわかるまずさだ。

人は、食べ物の命をいただき、体の中でエネルギーに変えて生きながらえている。人が食べなければ、野菜や果物も、肉や魚も、命を次の代につなぐことができる。つなぐ命を人のために体の中で、エネルギーや栄養となって捧げているのである。食べ物がお腹を満たす単なるものという考え方には、自分が食べ物によって生かされている感謝はない。まさに顕在意識、自己中心の生き方で、「それを治して」と、潜在意識は言っている。

私のセミナーを受けた主婦が、これまでの考え方を改めて子どもに食事をつくったところ、子どもが前向きになり性格が変わったと伝えてくれた。食にかかわる、体重の増減も、好き嫌いも、食事中の態度も、すべては、食べ物に対する考え方の問題が根底にある。

土台の考え方が大事なのだ。衣類も、綿花や石油などの資源から、住居も木材や石を原料につくられている。食べ物以外のものも、地球の命なのである。

カタカムナが使われていた上古代は、竹内文献の中に書かれているが、神々がありとあらゆるものを産み出していたようだ。当時の人は、神々の力をよく知っていて、自分の中にも親神様からわけていただいた、魂＝神を大切にしていたのだろう。心には感謝しかない時代だったのではないだろうか。

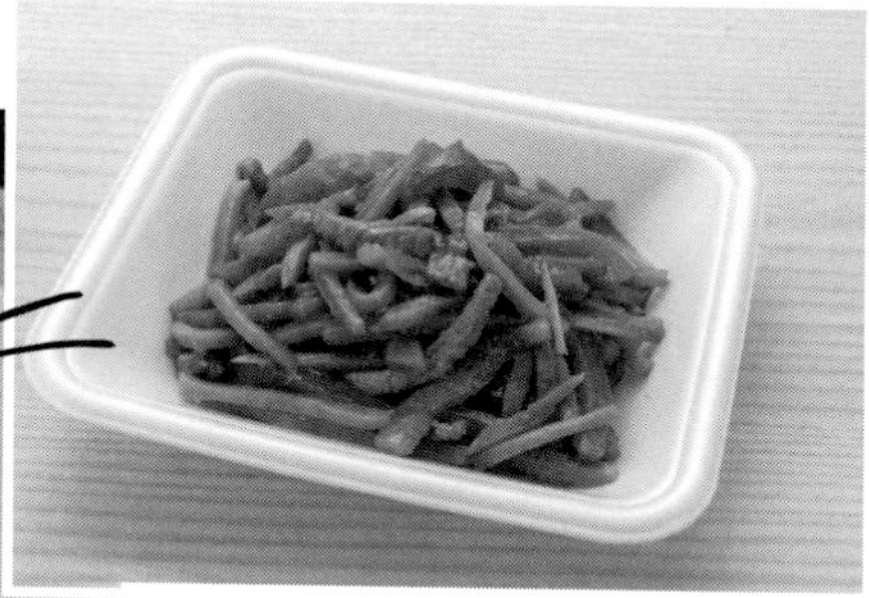
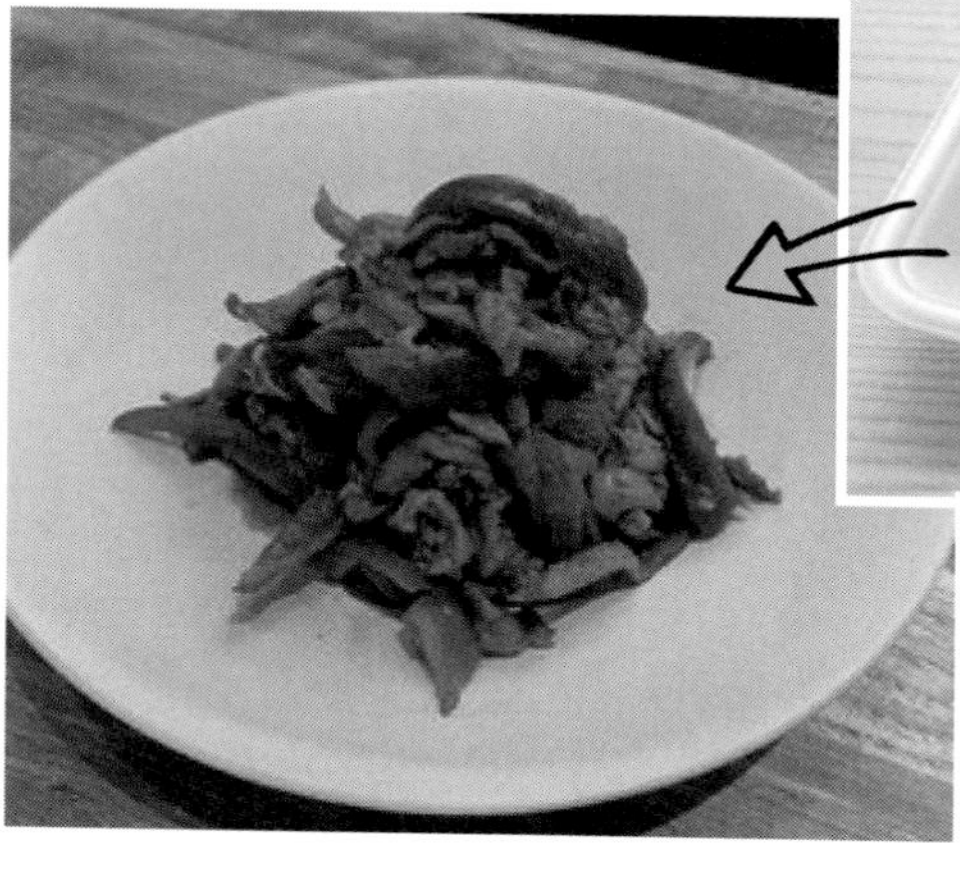

食事は、食べ物の最後の晴れ舞台。最高に美味しそうに見えるように着飾ってあげたい。

07

「すべてのことは自分の責任」認める意識が自分も他人も変える

丸山先生は治療をするとき、何を考えているのだろうか。人と話をするとき、何を思っているのだろうか。セミナーも診察のときも、先生の一挙手一投足を見て観察を欠かさないでいた。診察のときは、診察室がすべて自分の空間であり、「患者=自分」、すべては完全なるものと思っている。丸山先生の潜在意識が、不完全なパズルのピースを取り替えて、患者さんの病気が良くなる。これは、丸山先生の潜在意識に頼るところが大きい。

病院は治療するところだから誰もが治して欲しいとクリニックにやってくる。私もそうだった。自分の病気なのに、丸山先生に治してほしいと思った。でも潜在意識のことを知って、自分の病気は自分の潜在意識が治せるに違いないと思った。

病気のデータは、潜在意識が持っているもの。そのデータを消せばいい。でも消すにはまず、「すべては自分の責任」と、心で認めることができなければ消せない。

ある日、すい臓ガンの大森一平さん（仮名・会社経営）が、自分の先祖は城主、たくさんの家臣がいたと自慢していた。それを聞いた私は、「城主は偉いの？　城主ならどれだけの家臣を自分の権力のために使い、民を虐めてきたのか考えなければならないんじゃないの？　偉いのではなくその逆、たくさんの人を苦しめてきたと思う」と話した。

でも一平さんは、「そんなことはない。俺は悪くはない。身分が違うんだ」と否定的だった。良いとか悪いのではなく、病気の人自身が、すい臓ガンのデータをまず認めるだけでいいのだ。

すい臓ガンは、すい臓の病気、すい臓は唯一血糖値を下げるホルモンを分泌する臓器。現実の世界では、炭水化物や甘いものを好き放題食べてきた結果である。

私の祖父も城主の家系だからデータをいろいろ考えた。先祖が城主なら、自分一人で美味しいものを食べてきただろう。家臣に高級な砂糖を取り寄せさせ、民からは年貢を取り立てさせたデータもあると考えるべきだ。もっと深く考えると、すい臓のある位置は武士が切腹する刃物を当てる位置にある。少しのミスでも家臣に切腹を強要し、家を断絶させ、その家族も路頭に迷わせたのかもしれない。民は、厳しい年貢の取り立てで、餓死したり子どもを売ったりしたかもしれない。家臣が城主の命令を聞かず、勝手に無謀なことをしたかもしれない。城主ならば管理責任まで認めないといけない。先祖のせいではなく、自分が城主だったと思うべきで、人の責任にするのはデータを認めていないのと同じである。もし、神様しかいない時代に魂をいただいていたなら、神様が大事にしていた甘茶も独り占めしていたのではないかなど想像し、私はデータを考えている。挙げ句の果てに私の場合は、アリまでたどり着いた。データというのは、実に広くて深い。

こういうように私は具体的なイメージを思い浮かべるようにしている。具体的なデータを話すと、「えー。そんなことしたの」「うそー」とけげんな顔をする人もいるが、そういう人は、データを認めることはできない。どこまでも自分は正しいことをしてきたと思っているからだ。

潜在意識は、自分が認めるデータの中に、漏れがあると、ありがたいことに「これも認めてね」と、誤解や勘違い、言葉、仕事などから細かい配慮のもとに出来事を起こして教えてくれる。出来事の中にある意味を解き明かすのも、また楽しい。

他人のデータは自分のデータ、「あなたは私、私はあなた」という考え方もあるが、「すべて

陰と陽のバランスが大事

陰

データには、カルマや業のマイナスイメージがある。

お詫び　「ごめんなさい」「許してください」

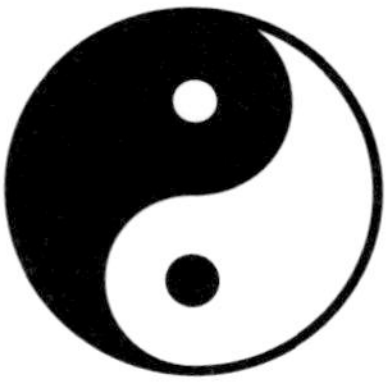

陽

認めることで見えないものが元の世界に帰ることができる。

感謝　「ありがとう」「愛してます」

陰極めれば陽になり、陽極めれば陰になる

の大元の責任は自分にある」と認めることが一番、他人のためになる。宇宙最大の悪人が自分自身であり、ありとあらゆるすべてのデータを認めれば、他人のデータは軽くなるだろう。「すべての病気をつくった大元は私」と、自分の責任を認めることが、潜在意識と一緒にデータを消すためには必要不可欠なのだ。何よりうれしいのは、自分が気づいてデータを認めると、データにかかわる目には見えないものが高次元の世界に帰ることができる。認めれば認めるほど帰っていける。その喜びが伝わってくる。これがマイナスのデータを心で認めることによって起こるプラスの側面である。

直接手を下さず命じたずるい自分に責任があると認めて、すべては完全なるものと感謝し潜在意識にお任せする。すると病気のデータが消えていく。病気や悩みの大元の責任を魂をいただいた大元の時代から認めることがポイントで意識がとても大切になる。

08

ワンネス
つながっているのは、人、見えないもの、地球もすべて

初めてワンネスという言葉を聞いたのは、2014年12月、丸山先生が誘ってくれた講演会でだった。45カ国で100万部超えのベストセラーになった『喜びから人生を生きる！―臨死体験が教えてくれたこと』（ナチュラルスピリット）の著者アニータ・ムアジャーニさんの講演で、全身ガンになって臨死体験をしたが、生還したという内容だった。

ワンネスという言葉が印象的だった。

彼女は、「あちらの世界に行ったところ、人類は一つで、地球のどこかで戦争が起こっていると、それは5本の指のうち1本の指を失うようなものだとわかった」と語った。

ワンネスは、スピリチュアルの世界で広く知られている言葉で、すべては一つであるという

感覚をいう。宇宙も地球も自然も人もすべてつながって一つ。

ワンネスの考え方では、「私」も「他人」も「地球」も「宇宙」もすべて同じ存在で、すべてが同じところに帰結する。そのため、他人の悩みも他人事ではなく、自分のこと。自分の悩みは、他人の悩みとつながっている。だから自分と他人を比較することはなくなる。むしろ、自分が変わることで他人も変わるはずと、向上心が強くなる。

ワンネスがわかると、今の自分が、周囲に関わりのある知人や友人、親族や家族が、どういう状況で過ごしているのかをみると、自ずから自分の現在の状況がうかがえる。

不思議なもので自分の周囲の人は自分そのものを表している。

ある日、大村君江さん（仮名）は、相談に乗ってほしいと、久保紗子さん（仮名）を情報センターに連れてきた。久保さんの相談は、長男のこと。小学生低学年から落ち着きがないため、霊能者のところに通うようになり霊を祓ってもらっていたという。やがて霊能者は、「この子は大きくなったら神の役割をする」と言ったそうだ。ずっと通い続けて長男は現在20代後半。働くこともままならず、毎日見えない誰かと話して叫んでいるという。部屋の中は、散らかり放題、神棚も仏壇もほったらかし。母親は、ただ何とかしてほしいと他力本願。完全なる依存症だ。

母親自身が変わらないと何ともなりようはない。

落ち着きがない＝霊のせいなのか。自分の子が多動児ならば、その状態を認めるべきなのに、自分の子どもがそうなるはずがないと否定から始まる。

霊媒師は、誰の力を借りて霊を祓っているのだろうか？　もし霊がついていたとしても、それはその家や家族の汚れがあるが故である。祓うこと自体が間違いである。

霊媒師も対価をもらって、霊を祓っているのだから、当然、客の霊的なものをもらってしまう。すでにその霊媒師は亡くなっている。霊媒師が祓ったすべてのものは解き放たれている。結果、大変なことになる。長男は母親の犠牲者でもある。

しかし、相応の法則から考えれば、紹介者も同じ穴のムジナなのである。

紹介者の大村さんは、まるで他人事のようにそばにいた。結局、大村さんの家に行ってわかったことは、久保さんの家とまったく同じ状況だった。

人は必ずつながっている。自分の周囲の人の状況は自分そのものなのだ。それを潜在意識は、教えてくれている。

もし大村さんが、久保さんに自分ごととして、子どもが小学生の頃から対応していれば、今の状況は違っていたかもしれない。霊媒信仰は止めることができたのではないだろうか。2人と私の精進が今後必要である。

カタカムナを詠んでも、ワンネスの意識がないと、他人に影響を及ぼす大きなミスマルノタマをつくることができない。言うまでもないが、データも消すことができない。

他人のことを自分のことと考えられない人に、大きな愛を持てるはずはない。他人のことを見ても、自分と比較している人は、ワンネスの想いにはたどり着けない。

自分も他人も同じ存在である、つながっている、この意識は素晴らしく変化をもたらしてくれる。

私は、神社によく参拝する。ありとあらゆるデータを認めてホ・オポノポノやカタカムナを詠みに行く。神々の力は、大きくて私の周囲の人たちにも影響が及んでいる。そんなときこそ本当にカタカムナはすごいと心から思える。

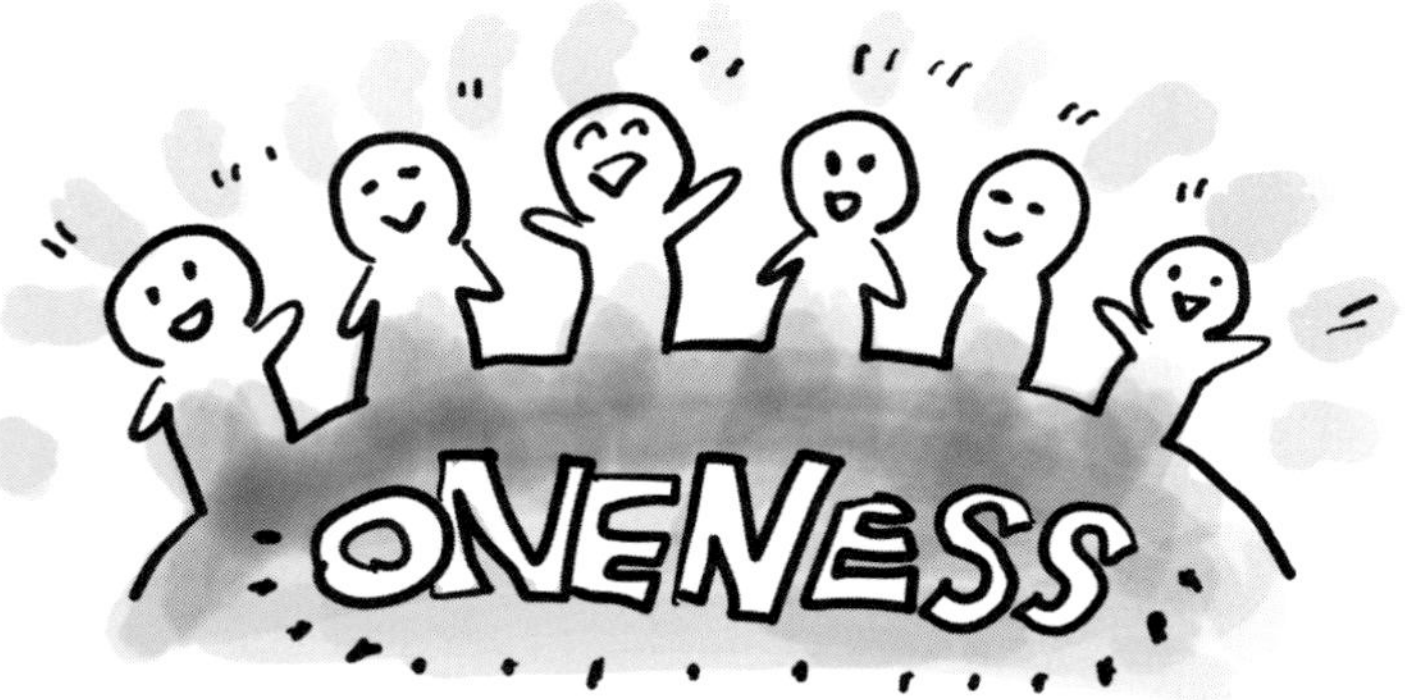

”文明の底にまで カタカムナを届けて！“

カタカムナを「すべての人類に届くように」「すべての霊界に届くように」「地球全部に届くように」「すべての人が幸せになれるといいな」など、様々な思いを抱いて詠むようになった頃のことだった。

朝起きると、夢を思い出した。夢の中で「文明の底にまで届けて欲しい」という言葉と、青暗い中で光るいくつもの三角錐のような図形が見えた。

この日は、右胸の脇が強烈に痛んだ。

昔から右胸脇リンパの流れが悪かったが、この痛みは母子に関する問題が原因だと感じ、八王子の子安神社に参拝してから、痛みはすっかり治っていたのに。

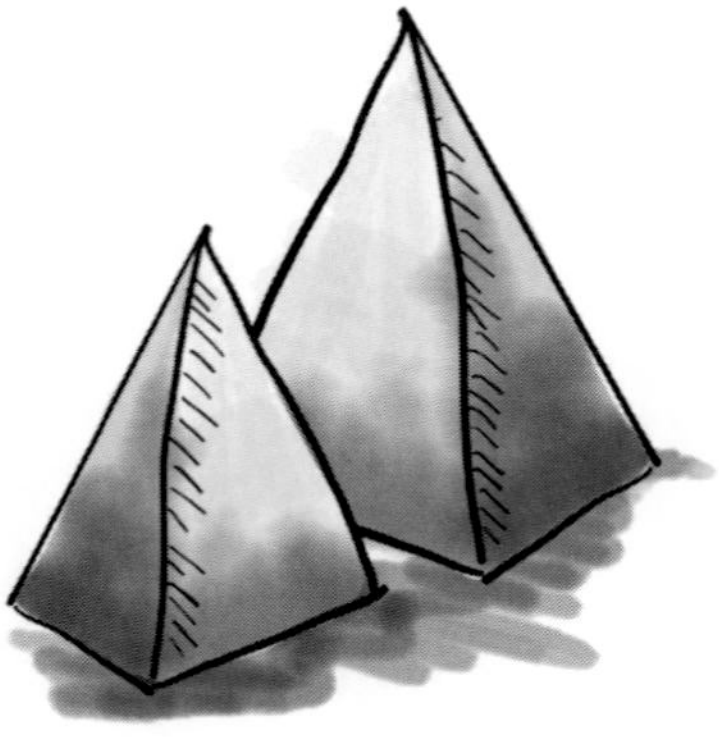

痛みは異常で、まるで刃物で刺すようだった。

う～ん、文明の底か。何か関係しているのかもしれない。

私が知っている文明は、メソポタミア、エジプト、インダス、黄河の四大文明、マヤ、インカ、アトランティス、ムー、レムリアくらいだ。それ以外はわからない。

でも潜在意識は知っている。潜在意識にお願いをしながら、私なりに文明に意識を寄せて、その底にいるものに対してカタカムナを詠んだ。そして最後に「光あれ」と一言添えた。

カタカムナは言霊。これを声に出して和歌のように母音を長く伸ばしてゆっくり詠むと音霊になる。音は空気を震わせて速さ約340m／秒（気温15℃）で進む。空気と無関係な光は速さ約30万km／秒で進む。

意識を使うと、カタカムナは光に変化し、たった1秒で地球を約7周半する。光は音の88万倍の速さで伝わるのだ。

自分の感覚なのだが、カタカムナを詠むときには、自分の空間に意識を向けるよりも、自分の遺伝子から、人類の大元である人にまで届けようと意識するほうが、深く早く時空を超えて届くような気がしている。

人類の大元は一つ、最初に神様がつくられた魂、先祖から自分にまで巡り届くようだ。

コラム 3

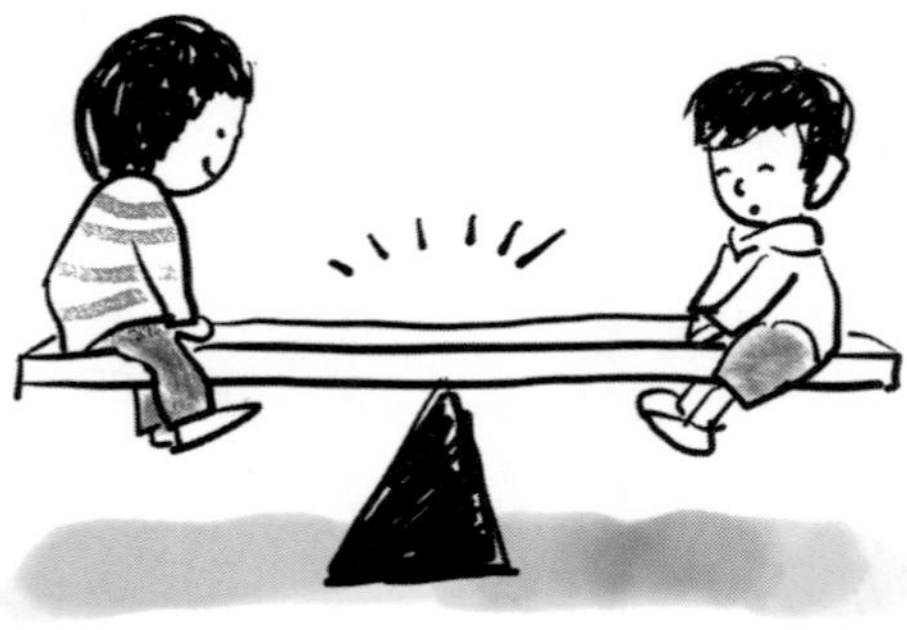

相応の法則

人も、ものもすべては、同じステージで引き合っている。社長と社員、夫と妻も同じステージで釣り合っている。ステージが異なると、同じ場所にはいられない。それで退職や離婚となる。

子どもも同じで、トンビの両親から鷹のような子どもが生まれるのではない。蛙の子は蛙である。自分に与えられているものは、家族も仕事もすべては、同じステージのもの。

人は、互いに高め合っていくことが、ステージを上げて魂の向上につながる。

PART 4

私のカタカムナ実践法

病気の原因は、半分は肉体的な問題、そして残り半分は高次元界から受ける影響にあると考えている。

潜在意識に負担のかからない肉体的なケアをしながらカタカムナを詠む実践をする。

そして自分で心の中の汚れに気づいて、大元からのデータを消去していく。

目標は、世の中の病気や悩みの根本的なデータを消去することにある。

あくまで目標である。

STEP 1

毎日カタカムナを詠む習慣をつける

カタカムナのことは、何もわからなくてもいい。意味も解説もとりあえず棚上げにして、まずはカタカムナを詠む習慣をつけよう。

時間はいつでもいいが、忘れないためには、はじめは1日1回、朝、夜、もしくは眠る前など、決めるといい。

私は第4首から第9首を詠んでいるが、初めての人は、第5首、第6首、第7首だけでもいい。決まりはないので楽しみながら実践することだ。

1 両手の人差し指を立てて行う

初心者は、両手の人差し指を立てて行うと、アンテナのように立てて行うと、指先がピリピリ、ジリジリ感じるようになる人もいる。

ループをしながら行うのもいい。

ループは右に潜在意識、左にハイヤーセルフと決めて自分と3人で握手をするようにイメージして行う。

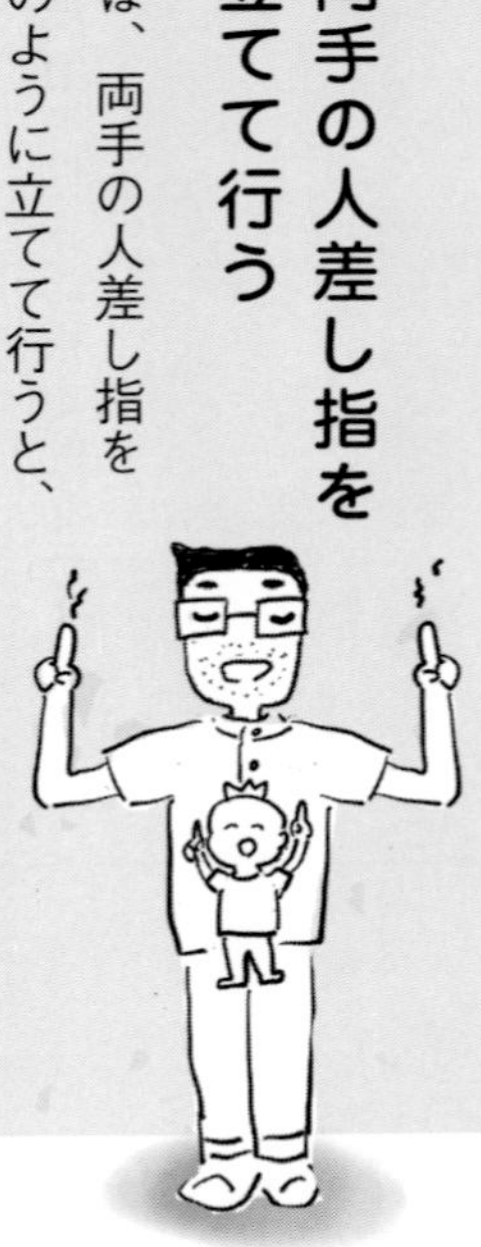

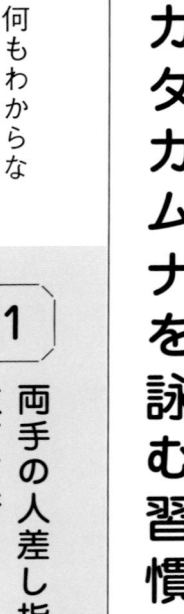

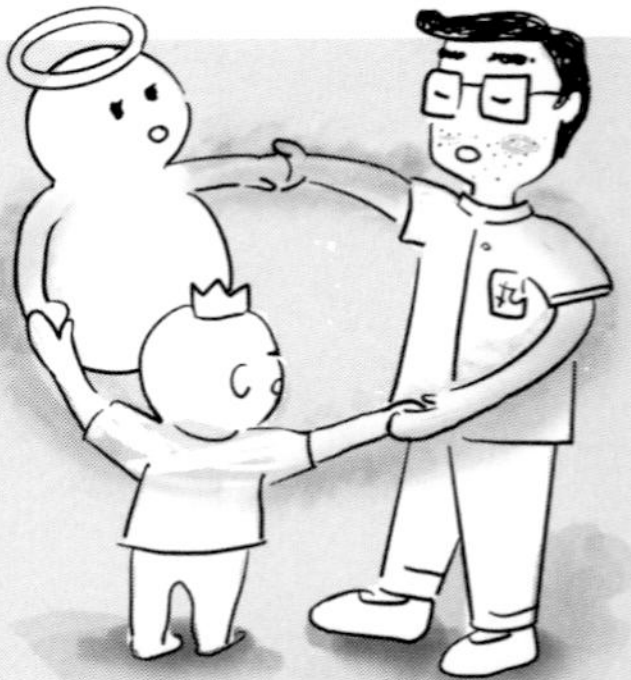

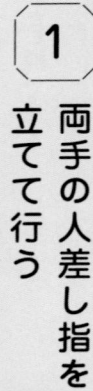

感覚がわからないときは「潜在意識さん、握手してみてください。ハイヤーセルフさん握手してください」と話すと、掌が重くなって、グッと握手をする感覚を示してくる。

詠み方は母音アイウエオを長く伸ばすこと。詠み方で効果は違う（丸山先生のアップデートで変更もある）。

〔第４首の場合〕

イイー　ハアー　トオー　ハアー　ニイー
カアー　ミイー　ナアー　リイー　テエー
カアー　タアー　カアー　ムウー　ナアー
ヨオー　ソオー　ヤアー　コオー　トオー
ホオー　グウー　シイー　ウウー　タアー

カタカムナを神棚の前や神社で詠むと、指や掌がよりピリピリ、ジリジリ感じる。お風呂の中でカタカムナを詠むと、声が響いて、とてもうまく詠んでいる気がして、気持ちがいい。

2 潜在意識に声をかける

詠み始める前に、「潜在意識さん、一緒にカタカムナを詠みましょう」と声をかける。

3 心の中の欲をすべて捨て去る

「潜在意識とつながりたい」「病気を治したい」「経済的に豊かになりたい」「運が良くなりたい」「家庭が円満になりたい」などのすべての欲を捨てる。欲が捨てられないときは、グレートエンジェルピラミッドをつくりピンク色の紙に過去形で願いを書いて中に入れる。

4 私は「完全なるもの」と思う

たとえ病気があっても、たとえお金に困っていても、たとえ仕事がうまくいかなくとも、今の自分は「完全な状態」である。何一つ不平不満のない満足した「完全なるもの」と思う。

5 カタカムナを詠む

高次元カタカムナは、最高のエネルギーを持つ。指で触れながら詠むのもよい。

高次元カタカムナ 第4首

イハトハニ　カミナリテ
カタカムナ　ヨソヤコト
ホクシウタ

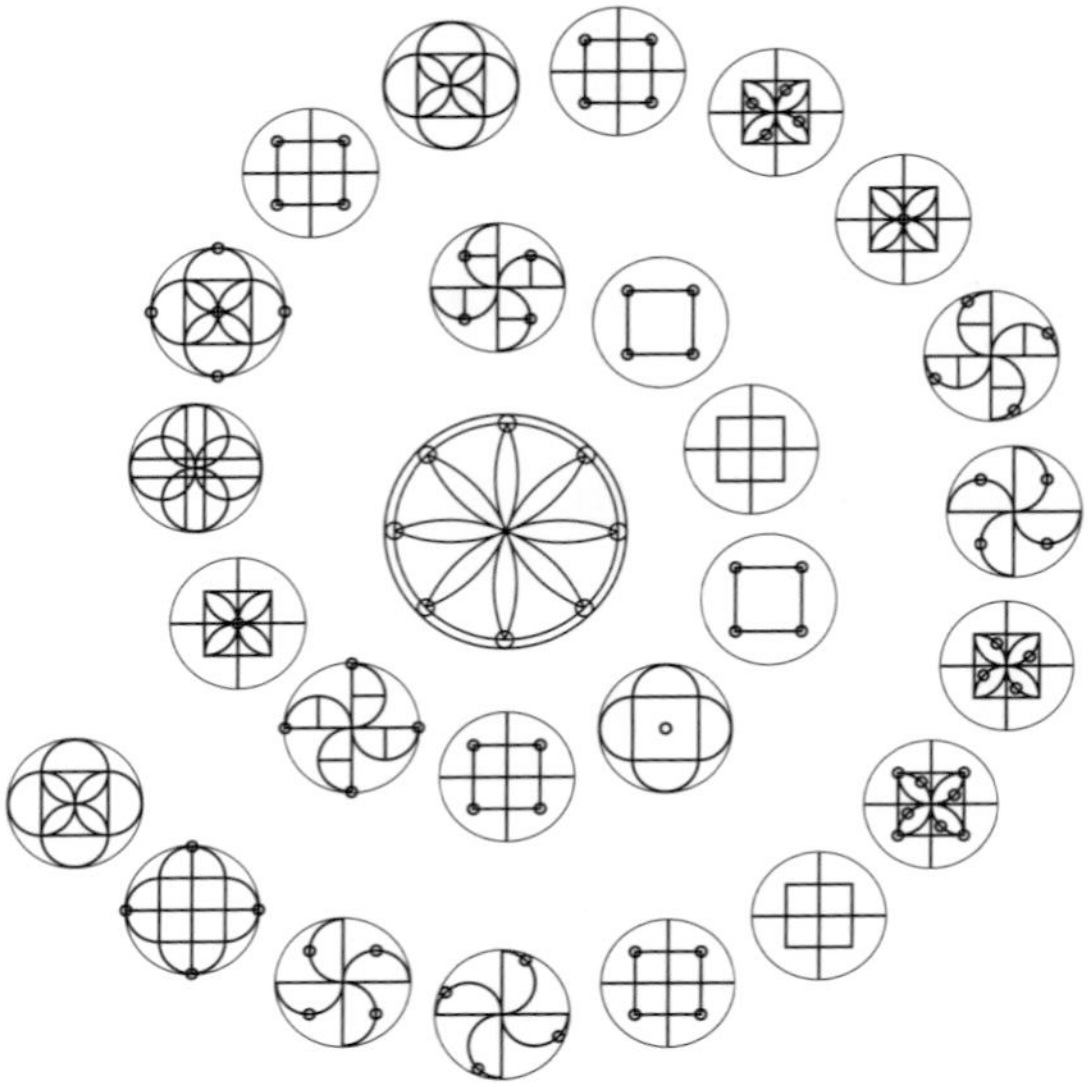

高次元カタカムナ 第5首

ヒフミヨイ　マワリテメクル
ムナヤコト　アウノスヘシレ
カタチサキ

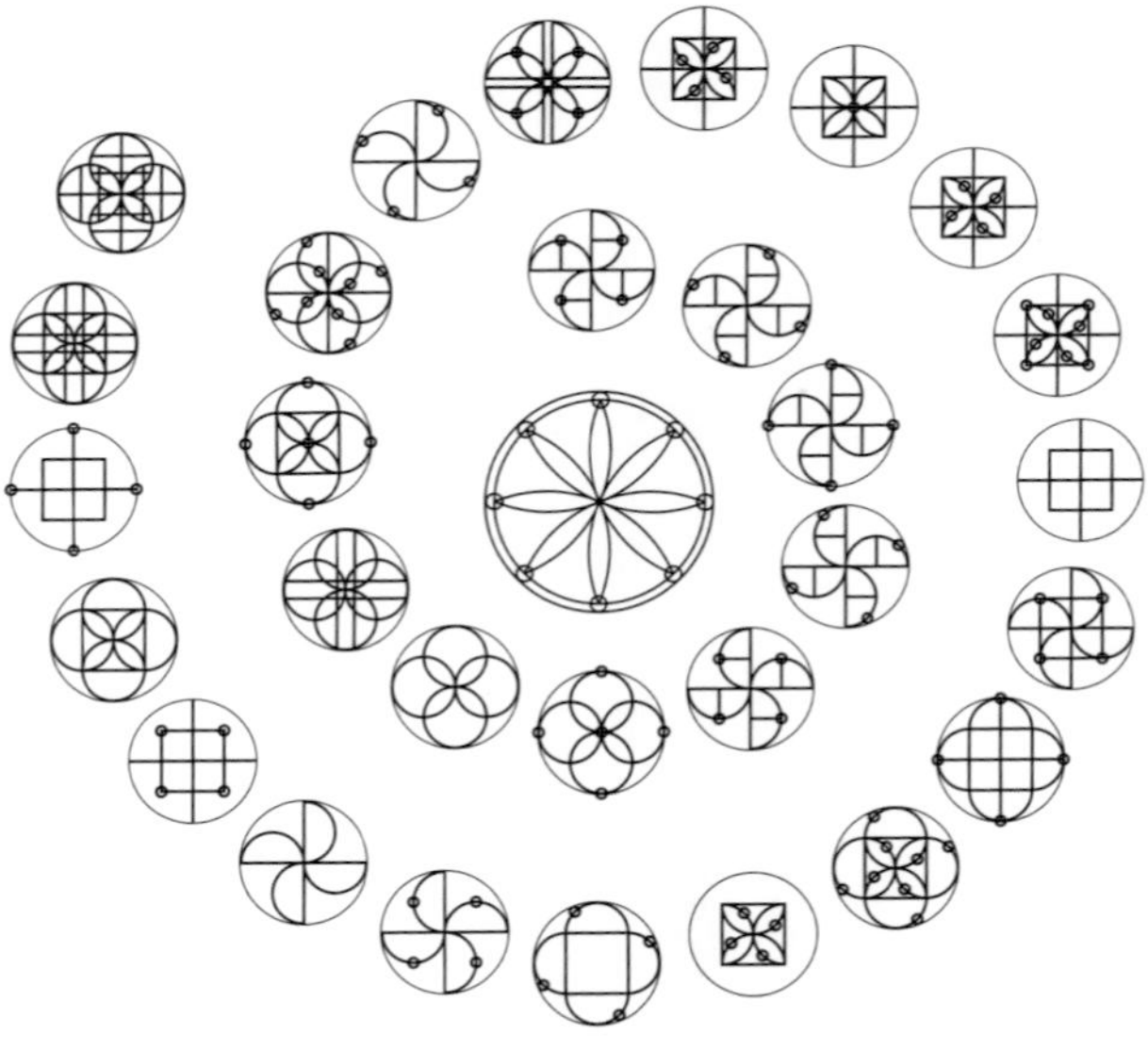

高次元カタカムナ 第6首

ソラニモロケセ　ユヱヌオヲ
ハエツヰネホン　カタカムナ

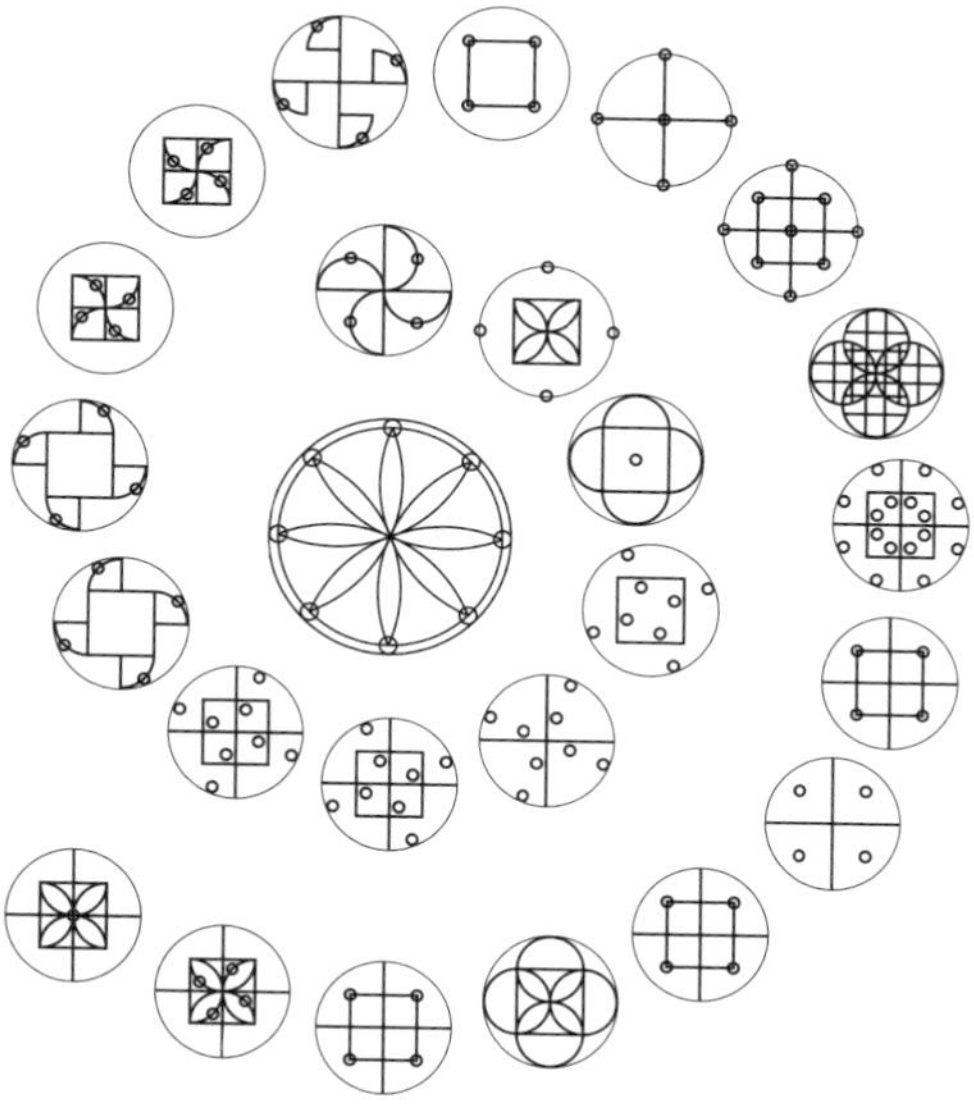

高次元カタカムナ 第7首

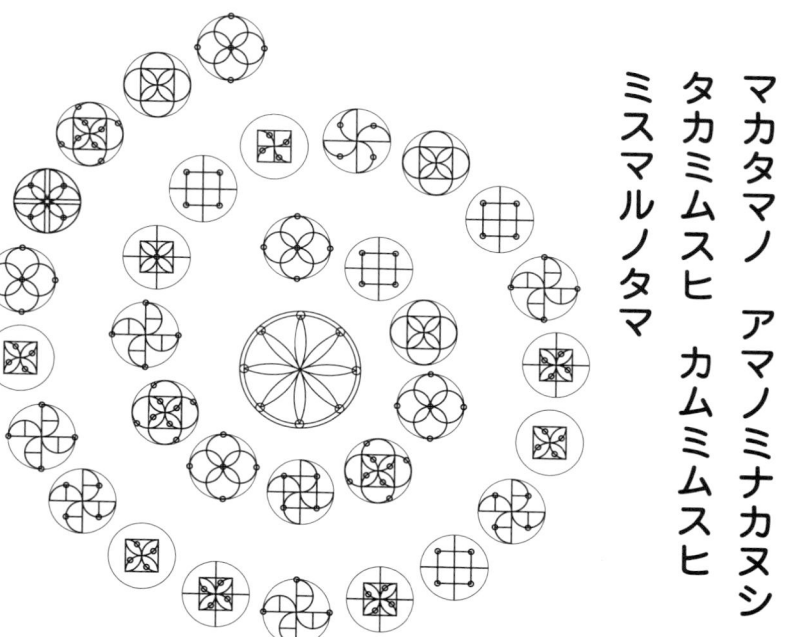

マカタマノ　アマノミナカヌシ
タカミムスヒ　カムミムスヒ
ミスマルノタマ

高次元カタカムナ 第8首

ウマシ　タカ　カム
アシカヒヒコ　トコロチマタノ
トキオカシ

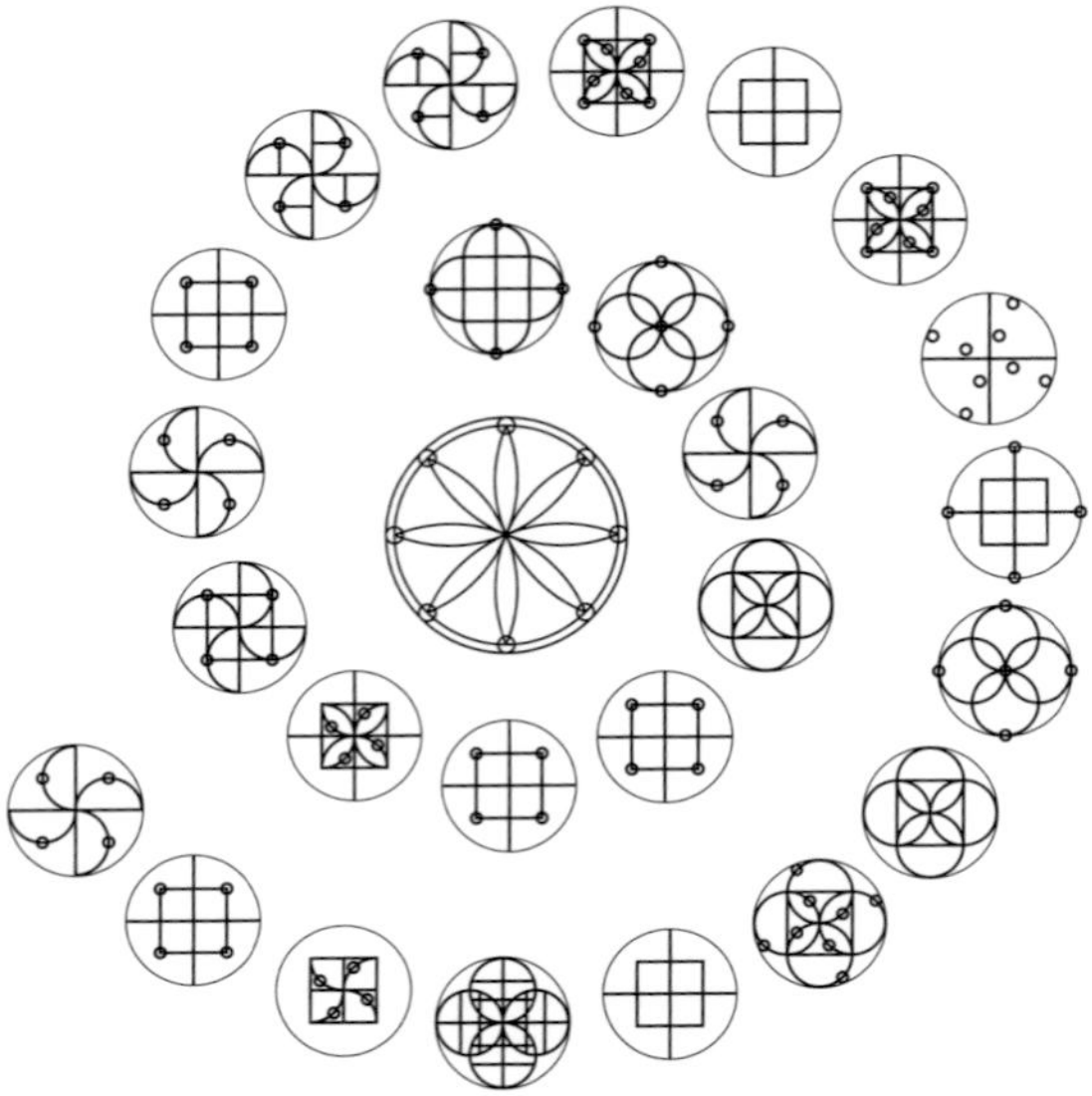

高次元カタカムナ 第9首

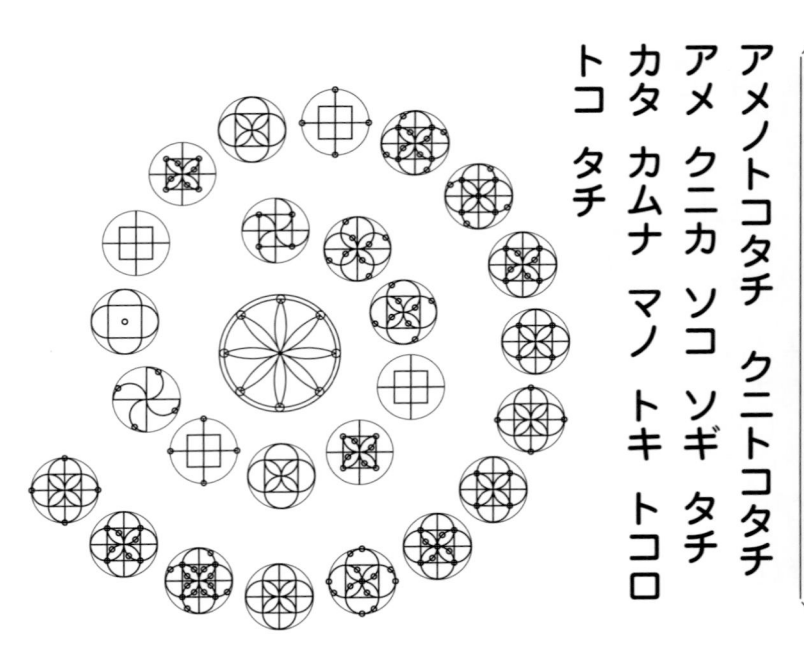

アメノトコタチ　クニトコタチ
アメ　クニカ　ソコ　ソギ　タチ
カタ　カムナ　マノ　トキ　トコロ
トコ　タチ

現在、私は、カタカムナウタヒの第4～9首までをループをしながら詠んでいる。人差し指を立てる方法からループに変えると変化があった。ループをする前は、いつも自分は本当に潜在意識とつながっているのかなと不安があったが、今は、まったくない。以前の私は、抱えている現実の問題を自分の力でなんとか解決しようという思いが消えなかった。それがループを始めてマイナスデータをそのまま認めることができるようになった。

これは、今までになかった変化だ。私は、カタカムナを詠むのが大好きなので、丸山先生にループをしながら詠んでもいいかと確認したところ、「共に同じものだからいいよ」と返事をもらったので併用している。カタカムナを詠んでいると無為になれる。真実の自分に会えるような気がする。さらに、丸山先生が教えてくれた「十言神呪《とことのかじり》」(石黒豊信著：ミヤオビパブリッシング)の中にある「アマテラスオホミカミィ」と「フタフタカムユケ」を10回詠むようにしている(「アマテラスオホミカミィ」と「フタフタカムユケ」の意味は、省略する)。実践する人としない人では、空間がまったく違っている。

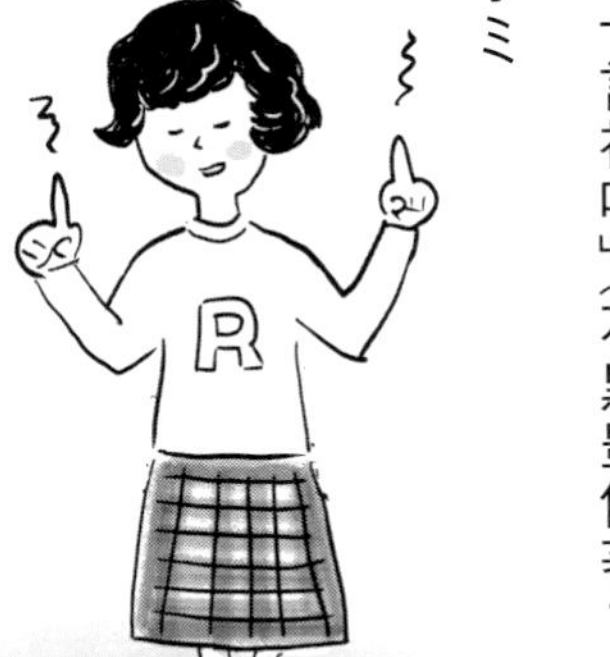

人差し指を立てて
潜在意識と一つになる方法も
いいけど、ループは三位一体で
より強力な気がするよ。

実践法

STEP 2 すべてに意味のある出来事が起こり始める

カタカムナの実践ができるようになったら、潜在意識は「気づいて」と、いろいろな出来事を起こしてくる。自分にとって、良いことも悪いこともある。

たとえ悪いことが起きても、すべては、自分だけへの贈り物。潜在意識やハイヤーセルフからの贈り物は、自分にとって必要なことだから起きる。

起きたことから何を気づけばいいのかを考えよう。答えがわかるまでは、まるでパズルを解くような楽しさだ。わからないときは、潜在意識に「教えてください」とお願いすると、よりわかりやすく次の出来事が起こる。メッセージの意味は、自分の心の汚れや生き方の問題、悪い縁の清

実例1 物の紛失

購入したばかりのクスリ絵のタオルやカードをすぐに失くしてしまう。小さな出来事なのかもしれないが、なぜ失くすのかを考える。自分のためだけに使うものは必要ないというメッセージと受け取れる。どんな思いでカタカムナを詠むのか確認する。

実例2 骨折や怪我

骨折や怪我をして、たくさんの人に迷惑をかけ、お世話になる。自分が人のお世話になって初めて人のありがたさがわかる。自分は健康なときに人の面倒を見ていたのか。生き方そのものを問われている。自己中心からの脱却が必要だ。

算など様々。魂の向上のために起きる出来事の意味や答えを考えることは、心からの喜びだ。

以前、私は神棚に東京大神宮、出雲大社、氷川神社の3枚のお札をお祀りしていたが、面倒で、2枚にしようと思った。2枚のお札だけいただいて帰る途中、デパートで串カツを買った。家で食べようとしたら、串カツが1本足りなかった。こんなことは滅多に起こらない。これはお札が足りないというメッセージだと、気づいて翌日、もう1枚のお札をいただきに行った。とてもわかりやすかった。

潜在意識は、ものや人の言葉、出来事を通して、教えてくれる。ちなみに気づきは、一つずつやってくる。一つ気づけば、また次のステージに進む。小さなことに気づけると、大きな出来事は起こらない。気づいたら同じことは繰り返さないよう生き方を変えていけばいい。

実例 3 家族

姑、小姑は2階で2世帯で同居中。どうしても2階の雰囲気が嫌で行きたくない。カタカムナを実践しても、嫌だと思う人には、ミスマルノタマの働きは届かない。意識の変革が必要。

実例 4 人間関係

人間関係が悪化、嫌いな同僚と一緒の職場でストレスが一杯。嫌いな同僚は自分の姿。なぜ嫌いなのかを考え、自分の考え方の修正を求められている。同じものがあることを認める。

実例 5 食事

どんどん痩せてしまい顔色が悪くなる。病気だからと食べ物を選び、感謝できない。食べ物＝命の考え方の理解と病気に対する考え方の間違いを修正する必要がある。

“潜在意識とつながるツール、カタカムナ御朱印帳”

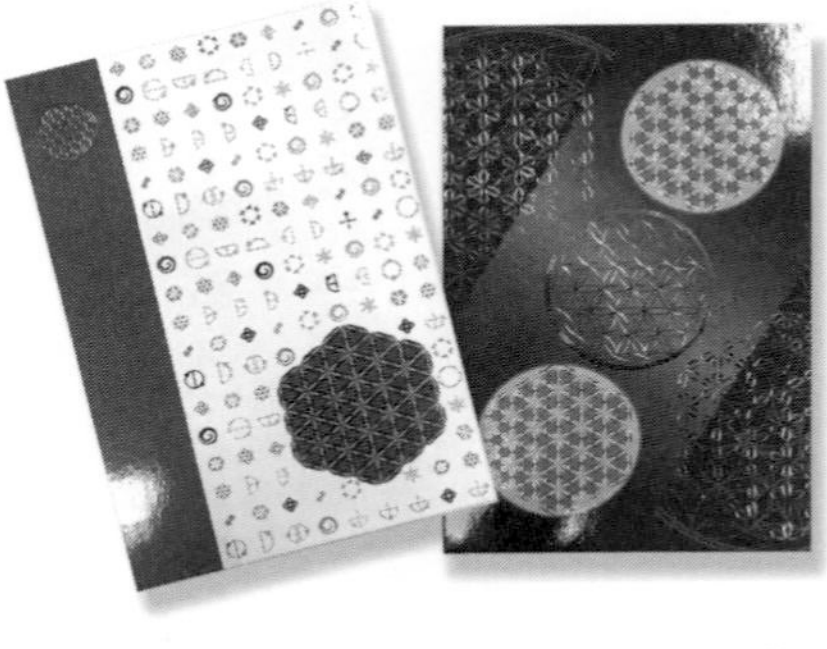

アコーディオンノート 御朱印帳の使い方

1. 過去形で書く
2. 自分の気づきを得るために、潜在意識とつながるためのものだから丁寧に思いを込めて、きれいな文字で書く
3. 「これは現実のことになりました」と言って、ノートを閉じる

注意：顕在意識が強すぎる人、ご利益思考に偏っている人、異なるものに憑依されている人は、活用しにくいようだ。

丸山先生が開発した商品で、私が最も好きなものがカタカムナアコーディオンノート（御朱印帳）。ノートは潜在意識とつながるツールでもある。

初めの頃、丸山先生は、「具体的に願いを書くといいよ」と教えてくれた。

実際、「お店に取材が来ました」と書くと、取材は来た。だが、どんな取材でどんな記事になるのか具体的に書かなかったので、願いは叶ったが、記事としては中途半端で露出が低かった。以降、具体的に自分の願いを書いてきた。しかし、これは違っているのではと思い始めた。

他人のことを書いてみた。すると、面白

いほど書いたことは叶った。

ところが、いくら自分のことや他人のことを書いても叶わない人がいた。なぜなのかと思いセミナーを行ってみた。その結果、わかったことがある。

セミナーで書く内容を学び、同じ文章を書いても、表面的な理解しかできず、書いた内容を心から思えていない人は、書いた文章と自分の思いが一致していないので、叶わないことがわかった。

「〇〇さんの病気が治りました」などと書く人は、病気がなぜ起こるのかを理解していない。病気は、その人へのプレゼントで、良い悪いではない。この書き方では願いは叶わない。ではどう使えばいいのか？

「〇〇さんの病気を通して自分は気づきました」と書くことが、自分の気づきを得ることになり、周囲の人も変われて、病気の人にもプラスに働く。

自分の周囲に起こることは、自分が気づかなければならないことばかりである。

何を見ても何を聞いても、自分の気づきのためのもの。他人に気づきを求め強要するものではない。人に求めない、責めない、比較しない、裁かない、人を許せる自分になること。潜在意識は、気づきを得て魂の向上をしようとする人に惜しみなく力を貸してくれる。ノートは使い方次第である。

STEP 3

すべての責任は自分にあると認める

最も難しいのが認めること。特に病気の人は、自分で認識していないが、自分中心で顕在意識の強い人が多い（私も同じだ）。自分中心の人に、どんなことでもすべてが自分の責任と認めることは、なかなかできない。何しろ自分は正しく生きていると思っているし、人を殺したり物を盗んだり犯罪を犯していないのだからデータがあるといわれても認めにくい。

実際に、私が主宰している「気づき塾」は、データを認めることに主眼を置いている。今日一日何を見たか、何を聞いたか、何があったかを振り返り、自分のデータとして認めていく。

たとえば、ニュースで首を切られた殺人事件の報道を見た。すると、それは自分のデータである。歴史を振り返ると、首を切るという行為は間違いなくあった。そのデータは、転生再生を繰り返してきた自分の遺伝子の中にも脈々と存在している。

お年寄りが介護士に殺された事件にしても、昔話の姥捨山の話を思い出せば、その歴史は間違いなく存在したのだから、自分のデータとして認めざるを得ない。

認めることが始まりだ。

何だかデータは、おどろおどろしくてマイナスのことばかりと思うかもしれない。現実、人の歴史には、たくさんの殺戮《さつりく》があったのだから、逃げられない、認めることしかない。

「気づき塾」からの例だが、私は、アトピー性皮膚炎の人には、その原因の一つに「火」が関係していることを話している。アトピー性皮膚炎の症状はまるで火傷のようだ。

日本の歴史には、キリシタン弾圧の事実がある。頭に編笠を被せ、十字架にはりつけて火炙りにした歴史がある。また、他にも城を焼き討ちにした歴史がある。そのデータを素直に認めることから始めている。

そして、認めるならば、自分の魂をいただいた頃から認めようというのが、「私のカタカムナ」である。この地球に初めて降り立った頃、初めて人になった頃からのデータを認めるということだ。病気の大元は、自分の責任であることを認めることができれば、他人の病気もなくなってしまうこと。病気をなくすには大元のデータを一番最初につくったのは自分と認めることだ。頭では、なるほどそうかもしれないと、認められるかもしれないが、心で認めることが大事だ。

自分がしたこと、させたこと、何もしなくともすべての原因をつくった、その結果が病気なのである。そこまで思えて初めて自分の病気が変わり始める。

認めても、潜在意識とつながっていないと、何も変わらない。謙虚過ぎる人は、自分の思いを大事にしていない。ある意味、顕在意識が強い人だ。自分の思いを我慢していたり、閉じ込めたり、押し殺したりしている。そういう人も潜在意識とつながりにくい。

潜在意識とつながることができているならば、後は潜在意識に任せればいい。

ところが、この段階になっても、自分で何とかデータを消そうと考える人がいる。顕在意識がバリバリに強い人だ。自分でデータは消すことができないと何度言っても、自分で消そうと思う。さらには、しつこく潜在意識に「データを消してね」と求めていく。

何も求めなくとも、潜在意識はすべて知っているから任せればいいのだ。潜在意識は、自分よりもはるかに力を持つ小さな神様のようなものなのだから…。自分の欲は邪魔になる。

「気づき塾」では段階を追って、気づきを深めている。様々な人と向かい合うと、私はすべての人の持つデータが自分のデータだと思えるようになる。地球でも宇宙でも一番、自分が大元で、病気や悩みの責任は自分にあると、本当に思えるようになる。もし一人ひとりが、大元だと思えることができれば、世の中はもっと変わるに違いない。

実践しても変化を感じない、気づけない人へ

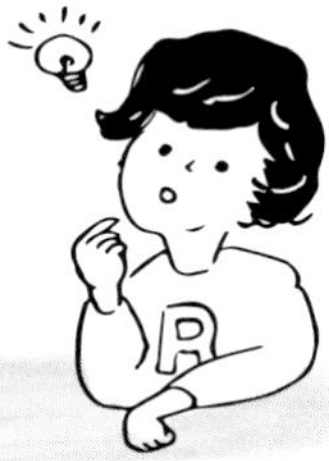

カタカムナを詠む実践しても何も感じない、変化を得られない人もいる。そういう人は基本に立ち返ろう。

潜在意識とつながっているか？

潜在意識に嫌われる心はないか？

すべては自分の責任であると、心で認めることができているか？

欲をすべて捨てることができているか？

狎れていないか？

一人ひとり、育った環境も、考え方も違う。薬剤を取り扱う仕事に従事している薬剤師、看護師、美容師も経皮吸収による薬毒により、感じることが遅いようだ。

変化を感じなくとも、気づけなくとも、大事なことは、生かされていることに感謝すること。自分の良いこと、悪いことの価値基準も捨てて、すべてが自分のためのものと感謝することだ。感謝がすべてを変えるきっかけになるだろう。

“相談の後 見えない人が 突然来た！”

病気は、体、心、霊、神、それぞれの側面に原因があるとは思っていたけれども、正直、骨折や捻挫は物理的（肉体的）な問題だと思っていた。

ところがそれは違っていた。

医師の紹介で木村直美さん（仮名）が来所。２年前階段から転げ落ちて足首が曲がり痛みと腫れがひどく杖をつかないと歩けない。観察すると、距骨がズレてかたまっている。そこでリフレクソロジーで緩め、痛みが出たらお灸とアドバイスをした。

転げ落ちた時期に何かあったかと聞くと、会社で、人が次々に亡くなり嫌だ、行きたくないと思っていたそうだ。

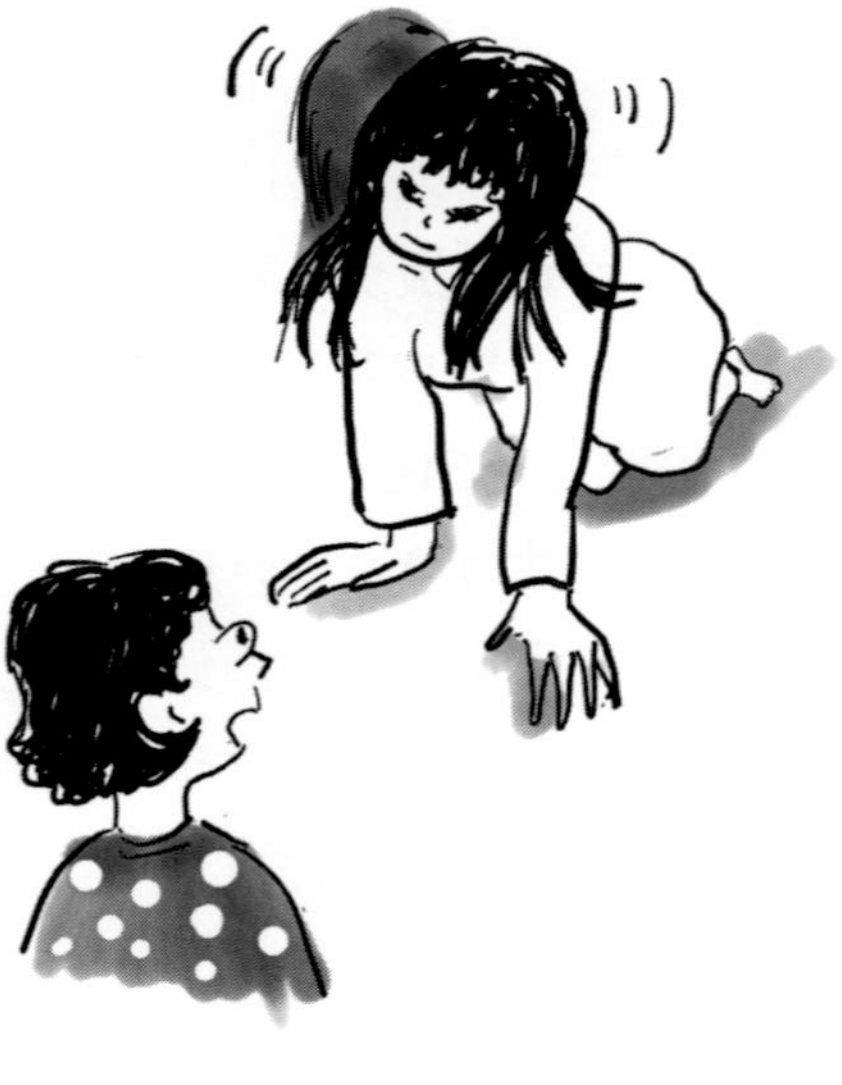

　その夜、私がソファーで横になっていると、見えない女性が頭を左右に揺すりながら這いずってきた。夢ではない。思わずカタカムナを詠んだ。すると彼女の頭の揺れが止まった。「一緒にカタカムナを詠みましょう」と話しかけカタカムナを詠んだ。「潜在意識さん、ごめんなさい、私たちが他人の思いを理解することなく、踏みにじり悔しい思いをのこさせ執着を持たせました。たくさんの人を苦しめてごめんなさい。教えてくれてありがとう」と呟いた。

　すると、彼女は、立つことができるようになり、キョトンと不思議そうな顔をしてどこかへ行った。

　直美さんの嫌だという思いの中には、自分は影響を受けたくないという心の汚れがある。これが視えないものを引き寄せたのだ。

　すべての背後には霊的なものが存在することをしっかり見せられたケースだった。

　こんな話をすると、何でも霊の責任と考える人がいる。それは大きな間違いだ。自分の魂や心が汚れているから、同じ思いや汚れを持つ霊を引き付けてしまう。

　もし、すべての人に大きな愛を与えることができるならば、霊は執着を持ちこの世にとどまることはないだろう。霊の責任ではなく、自分自身の問題だ。責任転嫁は止めること。病気の原因の半分には霊的問題があるだろう。

特別編

病気は、体と心のケアとカタカムナ

病気の原因は間違いなく自分にある。半分は自分の生活習慣などによって体に与えた影響、そして、もう半分は自分の心が引き寄せた高次元以上の見えないものからの影響にある。

私は、カタカムナさえ詠めば病気は良くなる、他人に治してもらえば病気が良くなると思うのは、違うと考えている。病気になった意味を理解して、自分の心の汚れを取って変わっていかないと、病気は再発して完治には向かわない。治療家のサポートを受けながら自分と向き合うことが大切だと思っている。体や心に対するケア、そしてカタカムナが必要だろう。

丸山先生から「神社にいる神様と人の体に降り立った魂は、同じ。共に形はないもので意識を持った存在」と聞いて、すごくショックだった。これまで神様と自分は同じだと思ったことは一度もなく、神様は、はるか上の尊い存在で、地上に住む人は別次元の存在と思っていた。

神様と人が同じ魂ならば、神社も体も神性な場。体は魂の神性な入れものになる。体には神が住んでいることになる。ならば神社と同じように体を隅々まできれいにするのは当然のこと。

神様と人とは同じ魂

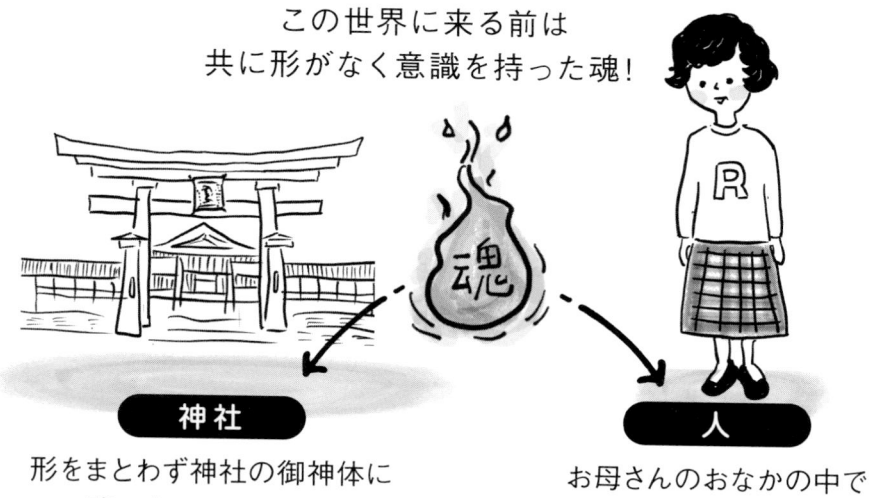

この世界に来る前は
共に形がなく意識を持った魂!

形をまとわず神社の御神体に
降り立ったのが神様

お母さんのおなかの中で
形(肉体)をまとったのが人

体が「借りもの」ならば、愛を注いで大切に使わなければならない。生活習慣を変える、運動も適宜行う。体を守るために真っ先にしなければならないのは、電磁波の影響を受ける歯科金属の除去、部屋の電磁波対策だ。

体のケアをしないで病気を治そうとするのは難しいと思う。潜在意識が体を修復しやすいように温活（体を温める）、鍼灸（電磁波過敏症の人は鍼は不可）、リフレクソロジー、ヘッドスパなどを勧める。

ちなみに私は、体のケアのために、毎月足の反射区チェックとリフレクソロジーを受け、美容院ではヘッドスパを受け頭のコリをほぐしている。体に感謝をする。血糖値やコレステロールを下げる藍のお茶を必ず飲む。すい臓を守るデカフェ（ノンカフェイン）コーヒーを飲む。カーブスに通って運動をして筋肉をつける。体に対してできることをしている。

心は、見えないだけに最も難しい。まずは潜在意識の存在を認めることだと思う。

潜在意識は、自分を知り尽くしている自分だけの世界最高の主治医だ。

病気は、潜在意識から見ると、わかってほしいことがあって発している声だ。喉の病気は、言いたいけど我慢していること、胸の病気は心の中に閉じ込めている思い、子宮の病気は夫や子どもに対して考えていること、自分の中にある心の問題を解決してほしいと、言っている。

何でもすべてを自分の力でやってきたと錯覚し、長い間、顕在意識中心、自己中心の生き方になった結果が、病気である。

病気になる前の私も振り返ると、ひどい心だった。主人に対して営業をするように要求し、結果が出ないと責める。会社も他社と比較し競争していた。心の中にいろいろな不満があった。いつも何かと戦っていたように思う。

潜在意識は、病気になる1年前位からメッセージをくれていた。仕事で人に理不尽な要求をされたり、騙されたりしたことがあった。私に、気づいてと注意信号をくれていたにもかかわ

神様と人とは同じ魂

受精すると潜在意識が入る。たった一つの受精卵は、細胞分裂を繰り返し、心臓に、肝臓に、血液になり、人を形作るために成長を続ける。

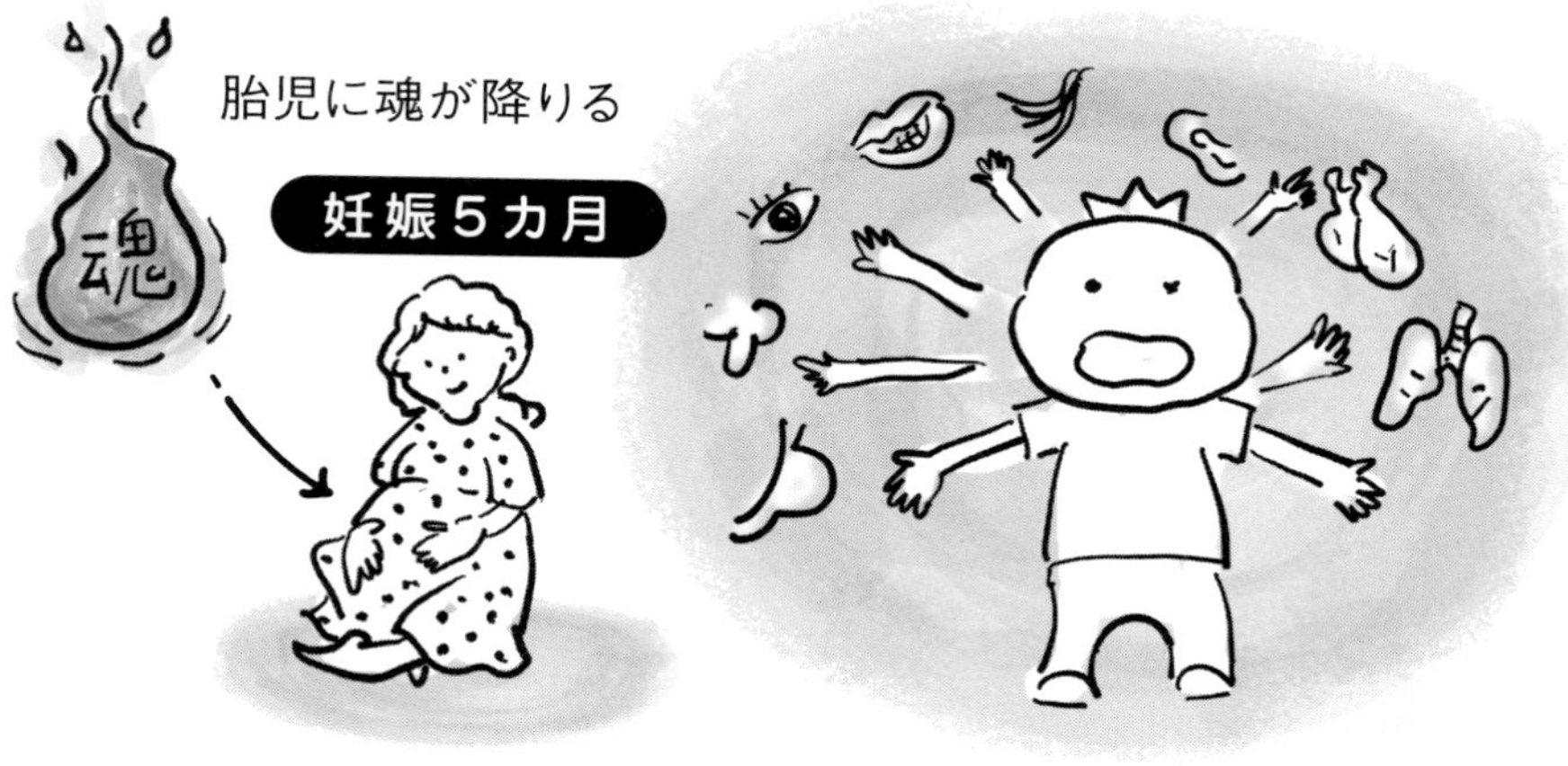

らず気づけなかった。自分に悪い部分があるとはまったく思えなかったのだ。私にとって病気は、自分を変えるために必要なものだったと思う。

病気になった後も、なかなか自分の心の汚れが取れなかったので、伊勢神宮にお参りに行き、下宮で神様に「ごめんなさい。私は自分で自分を変えることができません。神様私を変えてください。変わった自分を神様のためにお使いください」と、祈った記憶がある。

その結果、今があるのだと思う。祈り方は、いろいろあるが、100%自分の責任なのだから、何のために病気を治すのか。病気を治して何をしたいのかが、問われるのだと思う。

”くも膜下出血の背後にある位牌のない人“

病気は、先祖が関係して引き起こしている場合がある。

長男が若くして、くも膜下出血になった鈴木徳雄さん、美香さん夫妻（仮名）から相談があった。

この話を聞いたときに、私のスクリーンにとても寂しい台所が視えた。女性が何かを訴えてきていると直感した。

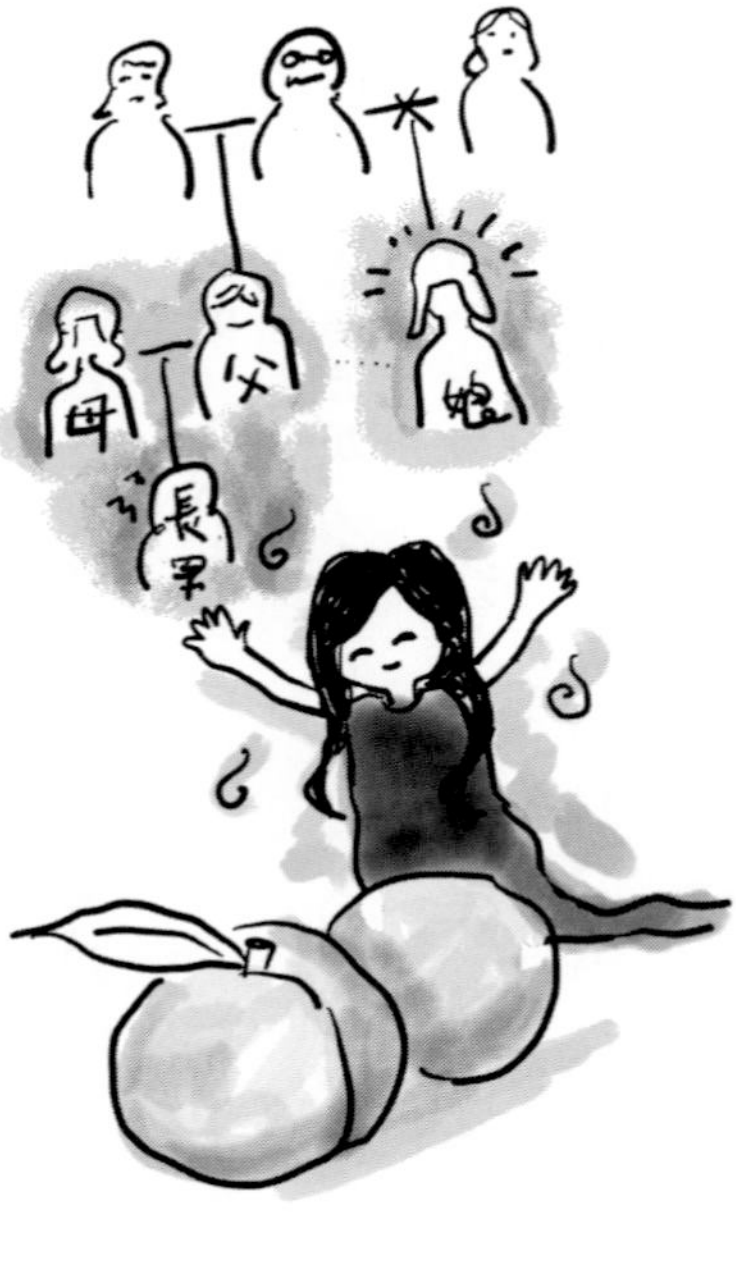

基本的に頭の病気は、神仏の間違いによって発症するといわれている。

鈴木家に関することなので、ご夫婦に、思い当たる女性はいないか話を聞いてみた。

鈴木家のご両親の話を伺うと、父は、前妻と離別し、母は後妻として鈴木家に嫁ぐ。前妻との間に娘が一人いて、母は、4人の子どもを授かった。鈴木さんが小さい頃、その姉に可愛がってもらったという。

その後、姉にあたる人は家を出て結婚したらしいが、実際のところは、事実も消息も不明である。兄弟誰も交流がない。女性ならば、その人以外にはないとなった。

前妻の子でもあり、兄弟も誰一人気に留めることはなく、存在自体を忘れていた。

異母姉とはいえ、同じ家で育っていながら無縁の状態になるのは、あまりにも寂しく悲しい。

異母姉が長男である鈴木さん、その子どもにすがって訴えてきていたようだ。

結婚していなかったようだから、鈴木家にすがるのは、当然のことだ。今となっては、彼女がどこで亡くなったかも、位牌の有無もわからない。

わからなくてもいい。大事なのはその人のことを思うことだ。供養は思いにある。

亡くなった異母姉は、桃を備えてほしい。1週間だけでいいから自分を思って供養してほしいと意識で私に伝えてきた。

鈴木夫妻は、「そういえばお姉さんは、桃が大好きだった」と、一言。

世の中には、こうして訴えてきている人もたくさんいるだろう。

カタカムナを詠むことで、見える人も視えない人も、すべての人が幸せになることを祈っている。

コラム４

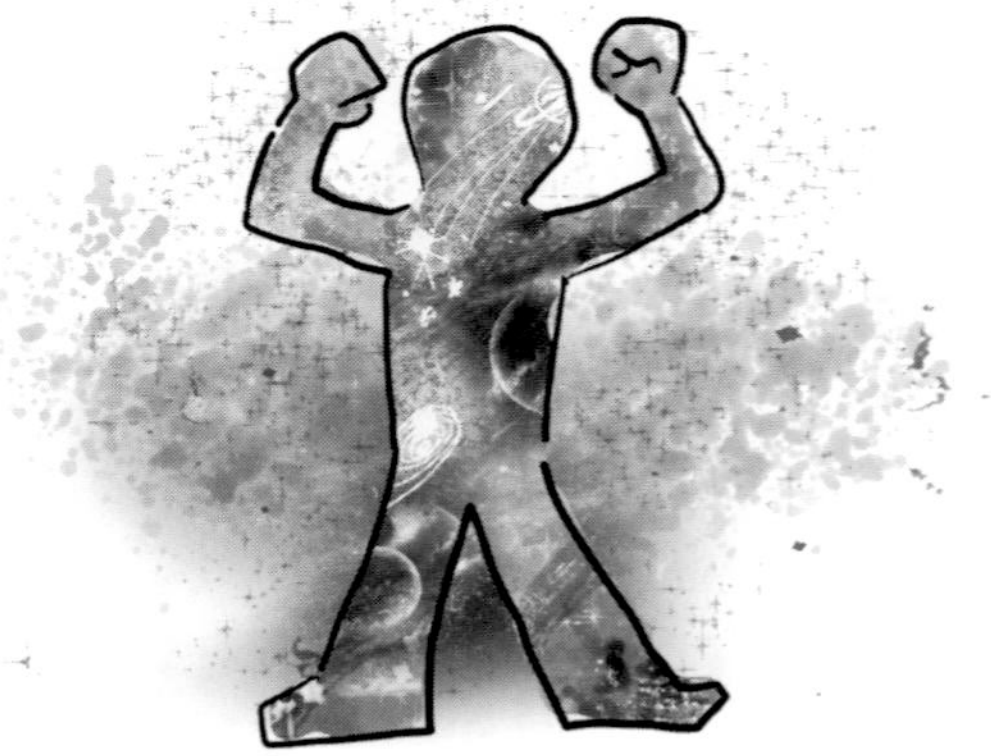

相似性の法則

相似（ものが似ること）には、深い意味がある。人の体は宇宙と似ている。天体運動のパターンはミクロの渦巻き運動と似ている。受精卵の成長過程には、進化の歴史が垣間見れる。

自然界の状況からは、「完全なるもの」のあり方を理解でき、宇宙からの無限のエネルギーの活用法を学べる。

現象の中に存在する相似性をそのまま素直に感じ取ることができると、人間関係はもちろん、子育てや教育、生き方にまで、理解し、取り入れることができる。

PART 5

潜在意識と気づき

カタカムナを8年間も一筋に詠み続けていくと、潜在意識は、夢や映像、現象でたくさんのことを教えてくれるようになった。

バカげた考え方を持つ私に、何度もわかるように丁寧に諦めないで教え続けてくれた。

その結果、たくさんのことがわかり、私はいろいろなところでカタカムナを詠む活動を始めた。

まだ解明途中ではあるけれども、一人でも多くの人にカタカムナを詠んで欲しいと願っている。

学び 01

病気の原因は、肉体だけでなく、4次元以上の視えない世界に原因がある

病気の原因が、肉体だけではなく視えない4次元以上の世界にあると教えられたのは、ALS（筋萎縮性側索硬化症）の岡本小百合さん（仮名）の存在からだった。これまでもうすうす感じたことはあったが、この体験は、私の考えを確実なものにした。

小百合さんは、会員さんの義理の妹さんで、ALSを気功で治すために上京された。

ALSは原因不明の難病で、筋肉を動かしている脳や脊髄の神経がダメージを受けて発症する。脳から筋肉に指令が伝わらなくなり手足や喉、舌の筋肉や呼吸筋が徐々に痩せていき、最後は、呼吸困難になり人工呼吸器が必要になる。現在、根本的な治療法はない。

当時、小百合さんは、ひどく咳き込み、どうやら嚥下機能が低下していて食べ物を飲み込む

のが非常に難しいように見えた。その日は、小百合さんが良くなることを願い、別れた。

翌日、不思議なことが起こった。センターに来た人が「お腹が空いてしかたがない」というのでナッツを勧めた。ところがナッツを食べ始めると、どういうわけか咳が止まらなくなりひどく咳き込む。ナッツで咳き込むなんておかしいと、私もナッツを食べてみると、同じように咳き込んでしまった。他の人も食べてみたが、全員がむせてしまった。

もしかすると、見えないものがこの部屋に残っていて、教えてくれているのかもしれない。すぐにカタカムナを詠むと、喉のつかえがスーッととれた。

カタカムナは詠むだけで高次元からのエネルギーが降りて素粒子変換が起こると学んだ。物理学的な説明は難しく、『カタカムナ』（静風社）に譲ることとする。

私は、帰らなければならないものは高次元に戻り、自分の気づきに必要なものだけが残ると思っている。

小百合さんの病気にかかわっている目には見えない人が、私たちをわざわざ咳き込むようにさせて、ＡＬＳが肉体だけの病気でないこと、その背景にある見えない自分たちに気づいてほしいと教えてくれたのだと思っている。

病気の原因は間違いなく別の世界にある。

小百合さんは、新居を建てて引っ越してからＡＬＳを発症している。

その土地は、谷間のような場所に位置し、小高いところに寂れた神社がある。坂を降りてくる途中に寺があったというが、寺の和尚が村中の女性に手を出して回るので、村人たちが畳を何十枚も重ねて和尚を圧死させたという話が伝えられていた。

筋肉が動かなくなっていく状態は、圧死や土の中で生き埋めにする状態と似ている。

どうしたらこの病気を治せるのか。私は丸山先生に尋ねた。

丸山先生は、「治してはいけない病気もあるんだよ。治してしまうと、次に生まれ変わったときに幸せになれないんだよ。今、辛くても一生懸命生きることで清算できて来世は幸せになれるから」と、人の再生、生まれ変わる意味を話してくれた。

小百合さんは４年間闘病し、２０２２年11月に旅立った。当初安楽死を希望していた小百合さんは、家族の生きてほしいという要望に応え、体が動かなくなっても、人の心配ばかりしていた。夫は小百合さんの残された時間を共に過ごしたいと、仕事をやめて付き添った。小百合さんは両親が離婚し、父親が再婚して生まれた５人の兄弟姉妹を文句ひとつ言わずに面倒見てきたという。小百合さんの夫は、そういう小百合さんを幸せにしたいと結婚したそうだ。ＡＬＳは治らなかったが、病気を通して親戚中が愛に溢れた時間を過ごせたそうだ。

死後49日を迎え、キラキラ光る陽炎みたいに見える小百合さんは、家族からの愛をもらって輝いていた。意識で、体がラクになったこと、供えて欲しい食べもの、家族へのメッセージを伝え、私にお礼を言って帰った。

もし私がＡＬＳになったら、小百合さんのように愛を家族に与えていけるだろうか。深く考えさせられた。病気は、決して他人ごとではない。人には、病気のデータがたくさん存在し、いつ発現してもおかしくはない。

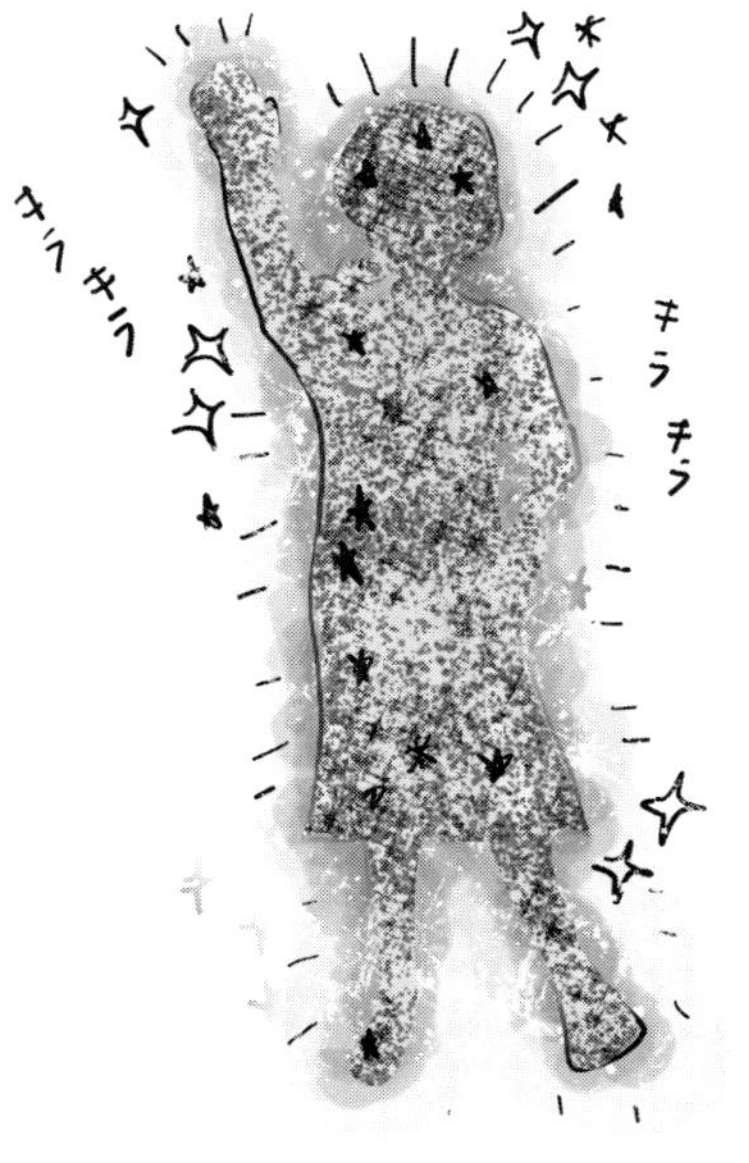

このケースは、育った環境の中での我慢、寂しさの深さ、心の奥底にある卑下の思いなどが、自らの魂に傷をつけたこと、そして神因もあったと考えている。小百合さんの魂は大きく4つに割れていたが、綺麗で汚れはなかった。人には宿命があり、どうすることもできないことがあるが、一生懸命生き抜くことが大切だ。

学び **02**

「霊障」と呼ぶ前に霊を引き寄せている自分を見つめる

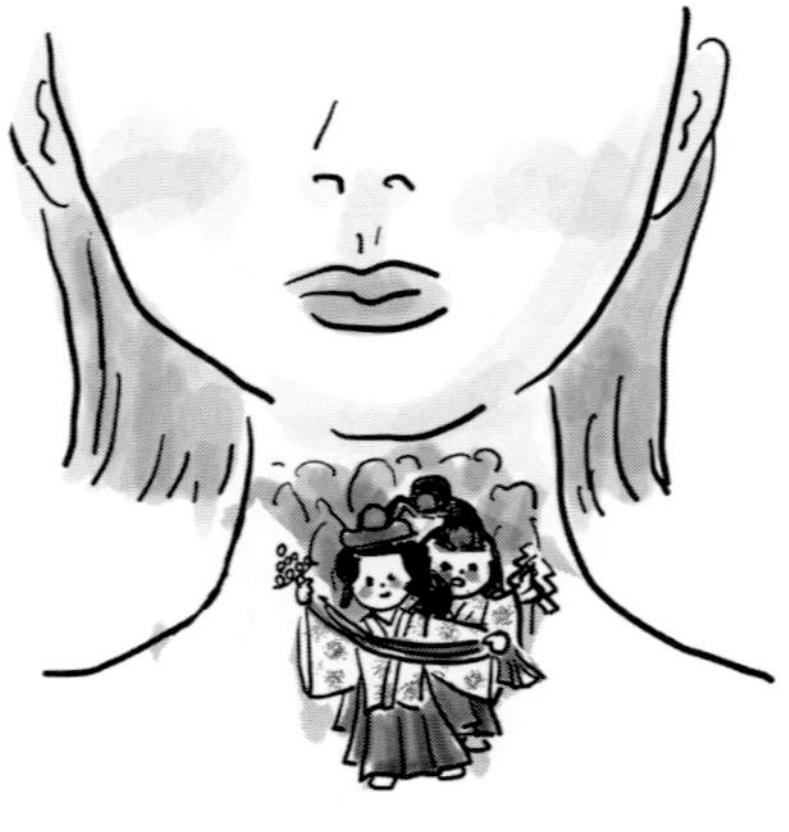

潜在意識とつながることができるようになると、第三の目と呼ばれる前頭葉の部分に映像が視えるようになる。初めのうちは、何か悪いものに取り憑かれたのではないかと、何度も疑い続けたが、どうやら潜在意識が教えてくれていたようだ。

ある日、吉川恵子さん（仮名）と話していたところ、喉の部分に白衣に赤い袴の巫女の姿が視えた。前頭部に巫女が映ったのだ。一瞬目を疑ったが、視えたのは間違いなかった。

恵子さんに「辱めを受けて首つり自殺をした巫女がいるようですよ。あなたの病気の原因はそこにあるのではないでしょうか」と話した。

恵子さんは甲状腺の病気（橋本病）があり、母方は神社を持っていたという。その後、「母に聞いてみたところ、そういう事実があったそうです。母が巫女のことを祈ると言ってました」と返事があった。

実は、この時点で大きな誤解をしていることを感じた。でも伝えるのは控えた。

基本的に人は前世、前々世と何度も転生再生をしていて、残念ながら何度も同じ間違いを繰り返してきている。一人の巫女の姿に見えても一つの魂ではないのだ。何百何千の魂が集まって姿をつくって見せていることが多い。

母親が知っている巫女を祈り供養するのは素晴らしいことなのだが、これは、最近の一例に過ぎず、魂をいただいた大元の頃からの供養ではない。それでは大元からのデータは消えない。

このケースに関しては、後日、大きな学びがあった。

恵子さんは、友人にこの話をした。友人は他の人にこの話を伝えたらしい。

私と話をして1週間も経たない金曜日の夕方、晩ご飯の支度の最中、餃子を焼いているときに巫女の意識体が私の心に飛び込んできた。

巫女の意識体は、「すべて私が悪いんだって、霊は怖いんだって、自分が原因でしょ。私だってここにいたいわけじゃない。自分がしたことだから私が憑いて気づけるようにしてるんじゃない。私のことを霊障って面白おかしく話しているの。いい加減にして、そういうことなら私帰らない。また喉のところに戻るから」と伝えてきた。

私は彼女の意識体に意識で「霊というけど人と同じよね。体がないだけだわ。待って、彼女にきちんと理解できるように伝えていない私が原因だから。恵子さんには必ず話をするから」と伝えた。

２日後、恵子さんに話をすると、巫女が伝えてきた日以来、恵子さんの家では財布をなくす、書類をなくすなど、家族に大変なことが起きていたそうだ。それはすべて巫女が、気づいてほしいと、仕組んだことだった。

恵子さんは、「友人には面白おかしく伝えたことはありません」と言った。

しかし、心の思いは、見えない人にはストレートに伝わる。見えないからこそ、心の奥にある思いまでも伝わる。たとえ恵子さんが、興味本位に話したのではなくとも、聞いた相手が興味本位で伝えて言ったのならば、それは恵子さんの心の中にある霊に対する興味本位の思いの小さな種が芽を出し花を咲かせた結果だ。霊に対しての怖い、悪い、祓いたい、という誤った思いが恵子さんの心の中に存在していることは間違いない。

世の中には、霊に興味や関心を持っている人が多いようだ。霊を祓う、取り除くと運が良くなる、人生が変わると考えるようだ。本質的には、霊は体を持っていないだけで、私たち人と同じ思いを持つ。それなのに人は、霊を自分たちより見下げて、低いもののように扱う。私たちが生きている三次元界よりも上の次元に存在しているにもかかわらず…。

では、なぜ霊が私たちの側にいるのかというと、その理由は、私たちを支えたり鍛えたり育てたり、魂の向上や鍛錬のために存在している。なかには恨みつらみを持つ霊もいるが、彼らも無駄なく人のために使われている。高次元の神界から動かされていて、その指示に従って側にいるので意味がある。

すべて引き寄せているのは自分。寂しい思いを持つ人は、寂しい霊を、人を許さない思いを抱く人は、自分を許さない霊を引き寄せている。「霊障」と呼ぶが、霊の影響を受ける人は、必ず同じものを持っている自分に原因があり、むしろ「人障」である。人も霊も共に気づかないといけないのだが、まずは自分が変わること。自分が気づけば、霊は役目を終えて霊界に帰ることができる。原因を先祖や家のせいにする人が多いが、すべては自分がしたことと認めれば、良い方向に変わる。

学び 03

考えも性格も、自分ではなく、自分の中にいる「別のもの」の影響を受けている

性格は、「三つ子の魂百まで」というように、その人独自のもので育った環境の中でできあがっていくと考えていた。だから、そう簡単には治らないと思っていたが、その性格が自分のものでなかったとしたら、自分の心が自分の中に潜む別のものだったら……。

そんな体験を2つ紹介することにする。

一つは私自身の体験だ。出張先の仕事で会った及川光雄さん（仮名）たちと夕ご飯を一緒に食べているうちに、なぜだか私は及川さんに惹かれた。及川さんは特別ハンサムというわけはなく普通の人。初めて会った人なのに、惹かれる感情を自分が抱くはずがない、「おかしい」と思った。

宿泊先の部屋に帰ると、私の前頭葉に2人の着物を着た女性が視えた。「ごめんなさい、私たちの感情なの」と恥ずかしそうに去って行った。

このとき、人の心は、見えない人の影響を受けていることが、はっきり理解できた。

もし、おかしな心情の自分に気づかず、この感覚を運命の出会いと捉えてしまうと、誤った出会いになり人生を遠回りすることになりかねない。また、視えない彼女たちは元の世界に帰ることができない。

潜在意識は、私の空間だけでなく遺伝子の中に、男女の問題にかかわるデータが存在していることを教えてくれた。

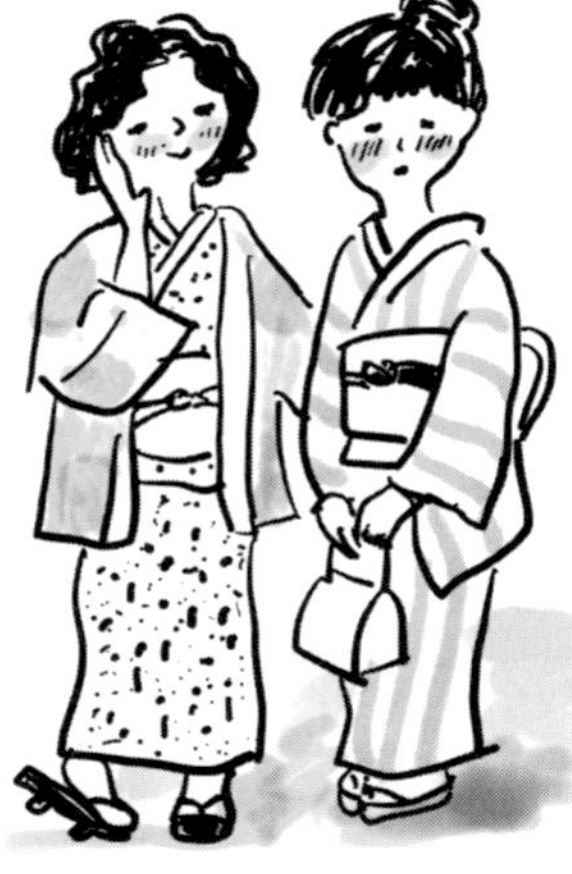

もう一つは、治療家芦川登さん（仮名）の体験。すごい技術を持っているが、一つだけひっかかっているのが、患者さんからいろいろものをいただいてもお返しをしないことだ。人からもらいっぱなしで人にしてもらうのが当たり前になっているのが気になる。登さんが、どうしてお返しをしないのか、気になって仕方がなくてずっと考えていた。すごい治療をしているか

ら当たり前と思っているのだろうか。ならば謙虚さがない。本質的な性格なのか。育った環境が違うのか。

余計なお世話だったが、本人に「お客様にはきちんとお返しをしたほうがいいよ」と話した。

そのとき、前頭葉で映像が視えた。

ボロボロになったムシロが右へ引っ張られ、消えていった。ムシロに誰か座っていたのではないか、もしかして登さんに縁のある人、登さんによって地位も財産も奪われた人ではと思った。すると、恥ずかしそうにボロボロの服を着た一人の男性がムシロを持って現れた。

高貴な僧侶が、登さんによって、地位も名誉も財産もすべてのものを失ったこと、貧しくなってムシロの上で生活をしている状況を思うと、どんなに悔しかったのだろうか、どんなに許せないという思いでいたのだろうか。申し訳ないという気持ちが湧いてきた。

私のそんな思いに、その男性は、「見つかっちゃったなあ」と頭を抱えていた。

登さんの、人にお返しをせず、ものに執着するところは、この人の影響であることがわかった。

こうしたことがわかると、人を責めなくて済む。人の抱えている汚れを許せるようになる。

その人のデータを自分の責任と認め、自分の中にある同じものに気づき、完全なるものと感謝することによって、潜在意識がデータを消去できるようになる。それは自分自身が登さんにそういう性格を持たせるようにさせてしまったからだ。そして自分も変わることができる。

2日後、登さんは、私に「わさび豆」をくれた。この豆はワビサビを大事にした僧侶からの私へのお礼だと思っている。

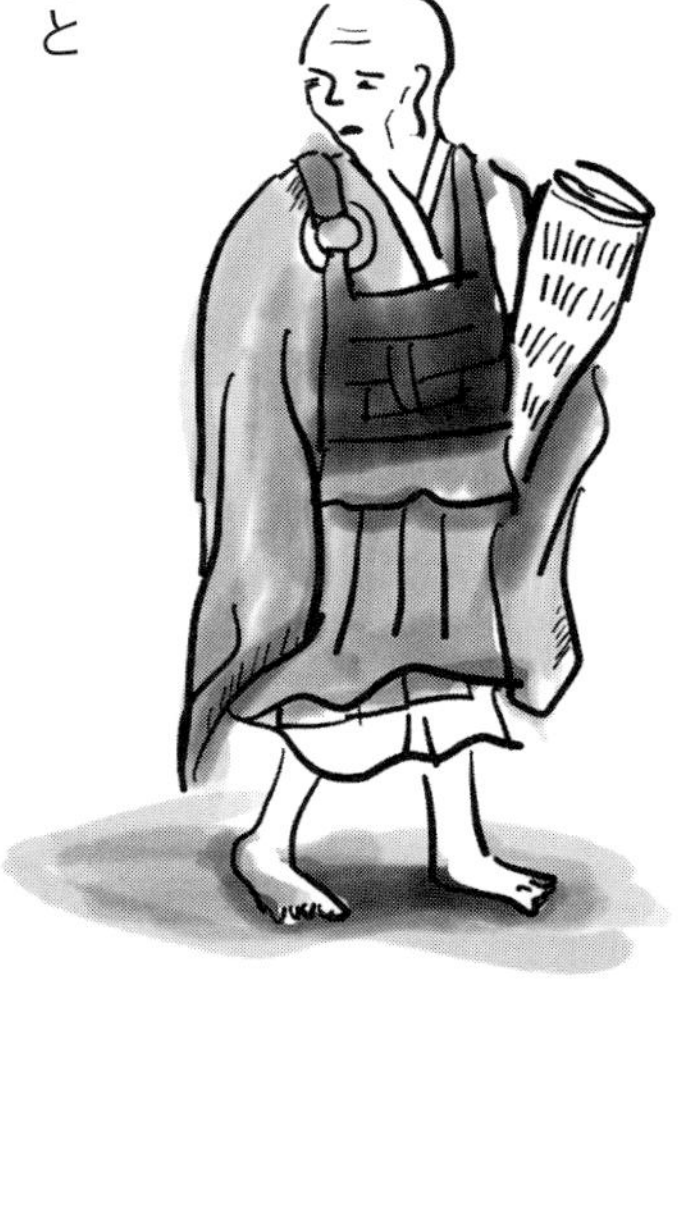

人がくれるものは、どんなものも、その人だけがくれるのではない。その人のご先祖様たちまでも日頃の感謝を込めてくださるものだと思っている。

どんなものでも、人に贈るには、時間をかけて相手のことを思って選ぶ。その人の思いを受け取ることに大きな意味がある。

だから、いただいたものは、必ず誰からいただいたという報告をして仏壇の先祖にお供えをしている。くださった人の思いに感謝し、皆さんに少しづつお裾分けをするように心がけている。感謝の思いがこもったお裾分けは、人を幸せにするに違いない。

学び **04**

ものにだってある思い、人の意識がすべてに影響を与えていく

潜在意識とつながると不思議なことばかり起こってくる。

これまで、ものが喋る、思いを伝えてくるなんて考えたことはなかった。

伊藤幸子さん（仮名）は、ご主人が会社経営者で裕福な家庭の人。知人の紹介でカタカムナに興味を持って講演会に来てくださった。ありとあらゆるカタカムナの商品を購入された。

ところがバッキーカバラがどこに置いたかわからないと、再び買いに来られた。販売するのはいいが、何か気が進まない。ものがなくなることにも意味がある。

ふと、バッキーカバラをみると、「この人のとこに行きたくない。使ってもらえない。置いたところも覚えてない。しまったところも忘れてしまうから」と言ってきた。

迷ったけれど幸子さんに話した。

「ちゃんと使ってくれますか？　置きっぱなしにしませんか？　ものが幸子さんのところに行きたくないって言っていますよ」と確認して、幸子さんがきちんと使うというので販売した。

商売だから販売するのは当たり前なのかもしれない。

でも丸山先生の商品は、単なるものではない。神々の叡智から生まれたもの。自分のためだけではなく自分の遺伝子や細胞を通して見えないものにまで発動する愛そのもの。だから使い方も大事になる。

私は、こういう話を丸山グッズを購入する人に必ずする。

片山京子さん（仮名）は、難病がある。たくさんのグッズを購入している。これは自分のために枕において、これは体にかけて、幸子さんと違うのは、きちんと使っている点だ。ただ私は、京子さんの使い方は、自分中心だと思っていた。自分の体のことだけ考えているようでは、病気は良くならない。

病気の原因は、自分自身にあるが、霊的なものが半分は存在する。

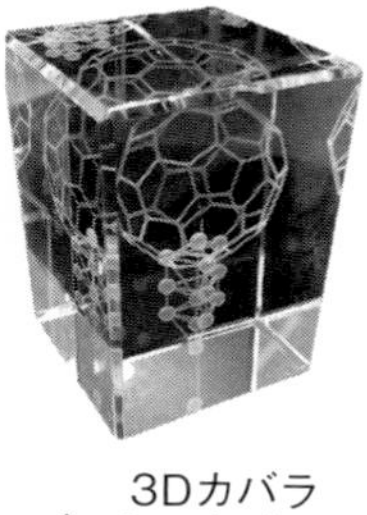

3Dカバラ
バッキーカバラ

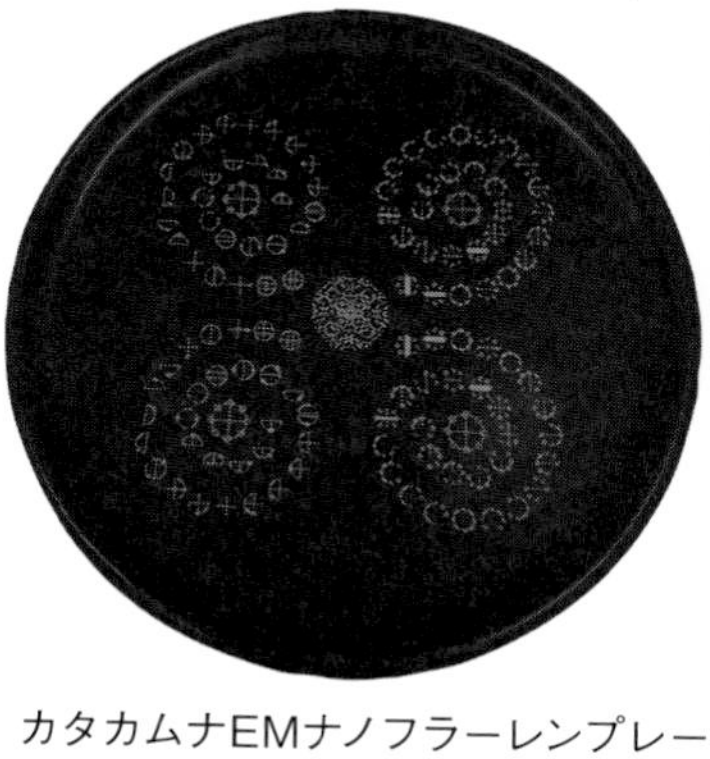

カタカムナEMナノフラーレンプレート

だったら自分の空間や細胞や遺伝子の中にいる視えないものにまで愛を注がなければならない。クスリ絵が効果が出るのも、空間や視えないものに反応するからである。丸山グッズは、「自分や自分の空間、細胞や遺伝子につながる人にまで愛を届けたい」と思って使ってほしい。

これまでにも、電子レンジプレートを購入して、使っていたら割れたと小林紀美さん（仮名）から電話があった。紀美さんの生活を聞くと、アトピー性皮膚炎があって食事に気をつけないといけないと思っているのだが、どうしてもファストフードばかり食べてしまい、自分でも何とか食を改善しないといけないと思っていた矢先に電子レンジプレートが割れたということだった。

潜在意識からの食事の改善をするようにというメッセージであることを理解していただいて交換させていただいた。

また、ガイアスネックレスを友人夫妻にプレゼントした野村洋子さん（仮名）から相談があった。使用して1カ月も経つのに友人夫妻から茶色のシミができたので返品したいと、連絡がき

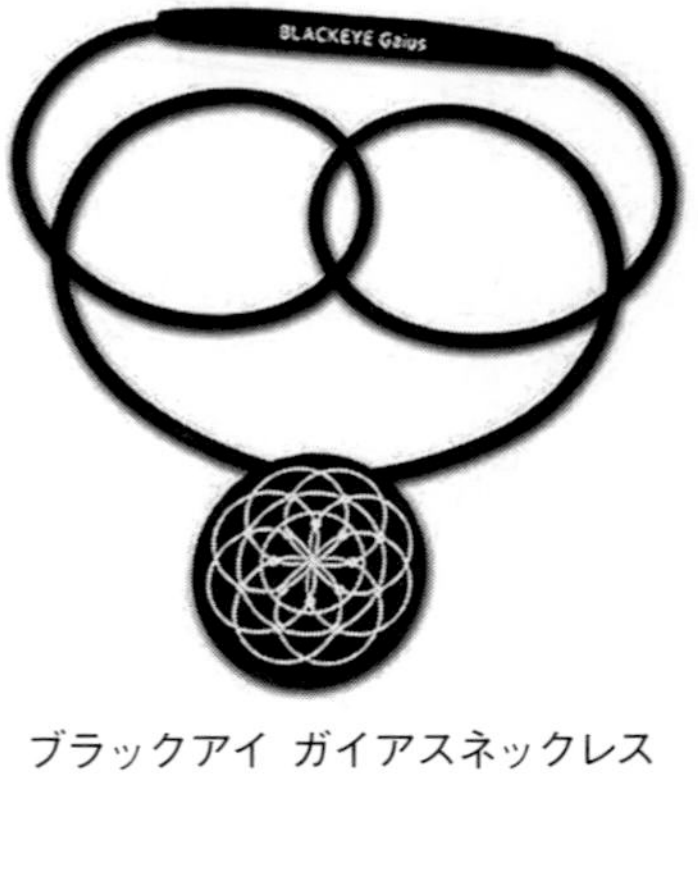

ブラックアイ　ガイアスネックレス

てどうしたらいいですかというものだった。快く返品交換をさせていただいたが、野村さんも、友人ご夫妻も、私も何か気づかなければならない。野村さんに友人夫妻の状況を聞いてみると、他人のせいにしてしまう性格であることがわかった。

フラワーシャーベットフォースのガラスフレームを購入した三峰純子さん（仮名）。届いたので開封すると、ガラス全面に粉々にヒビが入っていて壊れていたという。純子さんから「これは何を意味しているのでしょうか」と聞かれたので、「どういう理由で購入しようと思いましたか」と尋ねた。「自分の仕事がスムーズにいくよう部屋にかけて空間を良くしたい」と思ったという。結果、自分のためだとわかった。販売会社、配送会社、購入者が考えなければならないことがあるのだろう。

この他にも、ダヴィンチキューブメサイア2個セットが、何もしていないのに突然キューブが落ちて壊れた人もいた。私は、難を逃れたのだと思っている。

すべてのことに偶然はなく意味がある。起きたことから、自分が気づくべきことは何なのを考えることかが大事だ。もちろんかかわる私自身も含めて考えなければならない。

ものの購入動機はどうであれ、ものも意識に共鳴し反応することを忘れないでほしい。

学び **05**

どうしても気づけない人にある原因。その意味を解明

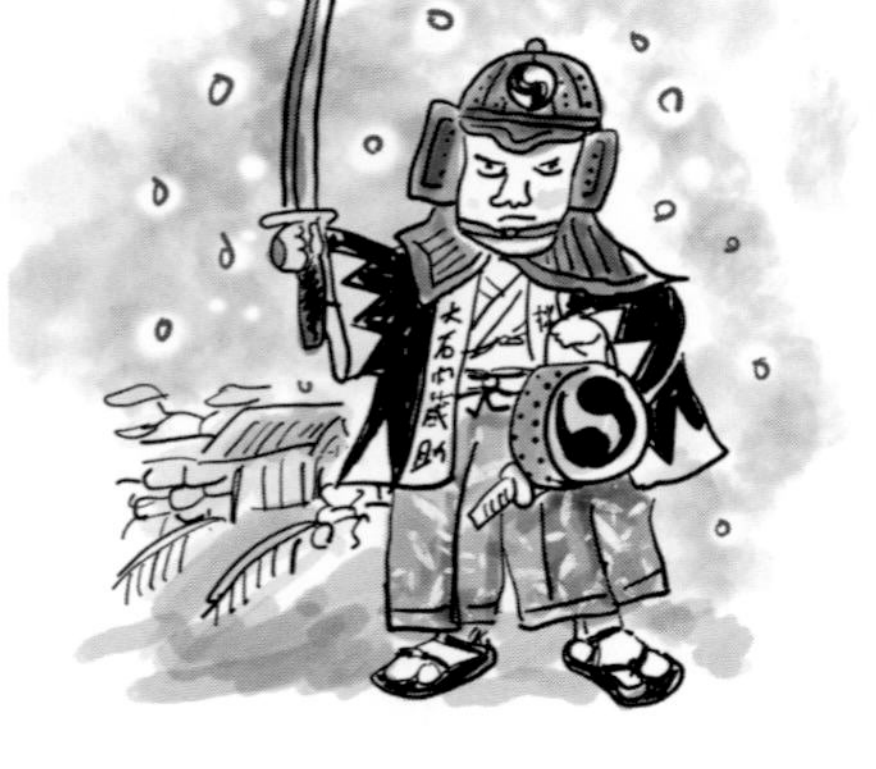

誰もが気づける、心の中を見つめることができると思っていた私にとって「気づき塾」を開いて「気づけない」「心が見れない」人がいることに驚いた。自分の行動の背後にある意味、心を見れば、わかるはずだと思っていたが、そうではなかった。

いろいろ試してみたが、正直、どうしたら気づきの手伝いができるのか、わからなかった。

田村町子さん（仮名）は25歳で嫁ぎ、夫の家族と同居。現在は小学生の子どもがいる。子どもが5歳のときに子宮ガンになり子宮摘出。「気づき塾」のきっかけは、子どもを叱ると自分の言葉が止められない、どうしていいかわからないことからだった。

彼女に「どうして子どもを叱るの」と聞くと、「子どもが片付けないから。ご飯のときはユー

チューブを見ながら食べるし、主人は怒らないんです。夜遅くまで起きているから学校は遅刻するし忘れ物が多くて、私はいつもガミガミ怒っていて止まらないんです」と言う。

子どもに怒りの矛先を向け、ずっと話し続ける自分が止められない。何のために子どもに怒るのかを聞いても、「わからない」と答える。普通は、「いい子になってほしい」「将来困らないように躾をしている」などの答えが返ってくるものだが、それもない。感情で怒るというよりも、子どもを潰すために叱るといったほうがいい。彼女は、子宮の病気をしているから、子宮＝子どもや女性に関するデータがある。

彼女にご主人と子どもに「ありがとう」と1日1回言う実践を始めてもらった。ところが「ありがとう」を言おうとするが言えない。サンキューは言えるが「ありがとう」は言えないという。口に霊的な問題がある。彼女の口から家族に対してポジティブな言葉を発せさせないようにしている。彼女が、自分の行動の背景にある意識を見れないのも、視られては困る存在がいるのだろう。彼女の家庭環境は、2階に姑と小姑の家族が同居している。彼女が2階に上がると、部屋のドアを閉められるそうだ。彼女は、姑や夫の悪口は言わない。いや、言えないようにされている状況だ。心の中に不満がたくさんあることは手にとるようにわかるのだが、言葉を発しない。自分で解放できない。彼女自身は不満もないと思い込んでいるようだ。まるで自分の意識がない。行動の背景に意識がないのだ。

意識がない人をどうすればいいのか、思い悩んだ。彼女の「気づき塾」の日、私は、彼女を連れて潜在意識と共に氷川神社に「彼女を気づけなくさせたのは私自身です。自分の力ではどうすることもできません。至らない自分を許してください」とお参りに行った。

すると翌朝、体がソワソワしておかしい。潜在意識と話をすると、「泉岳寺」とひらめいた。泉岳寺といえば、四十七士。日本三大敵討ちの一つだ。四十七士を調べると、君主のために家も家族も自分の夢をも捨てて仇討ちをしたことがわかった。一人ひとりの背景、家族、時世の句を読むと涙が止まらない。彼らは、心や意識を捨てたのだ。

「心や意識がない」意味が少しだけわかったが、町子さんのデータを消すには、並大抵の愛では通じない。

まずは、私が泉岳寺にお詫びに行った。四十七士の墓は、君主夫妻よりも高い位置にあり、英雄として祀られている。君主の思いは、仇を討ってもらうよりも臣下には幸せになってもらいたかっただろう。泉岳寺山門の1階天井には「江戸三龍」の一つ、銅彫大蟠龍《ばんりゅう》がはめ込まれている。蟠龍は、地面にうずくまり、とぐろを巻いた状態で天に昇らない龍のことだ。きっと四十七士は天に帰ることはできていないのだろう。

以降、藤井風の「帰ろう」の歌が心の中に流れていた。

翌月の彼女の「気づき塾」の前日、私は高次元カタカムナの本を見て、指でなぞって80首を唱えた。すると、夢で、車の中に囚われている私を助けて男の人が神社に案内してくれた。ウルトラマンの兄弟が祀られている神社だった。一つずつ社をお参りして目が覚めた。

以前、天河大辨財天社に参拝したとき、ウルトラの母の姿のような神様がたくさんの龍をコントロールしている映像を視た。宇宙の神はウルトラの母のようなものと、思っていたのでウルトラマンは宇宙の神々なのだと思った。

この日、宇宙からの力をいただき、彼女は、ほんの少しだが、意識が使えるようになった。気づけないことの背景には、仇を討つために心や意識を捨てたデータがある。データを消すのは潜在意識である。心や意識を捨てた人は愛を感じとることはできない。どんな愛ならば心や意識を取り戻せるのかは、まだわからない。彼女は四十七士の話を聞いても読んでも、まだ涙を流せない。感情は動かない。意識こそが、永遠に神、神性なものであるはずなのに。

学び 06

知識は意識の邪魔をする。必要な知識はすべて潜在意識が引き出してくる

知識は、生きていく上で必要なもの。知識があれば人のために役立つことが多い。尊敬されることも多い。ないよりもあるほうがいいに決まっている。

そう思っていたが、潜在意識は、「知識は意識の邪魔をする」と言葉をくれた。とかく頭の良い人ほど頭で考える。顕在意識の強い人ほど、知識をほしがる、ものを買いたがる。

初めの頃、幾度も一般セミナーでいろいろな知識を交えたセミナーをしたが、最後にはしたくなくなった。知識だけでは何も変わらないからだ。人は知識だけでわかったような気がする。何も身についていなくとも本を読んだり映像を見たりしただけで満足しているのだ。知識は自分を満足させるだけだ。成長させるものではない。

大事なのは意識、意識は思いだ。思いは重い。

他人から先祖供養の仕方をよく聞かれるが、結局のところ知識がほしいだけである。神棚や仏壇の位置についても法則はある。

たとえば、胃が悪い人の家を訪ねると、仏壇の位置が一番下座になっている。先祖は自分たちよりも上の人なのに一番下の位置に置くから、子孫を食べさせなくして訴えてくる。仏壇の位置を直しただけで、その人の症状はなくなった。ただし、これは神棚との関係もあるので、簡単に自分で位置を変えないことだ。わかっていないと失敗する。

これまで私は、家に仏壇のある人には、先祖の祀り方や食事のお供えの仕方を話してきた。何度もお盆やお彼岸を迎える前に話しているので、当然理解していると思った。ところが、知識だけを求めて聞いて、形式だけで、意識や思いがないため、当たり前のことがわからない。

今日の塾生は、山田美恵さん(仮名)。「気づき塾」の終了時間なので、潜在意識に「今日この人に伝えるのは、これでいい？」と確認した。すると、潜在意識から「まだ不足がある」と意識が飛んできた。といっても声が聞こえるわけではなく、意識が心に伝わってきた。

「私たちはペットではない！」、私たちって誰が言っているのだろう。

彼女のご先祖様だった。先祖は、自分よりもずっと上の世界の人たちだ。大元まで辿ると、神様に近い人だ。瓊瓊杵尊《ににぎのみこと》にまで行き着く。だったら当然敬わなければならない。

ペットではないってどういうことなんだろう。ペットは愛玩動物。好きなときにご飯を与え、好きなときに可愛がる。人よりも下、飼い主の支配下にある生きものだ。

彼女は、毎日、どんなことをしてるのか聞いてみた。

「朝起きたらパン、サラダ、コーヒーを供えています」と彼女。

「え！　毎日ですか？」と私。

「毎日、きちんとあげています」と、彼女は答えた。

それだけなのだ。朝起きて、先祖に対して昨日からの感謝、就寝前の挨拶もなく、食事のみ。しかも、いつも同じ食事。自分たちは、朝食よりも夕食に重きをおいて、豪華な食事をしているのに、パンの朝食。先祖に感謝の想いを寄せることなく、毎日ペットフードのように同じ食事を与える。

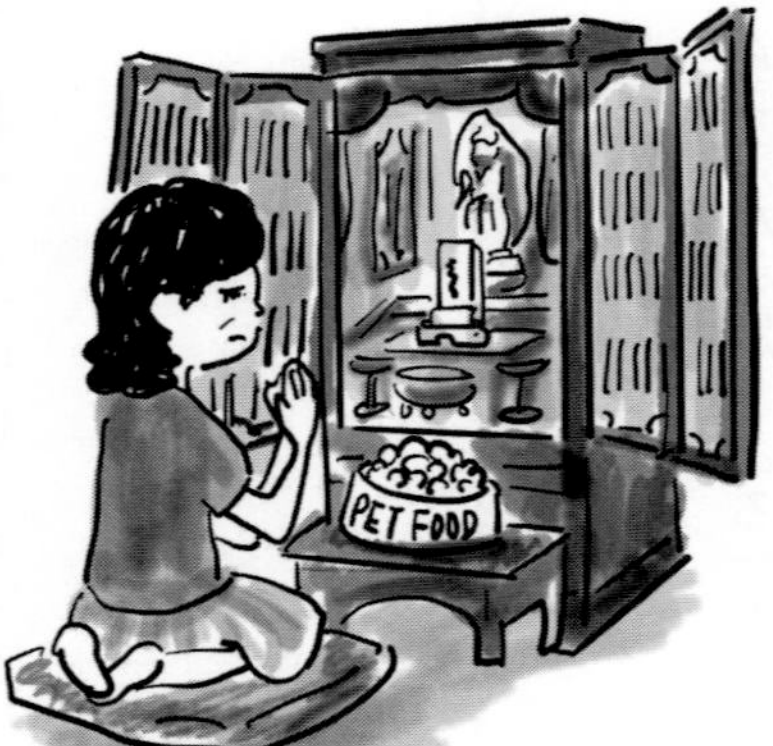

仏壇も位牌も彼女にとってはものにすぎないのだろう。昔と今は違うから、先祖は白いご飯

だけを供えても食べない。今の人の食事は、おかず（魚や肉）やデザートなど何でも食べている。ならば同じ食事を自分が食べる前に取り分けて供えるだけでいいはずだ。温かいものは温かく、冷たいものは冷たく、旬のものを食べてもらいたいと思う気持ちは感じ取れなかった。

自分が上になっている自己中の極み。仏壇の場所も自分たちが3階に住んでいるのに、先祖を踏みつけてしまう1階に置く。自分の考えがあるなら、私に聞かないで勝手にすればいい。

先祖が子孫を守護していると思うのも大間違い。平家も源氏も、北条家も武田家も徳川家も親兄弟、親族同士で争ったデータがある。まずは、お詫び。一族で争ったものが嫁ぐこともある。

その後、私が台所で調理をしていると、「洗っていない箸で、どうやって食事をするのか。馬鹿にするな」と意識が飛んできた。また、美恵さんの家だろうと思った。

美恵さんに確認すると、「汚れていないので箸は洗っていません」とのこと。

食事を供えたら、先祖が箸を使って食べるのは当たり前。汚れていないなら、先祖は食べていない、形だけの食事は必要ない。先祖に食事を供えると、食事は必ず味がおいしくなるか、まずくなるか、変化する。その味も確認しておいしくなったというが、本当なのだろうか。先祖を大事にする思い、感謝する思いは伝わってこない。意識に勝るものはない。

学び 07

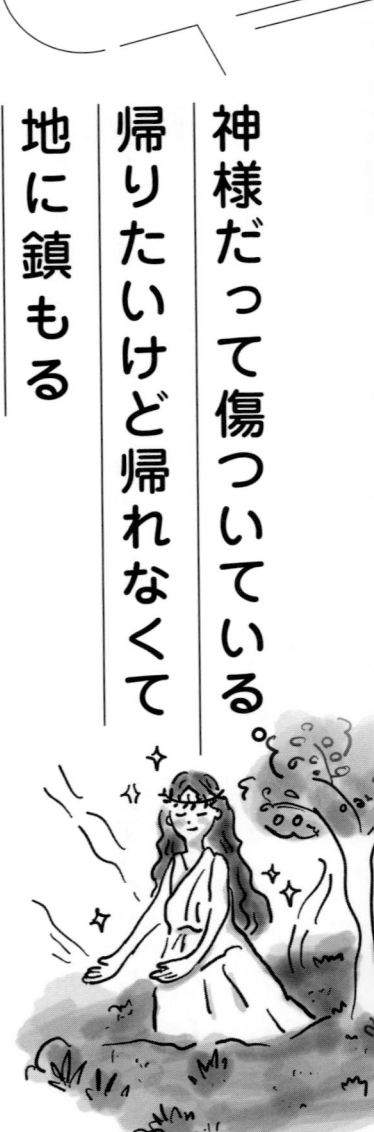

神様だって傷ついている。帰りたいけど帰れなくて地に鎮もる

竹村美香さん（仮名）は2人の子どもを抱えるシングルマザー。ある場所に引っ越してから父親の事業が倒産、離婚、長女は整理整頓ができない病気で、長男は中学から引きこもり、もうすぐ20歳を迎える。

相談を受けて、住んでいる場所を訪問して神社が気になった。ボロボロの社、周囲をマンションや民家が取り囲み、敷地内で子どもの遺体が発見された場所のため、参拝者はなく寂れていた。誰もお参りをしていない。

彼女と一緒に、神社の御祭神にお詫びと感謝の思いを込めてお参りをした。これまで神社に振り向きもせずお参りもしてこなかったこと。長い間この地域をお守りいただいたことへの感謝。地域住民を離れさせたのは私自身の責任であること。神様に長く寂しく辛く虚しい思いをさせてきたこと。子どもの殺人現場になるほど汚してきたこと。ご利益ばかりを求めて人が神様を利用してきた過去。神社が汚れ壊れてもほったらかしのこと。心の底から詫び感謝をした。

お参りをすると、地中から女性の神様がスーと上がってきた映像が視えた。神様は泣いていた。神様は、意識で「私はこの地を守るために降り立ったのに、誰にも振り向いてもらえない。たった一人でいい。私を見てくれる人がいるなら自分の役目は果たせる」と伝えてきた。自らの存在意義に疑問を持ち、鎮まった神様の意識を垣間見た。

神社が子どもの殺人現場になったことは、神様自身が長い期間に及ぶ寂しさと虚しさから別のものになってしまったのか、この地に沈んで役割を放棄していたことを意味している。切ない。切なすぎる。神社は、勝手に人が置いたものではない。飢饉や災害、流行病などで困窮した民を救い、再び繰り返さないよう願いを込めて、時の政権は、国中に神々を祀って神社をつくった。しかし、人は、そこに目を向けなくなった。神様を利用してきただけだ。

鎮守の森はなくなり、敷地には住宅が立ち並び、誰にも見向きされなくなる。神様の堪忍袋は大きいから何十年でも辛抱できるだろう。でも長く続くと、自分は何のためにこの地に降り立ったのか。この地域を守り愛を与える役割さえも虚しく感じ始める。自分を傷つけていく。

ご利益ばかり祈られてきた神様も同じだ。お金を、仕事を、宝くじをと祈られ続け、その思いが神様を汚していく。私は、この地の住民ではないが、全国にこうした神社をつくってしまったのは、自分の責任なのだ。本当に神々に対して申し訳ない。その思いを受けとめて、私も涙が止まらなくなった。申し訳ないことを神様にさせていることを痛感した。美香さんだけでなく私自身も変わることが必要なケースだ。

最近、原因が神様に関係するケースが増えている。

市田香さん（仮名）の長男は、有名大学を卒業後、就職したが、心が病み部屋に閉じこもるようになった。相談を受けたとき、潜在意識は私に土地の問題とインスピレーションをくれた。調べてみると、その土地は、元は神社の荘園だった。荘園を管轄していた神社があるのだが、この地域の人々は、別の大きくきれいな神社を氏神様とし崇敬してきた。

私は彼女に、お参りする神社が違っていることを伝え、1日、15日のお参りは、荘園を管轄していた、寂れた小さな神社にお酒を持って、お詫びと感謝のお参りに行くように話した。

1年後、彼女から息子が自分で仕事を決めてきて、働くことができるようになったとお礼の電話があった。私は、良かったと心から喜んだのだが、潜在意識は私にもっと深く理解するように出来事を起こした。

翌日は歯科医での治療だった。治療中は常にカタカムナを心の中で詠んでいる。いつもと違うことが起きた。仮歯が逆の向きでくっついて取れない。無理やり外そうとするが、痛くて外せない。心の中で「潜在意識さん、何を気づけというの」と聞いた。すると、ひらめきが降りた。「彼女の息子が働けて喜んでいるが、そんな単純なことではない。くっついた仮歯を外そうとして痛くて大変なように、彼の体の細胞にくっついていた人たちが、離れるのに、皆どんなにつらくて大変な思いをしたのか、わかってないよ。良かったではない、理解しないと」と…。

土地や家を自分の所有物として暮らす人間の欲は深い。人は、地球に住まわせていただいているだけで、自分のものなど何ひとつない。

地球は人の魂の最終的な修行の場である。基本的に人は、悪い縁の土地に住んで修行している。住まわせていただいているのだから、きちんと神社に礼節を持ってお参りをするのが筋だろう。ましてや神様の荘園だった土地に住むのなら、礼節は必要だ。顕在意識によって傷ついているのは潜在意識だけではなく、神社の神様だって傷ついていることを知ってほしい。

学び 08

「人が人を治せない」と思える治療家こそが、本物である

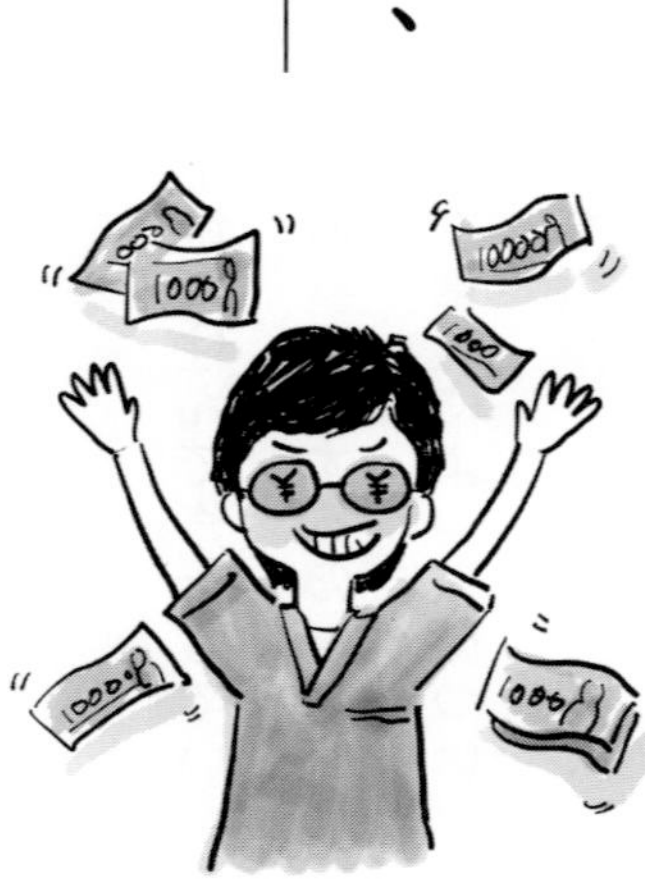

世の中に治療家と呼ばれる人は、たくさんいる。しかし、人には人を治すことはできないと謙虚に考える治療家は、残念ながらとても少ない。

私は、4人の治療家を尊敬している。

1人目は、亡くなられたが外科医の福田稔先生。手術ではガンは治らないと、メスを磁気針に変えて自律神経免疫療法を生み出し、自然治癒力を高め多くのガン患者を治した。ご縁により本を制作したが、人間的な魅力があった。常に治療法を探究し、体を観察し取り組んでいた。初めてお会いしたとき、「あんたが一番体が悪い」といきなり頭ののぼせを指摘し、刺絡治療をしてくれた。強烈な痛みだったが、以来、頭寒足熱になった。ドライアイのときも、1回だ

けの頭部への刺絡治療で即解消した。すごい治療家だったが、どんなときも「病気は患者自身が自然治癒力によって治すもので、医師ができるのは、ほんのわずか２％のサポートにすぎない。すべては自然治癒力で良くなる」と謙虚な人だった。

２人目は、丸山修寛先生。とにかく一生懸命、患者さんの病気を治すための工夫に取り組んでいる。診察のためには、体の中が視えるようになりたいと願い、第三の目で視ることができるようになった。そのおかげで私も病気の状況がわかり、現在がある。取材中、患者が、「先生は、鈴を振ったり踊ったり、何かものを貼ったりいろいろするんだ」と話していた通り、私の治療も、最初は踊りのようなハフリや手作りのグッズだった。何とか病気を治す方法はないかと日々探究している故に、開発したグッズには終わりがない。次々に開発されるグッズに悩まされることはあるが、疑いながらも使ってみると納得の効果がある。天才的な発明家だ。

３人目は、永野剛造先生。麻酔科の医師だったが、人が大好きなため、診療科目を皮膚科に変え、円形脱毛症の駆け込み寺といわれるほど脱毛症に特化している。病気とエネルギーの関係に取り組み、プラス思考を重視している。永野先生はエネルギーを６段階で測定し、波動水をつくり、あっという間に心の穴を塞ぐ。私の主治医でもある。心にトラブルがあっても、波動水を飲むと体が温かくなり、悩みは軽くなり解消へ向かう。新型コロナウイルス感染症対策の波動水の効果は強力だった。偉ぶることなく、シルバー・バーチの真の医療（魂を目覚めさせ、真の自我を発見させてあげること、霊的真理に目覚めさせること）を目指している。

最後の一人は、松永ひろきクリニックの松永博喜先生。患者の心と体を丸ごと治療する。医師には、患者の「自分の体は自分で治す」という意識を受け止めて、患者をサポートをする役目しかないという。人徳者だ。失明状態にあった父がお寺での宗教的なアプローチで完治。自身仏門での生活経験がある。空海が唱えた科学、それに反する非科学、両者の矛盾を感じながらも科学（医学）の道を選び医師になる。水俣病被害者を一つにまとめ救済活動に携わり怪我をしたこともある。私が病気の話をしたとき、先生は「顕現したから良くなったんだね」と言った。

４人の共通点は、西洋医学を認めながらも、体の仕組みを活用し自然治癒力を高めることに取り組んでいる。そして、医師でありながら謙虚に患者に寄り添っているところだ。

私は、「体を治せるのは潜在意識」と理解してから余計に治療家に対する疑問は膨らんだ。治療をする時間だけ治療家の仮面を被り、まるで神様のようにやさしく患者さんに接する。でも家に帰ると、治療家の顔は終了。妻に横柄な態度をとる人もいる。そんな汚れを持つ治療家が人を治せるのか。人間性の問題だ。

一般的には、治療家は良いことをしていると考えられている。しかし、どんな職業も大差はないと思う。八百屋は野菜、魚屋は魚と、ものを販売するのに対して、治療家は、時間と技術を販売する。しかし八百屋にも魚屋にも、優れた知識や経験がある。

販売するものは、ものと技術の違いだが、「体」がかかわるだけで、なぜだか評価は高くなる。

医師も同じだ。昔は、「医は仁術」といわれたが、今は死語である。「医は仁術」の言葉の意味は、「医術は病人を治療することによって、仁愛の徳を施す術である。人を救うのが医者の道である。医術、またそれに携わる医者の使命の崇高さを説いたもの」（『ことわざを知る辞典』）とある。

病院経営には、「医は算術」の考え方が必要になる。検査や手術を行い、薬を投与しなければ維持はできない。当センターでの相談者の中にも、「抗ガン剤も放射線治療もしないのなら病院に来ないでほしい」と拒絶された人がいる。最近は、インターネットで医療知識を得ることができる。自分の病気は、自分で治療方法を選びたいと思っても現実は選べない。

自分の体なのだから、自分で治療法を選べるようにならないものだろうか。

外科治療が必要なときもあるが、世の中に潜在意識の治療に勝るものはないと思っている。

コラム5

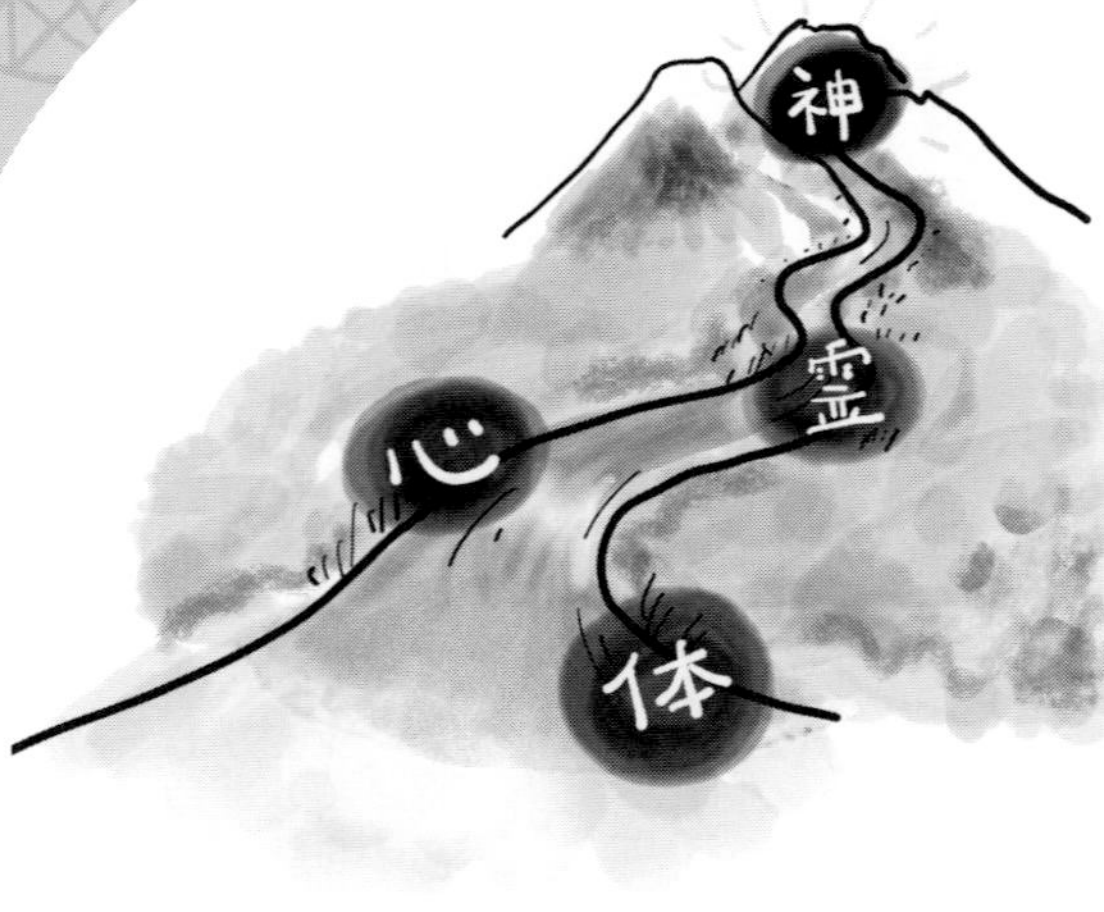

神・霊・心・体

川の水も汚れも川上から川下に流れる。川上は神の世界、川下は体の世界である。病気の原因が川上にあるなら、体だけの治療では治せない。心の汚れは霊を引き寄せ体に影響を与える。霊を動かしているのは神様だから、結局、川上である神様が病気や悩みを最も早く解決できる。

神や仏はいないと、神棚や仏壇に足を向けて寝る、榊代のために神棚を撤去するといった人には、土台の改革が必要になる。

PART 6

体験 「気づき塾」から

何度一般セミナーを行っても参加者の意識は他人事。自分のこととして捉えることはできない。

そこで始めたのが「気づき塾」。自分の心の汚れを見つけ、修正するための個人塾だ。

月1回マンツーマンで行い、必ず宿題があり、1週間ごとの実践報告が必要になる。達成できないと次の段階には進めない。潜在意識のサポートのおかげで深いことまでわかり意識が深まっている。

「気づき塾」の塾生の体験の一部を紹介する。

”「気づき塾」は
共に学ぶもの。
勧誘禁止“

どんなに一般セミナーを行っても人は変わらない。その理由は自分自身のことだと思わないからだ。このままではカタカムナを詠んでもデータを消すことはできない。

そこで「気づき塾」をつくった。自分の汚い部分に気づいて変わっていこうと努力する学びのための塾だ。

私から教わる塾ではない。私と共に学ぶ塾だ。私と塾生、そして私の中にいる視えないものも、塾生の中にいる視えないものも共に変わっていくためのものである。視えない世界も含んだ学びなのだ。

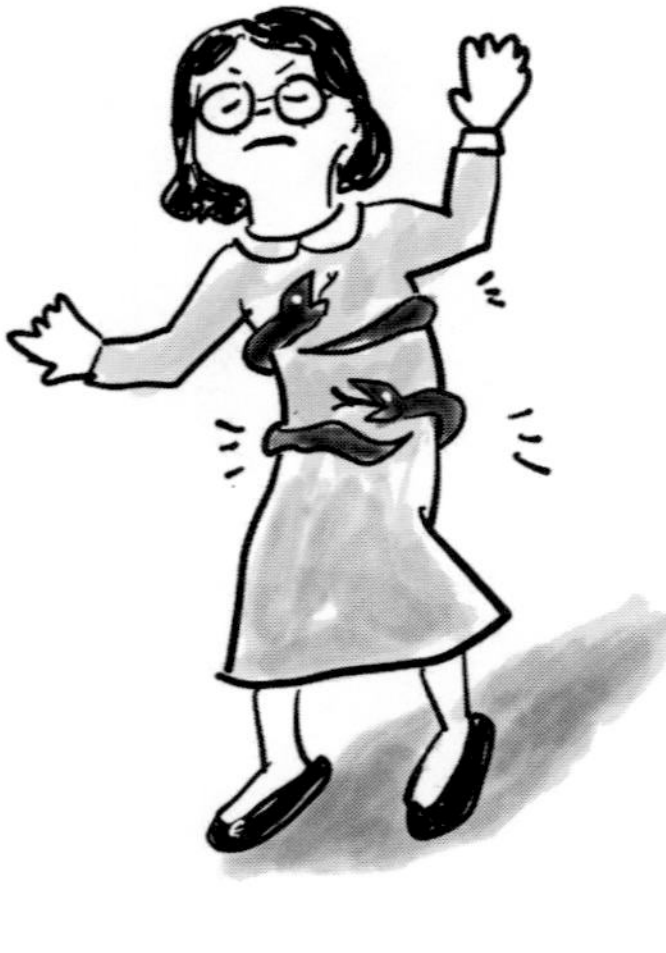

まだ、「気づき塾」の本質を理解してなかった頃、うかつにも私は、山本三枝さん(仮名)を誘ってしまった。

すると、その夜、夢の中で2匹の大蛇に

襲われた。山本さんの胸とお腹に巻きついた大蛇が一瞬にして巨大化し、私に向かって正面と頭上から襲ってくる。

大蛇は「気づかせたら俺たちが復讐できなくなる」と意識で伝えてきた。危ない！と思ったとき、神社の狛犬が、それぞれの大蛇に対抗して難を逃れた。

いつもお参りをしている氷川神社の狛犬が守って下さったのだ。

この夢で気づかせてもらった。「気づき塾」は参加を誘うものではない。自らが魂の向上を目指したいと思い、視えない人も向上したいと、共に思った場合にしか参加できない。本人だけの問題ではないのだ。

「気づき塾」では、参加者の魂の始まりからこれまでのことを潜在意識が教えてくれる。どういう汚れをとるべきなのか。神・霊・心・体における問題。

初めから根本的な話ができる人もいれば、玉ねぎの皮を剥がすように一つひとつ解消していかなければならない人もいる。毎月の課題があるが、実践するしないは自由だ。ステージをクリアしない限り、次には進めない。私と参加者がすべてを認めること、共に努力することで変わっていく。

最終的には、次の世の神様の役に立つ人を育てるため、神人合一へ向かうための「気づき塾」である。

体験

01

御利益信仰は、必ず見返りをとられて弊害を受ける

有森景さん（仮名）は、親の代からの筋金入りの新興宗教の信者。その宗教が縁で親の代から信仰深い夫と結婚した。神仏に対しての思いは深く、同じ宗教団体に所属している人を助ける思いは強い。彼女は視えないものが視えることも他人とは違う自慢の一つらしい。

知人の紹介で来所。何度もセミナーを受けているのだが、勘違いが多く理解できない。「勘違い」は、「神違い」とも書ける。何か違っていると思い、普段の様子をみていた。どうもカタカムナを宗教のように思っている節がある。

カタカムナは、宗教ではない。宗教は、神から啓示を受けた教祖がいて、信者は教祖を介して神様とつながる。カタカムナは自分の内在神である潜在意識とつながり、潜在意識を介してハイヤーセルフ、神へとつながる。直接的なつながりだ。

宗教は当初、世の中のためや人の幸せのためにあったのだろうが、人は、もっと幸せになりたい、もっとご利益がほしいと求め始める。景さんの宗教は、嫁ぎ先と実家の両親、4家の先祖を供養し、神の御用をするのが徳になると活動を推進していた。何のために活動しているのかを突き詰めると、結局は自分の家のため、家に固執することは自分中心、自己中心の思いだ。私の個人的な考えだが、先祖も、仕えた人も、断絶した家の人も、闘った人も、名も無き人たちまでもが、遺伝子を通してつながっているのだから、縁の有る無しにかかわらず、すべての供養につながるのがベストだと思っている。

自分の先祖をずっと遡っていくと、結局は、人類の大元、神様にまでたどり着く。私の家にも仏壇があるが、その大元は、すべて同じである。すべての人に食事が届くように、私は毎日食事をお供えすることを自分の行としている。神様や世の中のため、人のために役に立ちたい思いは、特定の宗教に入らなくても実現できると考えている。

それ故に地球や魂を汚してきたお詫びと、生かされている感謝を捧げるために、神社や仏閣にお参りをするのは、当たり前と考え、推奨している。

景さんも1日、15日とお参りを始めた。けれど違和感がある。心の奥にご利益の考え方があるかもしれない。潜在意識を介さないで願いや祈りをすると、異なるものに憑依されてしまう。

ご利益信仰をしてきたツケは大きい。

２０２３年2月、景さんの娘が自分に反抗的で何かと文句を言ってくると相談を受けた。同時に潜在意識からインスピレーションが降りた。神棚のお札の祀り方に間違いがあるかもしれない。彼女の家を訪問したかったが、彼女が嫌がるので写真を見せてもらった。見ると、神格の低い神社のお札が上座に祀られていた。何度話しても理解できないのは、川上である神様や仏様のことに間違いがあると思っていた。案の定、仏壇は人が住んでいない1階の部屋にあった。

彼女の「気づき塾」では、自分をよく見せようと、他人に嘘をつかないようにとアドバイスをした。課題も出さない、セミナーに参加してもきちんと学べない。自分は変わったフリをする。でも実際の生活を知っているのは自身と潜在意識だ。「気づき塾」の後、うたた寝をしていた私の夢で、潜在意識が「景さんだけど、自分に嘘をつくのをやめてほしい」と伝えてきた。

自分に嘘！ってどういうことなのかと考えていたら、「鳥獣戯画」とインスピレーションが降りた。鳥獣戯画は、有名な京都市右京区の高山寺に伝わる戯画絵巻。うさぎや蛙などの動物たちが擬人化され遊んでいる絵だ。彼女の家や細胞の中にいるのは、動物霊（動物になってしまった人霊）かもしれない。どうしても訪問するしかない。訪問してわかった。

自分に嘘の意味は、自分が家事をこなしているように見せていたのだ。

景さんの家の中は、ゴミ屋敷のようだった。部屋の中は、物が散乱し、布団は丸められ、壁紙や窓の桟にまでホコリがびっしり、足の踏み場もない。彼女が新興宗教の教えに従って外ばかり出歩いていた結果である。家に住んで35年分の汚れが溜まっていた。

汚れた家には、汚れたものが巣くう。その人の周囲の環境、周囲に知人、友人が、その人を表している。結果的には、潜在意識を介さないで、ご利益信仰をしてきたツケなのだろう。

動物霊に憑依されたと思っていたら、それは長年ご利益を求めてきた先祖が動物に変わってしまった姿だった。救いを求めて彼女に影響を及ぼしていた。結果、彼女の性格は堕落し怠惰になり、ラクをすることしか考えない。人のために労力は使わない。タナボタを好んでしまう。

彼女は、私に毎日カタカムナ80首を詠んでいると言ったが、汚部屋に神様は来るのか。埃だらけの神棚に祀られたお札にご神霊はかかるのか。彼女の姿は、結局、「気づき塾」でかかわっている私にすべての責任がある。時間はかかったが、彼女は片付けをやり通した。これからやっと心の段階における気づきが始まる。

体験

02

氏神様の力を借りて、目覚めた「真我」、難病も嫁姑問題も解決

彼女の名前は、宗像波子さん（仮名）。２０１５年11月のある雨の日、永野医院の帰りの来所がきっかけだった。円形脱毛症、耳鳴り、腰痛、様々な体の悩み、頭はブヨブヨしていて上部頸椎は歪み、足首は距骨が飛び出した状態だった。最も大きかったのは嫁姑問題。来ると必ず2時間は姑の話をする。姑の悪口を話し始めると機関銃のようにとまらない。情報センターは、彼女にとっては、話を聞いてもらえる癒しの場所だったかもしれないが、聞かされるみんなは苦痛だった。毎回同じ話を繰り返し、彼女は変わらない。

私は、それでもずっと因果応報の話をし続けた。自分がされることは、すべて前世や前々世に自分がしてきたこと。あなたが姑に対してしてきたことが今、自分に還ってきていると。残念だが、何度話しても理解できない、認められない。そうなると、だんだん大きなことが起き

てくる。２０１７年６月、彼女は、難病サルコイドーシスの疑いがあると入院した（２０１８年９月確定）。この病気は、おもに類上皮細胞やリンパ球などの集合でできた「肉芽腫《にくげしゅ》」という結節（しこり）が、リンパ節、目、肺、心臓などの全身の様々な臓器にできてくる原因不明の病気だ。何らかの病原微生物の感染がきっかけとなって体の中の免疫反応が過剰に反応することで発症すると考えられている。

彼女の場合は肺に発症した。胸の病気は心に関係している。このまま放置しておくと、彼女は、胸だけではなく、精神の病を発症しかねないと思った。

できることは、神様のところに行きお詫びをするしかなかった。今でこそ、氏神様は、地域の神社となっているが、昔は氏（一族）によって決まっていた。

宗像一族の氏神様は九州の宗像神社なので２０１７年９月、彼女を連れて参拝した。宗像大社は、天照大神御神の三柱のお子様の三女神、沖ノ島「沖津宮《おきつみや》」（田心姫神《たごりひめのかみ》）、大島「中津宮《なかつみや》」（湍津姫神《たぎつひめのかみ》）、田島（本土）「辺津宮《へつのみや》」（市杵島姫神《いちきしまひめのかみ》）が祀られている。女性は沖ノ島に参拝できないので大島に渡り沖津宮の遥拝所に行った。

これまで魂をいただきながら魂も心も体も汚し続けて勝手な生き方をしてきたこと。もう彼女を変えられるのは宗像の神様しかいないこと。彼女が私の話を理解できないのは私の責任、至らない私をお許しいただきたいこと。だからこそ神様に報恩させていただきたいと祈った。

すると、スーッと１本の竜神雲が目の前に現れ、祈りが届いたことを確信した。

そして田島の宗像神社に行くと、私たちがなぜ先に大島でお参りをしたかがわかった。２柱の神様は、社屋の改修工事中とのことで祀られていなかったのだ。

翌日、私はお墓参りのため故郷松山に、彼女も観光で同行した。その夜、再び彼女の人生の話が始まった。彼女の人生に共通していることは「裏切り」だった。彼女は、姑や小姑、夫にまで裏切られた人生の話を午前２時まで続けた。「どうして私だけ裏切られないといけないの」、彼女の心の主張だった。少しは人を責める性格は変わったのかと思っていたが、そうではなかった。せっかく宗像神社までお詫びに行ったのに、まだこの人はわからないんだ。祈りは何だったのか。私の中の誰かがキレて言葉を発した。「裏切るものの気持ちが、お前にわかるのか。裏切ったものの気持ちを考えろ」、究極の叫びだった。

彼女は、カタカムナの枕カバーを頭に抱えていた。カタカムナを詠むと彼女の頭から白いものや黒いものが上に上がっているのが肉眼で見えた。

彼女は裏切られた者の気持ちは十分理解できる。裏切った者は、どんな思いで裏切ったのか。仲間を助けるため、一族を助けるため、いろんなことが浮かんでくる。自分の体験は、過去世からのデータを消すための体験、気づきのための体験だ。認めなければ何も消えない。

この旅は、彼女の人生の分岐点となった。カタカムナを詠んでも何一つ感じなかった彼女は、手にビリビリとしたものを感じるまでには1年かかった。自分のことしか祈れなかった彼女が、他人のことを祈るようになるまで2年かかった。自分のことを認めてもらいたくて主張する癖に気づき、修正するのに3年かかった。彼女のサルコイドーシスは、汚れが取れてくると変化した。肺は心、彼女なりに大元からのデータを深く考え、カタカムナの実践、自分は正しいという考えを改めた。免疫の指標、リンパ球は正常になった。

今は、姑や夫と幸せそのもの、彼女の周りの姑問題がある友人までも大きく変わった。

CTによる肺の断層写真

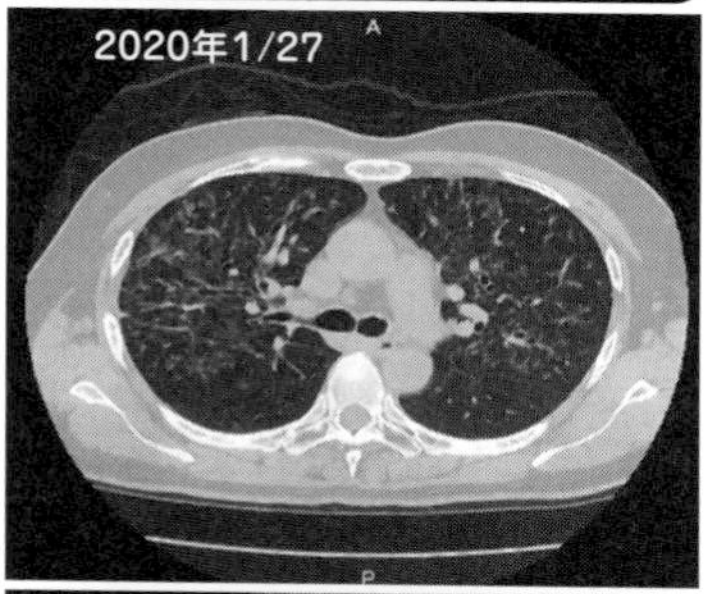

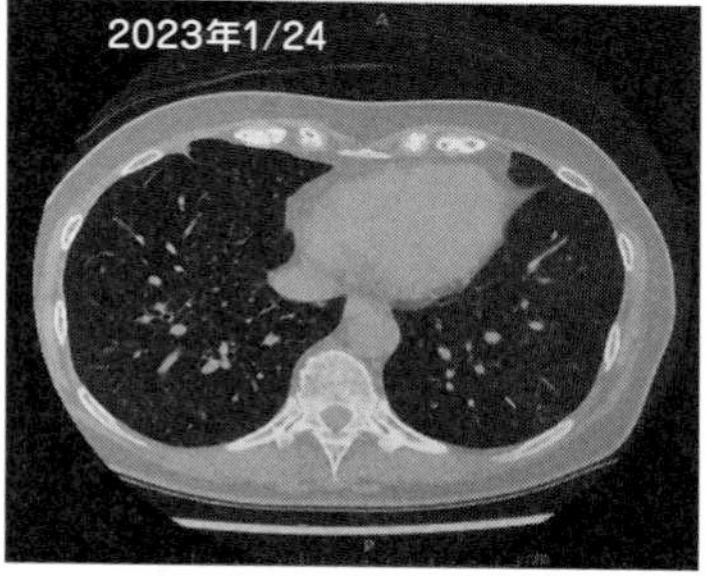

白血球数とリンパ球の割合と数

日付	2018 8/7	2019 11/1	2023 1/24
白血球数 個/μℓ	5300	4300	5900
リンパ球割合	18.2%	35.9%	35.2%
数 個/μℓ	965	1544	2060

体験

03

料理もつくれないほどのつらさが意識改革で大変化

私が相談を受けていると、「私もお願いします」とやって来たのが、川畑道さん（仮名）。彼女は、1歳の頃からアトピー性皮膚炎で20年もステロイドを使用してきた。14歳上の優しい夫と2人の男の子がいる。

相談内容は、自分は体がつらくて料理もつくれない。夫が日曜日にまとめて1週間分の料理をつくり、夫がそれを詰めてお弁当にし往復4時間かけて会社に通っているという。

彼女は、だるくて思うように家事ができない、子どもにも申し訳ないと話した。

そのとき、私に見えた映像は、洋服がハンガーに吊るされ部屋中に溢れていた。

私が話したことは、あなたの夫のように優しい夫はいないこと、通常ならとっくに別れることになる。そして、道さんは、夫に感謝しているのか。何かあなたが感謝の証にできることはないのかと尋ねた。すると、私の潜在意識が「目玉焼き」とインスピレーションをくれた。彼女に「目玉焼き」と言葉に出してみると、彼女は「主人が大好きなんです」と話した。

ならば、まずは夫が帰ってきたら、おかずに目玉焼きをつくることを提案した。

次は洗濯物。彼女には何で自分ばかりが洗濯物を畳まないといけないのかという思いがあった。常に受け身で、誰かに何でもしてもらうことに慣れていて、誰かのために何かをする、愛を与えることができない。妻や母親としての愛を与えることより、自分が子どものようで愛に飢えている状態だった。

これは、育った家庭環境の影響である。彼女の父はサラリーマン、母は塾の先生、幼少の頃から両親の家庭内不和に悩まされていた。母親は教育熱心で学力がすべてと考えている。母親の愛情を受けたい一心で勉強をがんばった彼女は優秀な県立高校に入学できた。

ところが入学したものの高校に通えなくなった。通おうとすると、体調が悪化し、高校を辞めざるを得なくなった。それ故に自分だけがどうしてこうなるのか。自分を責め、人を羨む歪んだ気持ちが奥底に存在した。母親は、神も仏もないと考える人だったが故に、彼女は何も教えられることはなく、学校に行けず知識を得られなかったコンプレックスは大きかった。

彼女の母親に対する憎しみは強かった。どんなにカタカムナをしてもすぐには取れない。母親はどんな思いで高校に行けない彼女を見ていたのかを推測し話すことにした。

彼女は、母から「高校に行きなさい」と言われたことはなかったという。母は、黙って何も言わず見ていたのだ、彼女を優しく包むような愛情で。俯瞰的に見れば、塾教師故に勉強が一番、偏差値が一番という考え方を変えさせるために自分の子どもを通して教えられたと思う。

神様も仏様も知らない。彼女には、当然だが、食の意味も知らなかった。料理がつくれないことは、食べ物に関するデータが強力にあり、彼女の住んでいる場所は、飢饉の多い場所でもあった。外食をすると体がだるくなり料理がつくれない、アトピー性皮膚炎も出る。この大元のデータはどこにあるのかを話し、一緒にデータを認めた。それだけでアトピー性皮膚炎が発症することはなかった。

「気づき塾」に参加して1年も経たないうちに、彼女は変わった。

夫や子どもが家事に協力することが当たり前だった日常生活は、彼女一人で何でもできるようになった。読めなかった本も読むことができるようになり、知識を得られるようになった。

とても素直な性格なので、他の人よりも自分を見つめるのが早い。彼女の潜在意識も一生懸命応援してくれて、彼女がズレた方向に進むと、夢で違っていることを教えてくれた。

ただ、彼女には、母親の愛情を受け取れなかったので、料理レシピや子育て法、そして我が子しか考えられなかったので、鬼子母神の話も必要だった。

今ではPTAの活動もこなし、趣味の手芸も始め、いきいきとしている。彼女は親として、自分が母親に管理された方法と同じにならないよう「比較しない」子育てに取り組んでいる。

友人のアトピー性皮膚炎を治したいというので、「人の病気は治せない。治そうとすることよりも他人のアトピー性皮膚炎をつくった原因は自分にあると認めること。ただし、原因が違う場合はある。原因のデータを具体的に認めないと変わらないはずだよ。潜在意識に聞いてね」と話した。彼女は、潜在意識に聞いた。1カ月後、現象が起きた。PTAの懇親会で彼女が鍋料理を取り分けて、彼女の器にだけ金属たわしのかけらが入っていたという。店の人には内緒にしていたそうだ。彼女から私に、この出来事がわからないと電話があった。私だったら他のお客様を考えたら、異物の件は店側にきちんと話すだろう。内緒にする＝秘密、彼女が内密に毒か異物を入れたというメッセージだ。話をして彼女がデータを認めると、友人のアトピー性皮膚炎は治ってしまったそうだ。

体験

04

どうしても「変わりたい」その思いは芯となり着実な変化を遂げている

正直、小室美子さん（仮名）と初めて会ったとき、私は自分の手には負えない人かもしれないと感じていた。何度も行き詰まり、美子さんには「気づき」は難しいのかなと思えた。

そんなとき、潜在意識が諦めないで彼女の本質を見抜いた。

美子さんは、遠慮がちで気配りのできる優しい女性。でも私はどこかに凶暴な男性を感じていた。あの世での修行の結果なのかもしれない。最も気になる言葉は、「私なんて」。「私なんて」は他の人よりも自分を卑下し低くする言葉だ。一見謙虚かもしれないが、究極の顕在意識の強さである。この言葉によって潜在意識は酷く傷つき、魂に3本のヒビが入り、それを潜在意識は、必死で割れないように押さえる姿が見えた。

あまりにも霊的な問題を抱え過ぎているので、魂の大元から今日までの転生再生のデータを考える必要がある。潜在意識が一つひとつ皮を剥くようにインスピレーションをくれた。

美子さんが転生再生中のデータを認めるのは、難しかった。彼女の受け止め方がネガティブだったからだ。認めると、潜在意識がデータを消して、彼女の遺伝子や細胞の中に存在する視えないものが元の世界に帰ることができるのに喜びとして受け止められなかったのだ。

「気づき塾」の回数を重ねるたびに、潜在意識は教えてくれた。1回目のデータは、日本でたくさんの女性や子どもが貧しさ故に売られたことが視えた。2回目のデータは、イスラエルの地で数多くの奴隷をラクダと一緒に引き連れた中国系の男性が視えた。3回目のデータは、神様の右胸に剣を刺し裏切った姿。神様は傷つき籠り、仕えた者は迷い、神様から離れたのだった。

初めは最も近い前世、そして徐々に最奥のことがわかってきた。どの時代でも、人は弱いものを泣かせて強欲な生き方をするものだ。このデータは美子さんだけではない。私も同じだ。

すべてのデータは、彼女が幼少期から今まで、どうしてネガティブな人生を送らなければならなかったのか、本人自身が納得のいくものだった。

普通の人は、平凡な人生を過ごすことができる。人とは異なる人生を送る人は、それなりに大変な前世、前々世を過ごしてきた由縁である。

こうした人は、自分が大きな国を持っていた、宇宙人だった、神世の時代に生きていたなど、強大な力を持っていたとは思えないのだ。神を苦しめ人を苦しめたが故に、人と異なる人生となる。背後に人と異なる大きなデータがあることを理解してほしい。

カタカムナの実践は、意識が最も大事である。

彼女の意識には、自分はADHDで病気だと思っているので、うまくできない。病名は人がつけたもの、完全なるものと思って実践しないと、ミスマルノタマはできないと話した。

彼女自身が変わろうとするのは難しいのかなと、何度も私は思ったが、彼女の遺伝子の中に存在する視えないものの思いは強烈だった。「ここで変わらないと後がない」「自分たちが気づかないと帰れない」「何とかがんばるから」。そして彼女自身も「私は辞められないんです」と涙を流しながらついてきた。

彼女の病気の原因は神因かもしれない。神因は神様に対して行ったデータがあるということだ。たとえ神因があっても自分が認めて治そうとせずに感謝して生きればいい。神因は悪いことではない。わかることはありがたく、生命ある限り感謝して生かせてもらうことができる。

彼女を最後まで悩ました不思議な現象は、私にはわからなかった。美子さんは、とてもきれい好きで掃除をしていて、家の外に小さな傷が色々とついていくことに気づく。警報機や監視カメラをつけて犯人を探したが、警報が鳴っても誰もいない。ずっと悩まされていたので丸山先生に相談した。すると先生は、「生き霊が原因だから、特定したらこの現象は終わるから」と言われた。実際、生霊が誰なのかを特定したら、この現象は止まった。穏やかな日々は戻った。

初めて会ったとき、彼女はひとりぼっち、寂しそうだった。今の彼女は一人ではない、ポジティブになりいろいろな人との交流が増えた。一人でいるときに自分で「死ね」と呟いていた言葉は、初めの頃を100とすると、1以下になったそうだ。何があっても生かされている喜び、うれしさ、楽しさに感謝だ。この人のデータも私の責任である。

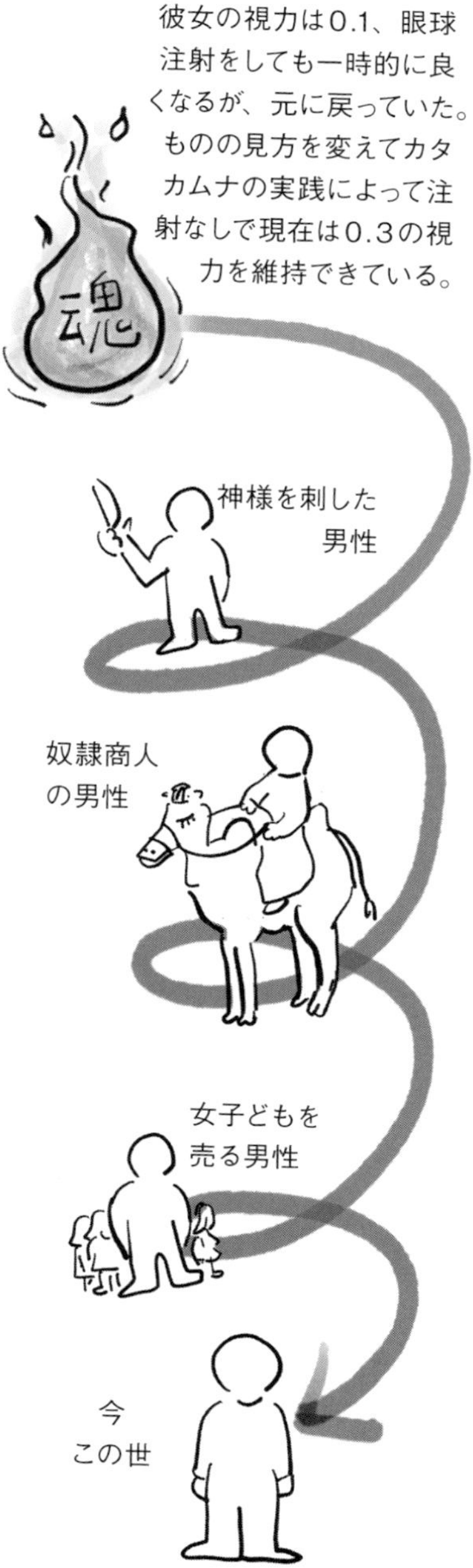

彼女の視力は0.1、眼球注射をしても一時的に良くなるが、元に戻っていた。ものの見方を変えてカタカムナの実践によって注射なしで現在は0.3の視力を維持できている。

体験

05

家や一族には家や一族ならではのデータが発現する

甲状腺のホルモンの分泌が少なく、調子が悪いと来所した斎藤京子さん（仮名）。彼女の病気は、橋本病。橋本病は、バセドウ病とは正反対で甲状腺ホルモンの量が不足して、新陳代謝が低下し、すべてが老けていくような症状が現れる甲状腺機能低下症。無気力で頭の働きが鈍くなり、忘れっぽく、ひどくなると認知症の原因の一つにもなる。寒がりで皮膚も乾燥しカサカサになり、体全体のむくみ、髪も抜け落ち、眠気がありボーッとして活動的でなくなる。甲状腺臓器特異性自己免疫疾患の一つで、体質の変化により甲状腺を異物とみなして甲状腺に対する自己抗体（抗サイログロブリン抗体TgAb、抗甲状腺ペルオキシダーゼTPOAb)が甲状腺だけを破壊していき、徐々に甲状腺機能低下症になっていく。

京子さんは結婚してから、この病気になった。

初めて来た日、カタカムナの枕カバーを使って横になってもらうと、「何だか枕がゴツゴツデコボコしている」と彼女は言った。

カタカムナの枕カバーには、カタカムナウタヒ第1～8首を黄金らせんにした図象を印刷しているだけだ。丸や線の模様で何も突起はない。不思議な反応を示した。もしかしたら、彼女は、この模様を立体で感じ取れる人なのかもしれない。

カタカムナに関連するグッズを使って橋本病自体は良くなったが、これでは終わらないだろうと思っていた。なぜならグッズは、対症療法で彼女の心も考え方も何も変わっていないからだ。派遣会社に登録して働いているが、とにかく何度も職場を自らの希望で変えていく。

間違いなく「気づき」が必要となる日が来ると確信していた。

しばらくすると、京子さんは、病院で甲状腺に腫瘍があると言われてやってきた。

ここが人生の分岐点、きちんと話をしなければ良くならないと思ったので時間をもらった。

これまでどういう生き方をしてきたのか、子どもの頃からのことを尋ねた。

彼女は、親戚中の中でも、成績も性格も自分が一番いい子どもだったこと。存在感を示していたと自慢げに話した。この話を聞いただけで、どれだけ彼女が周囲と比較されて育って来たかがわかった。潜在意識には大きな傷がついていたことだろう。

親の幼少期の育て方こそが、大人になっても影響を与えることになる。

彼女から仕事の話を聞くたび、違和感を感じていた。なぜ、新しく人が入ってくるたびに慣れた仕事場を自分の意思で離れようとするのか、わからなかったのだ。

じっくり話を聞いていくと、彼女は、いつも他の人と比較している。自分よりもあの人のほうが優れている、自分よりもあの人のほうが仕事が早い、自分よりもあの人のほうが気が利く。いつも、こういう考え方が根底にあった。

これこそが、彼女の仕事に対する考え方の癖である。

自分が輝く居場所、存在できる場所を求めて渡り歩いていたのだった。一番であることを褒められたいのだ。だから、自分の居場所を奪われそうになると、自ら新しい場所を求め、逃げていたわけだ。それでは修行にはならない。他人と競う必要はない。比較する必要もない。

人と比較されてきて自分が優れている間は、居場所はあるのだけれども、世の中、上には上がいる。地方から東京に出てくると、能力の高い人はたくさんいる。そこで居場所がないと、挫折してしまう。仕事も生かされている喜びも感じなくなる。自分は他人より劣っているという意識は、顕在意識が強すぎて、自ら潜在意識や魂に傷をつけてしまっている。

また、彼女には少し問題だと思う習慣もあった。彼女は、家の中に、故人（家族以外）の写真を飾り、水やお供えをして拝んでいた。自分なりに良い供養をしていると思い込んでいたが、仏壇にお供えするならわかるが、浮遊霊などの雑霊が集まってくるので止めるように話した。

基本的に嫁ぐ家は、自分と縁のある家。いい縁ばかりではなく、その家を潰したり、迷惑をかけたりした家もある。だからといって嘆く必要はない。その家に嫁ぐ意味があるのだ。

京子さんの義父は甲状腺腫瘍、義弟のお嫁さんも甲状腺の病気、京子さんも嫁いですぐに甲状腺の病気になった。これは、偶然ではない。斎藤家一族のデータを大元から消さなければ、何も変わらない。甲状腺は首にある。代々たくさんの人の首を切り、仕事をクビにしてきたのだろう。

京子さんは、この癖を理解し、改善に努めた。その結果、甲状腺の腫瘍の問題は解決した。

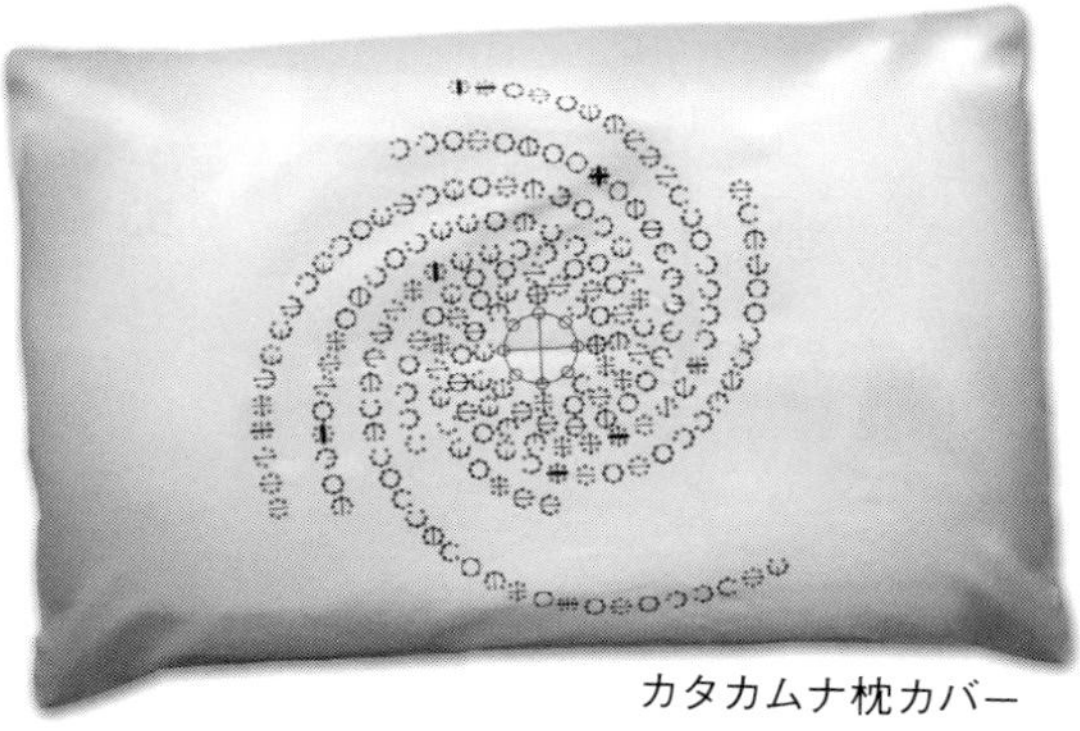
カタカムナ枕カバー

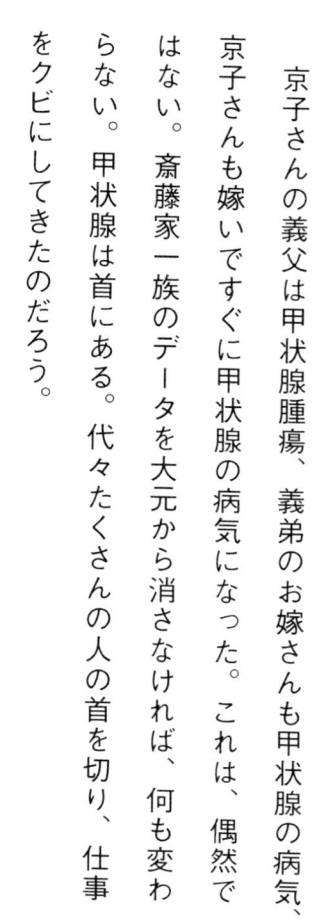

エピローグ

カタカムナの愛情に感謝

この本を書き上げて、とてつもなく幸せを感じた。

病気になったけれども、たくさんの学びがあった。たくさんの人に助けてもらった。たくさんの人と知り合えた。たくさんの気づきがあった。すべてのデータが自分にあった。

私の潜在意識は、どれだけ我慢しながら諦めないで私を導いてくれたのだろうか。

私のハイヤーセルフは、私が迷っても間違っても、見守り続け、許してくれたのだろうか。

そう考えると、活動を止めることはできない。カタカムナを詠み続けてきた8年は、いろいろなことが起こり濃厚な時間だった。体験は、あまりにも多すぎて書ききれないほどだ。

「病気を治す」のではなく、「病気をなくす」、病気の大元のデータを消したいと願ったために、たくさんの見えないものが家に集まってきた。金色の半円球に乗って空中に浮いていた七福神、ガウンを身にまとった背の高いレムリア人、大きくて入れなかった青龍神の影など、「お前は本気なのか」と確認するために私のところに来る。初めての体験に戸惑うばかりだった。自分の魂の始まりのデータに気づき、認めることができたとき、深夜、誰だかわからない人に頭を撫でられたこともあった。

カタカムナは、神そのもの。80首を詠むたびにそれぞれの首から様々な神々が現れる、神の呼び出し歌だった。詠むたびに今まで感じなかったことを感じ、インスピレーションが降りる。心の中で願っていることは、すんなりと叶う。思い通りの人生を得られることは本当だった。

ただ、私の願いである「病気をなくす」は、まだ叶ってはいない。

カタカムナ80首を詠む活動を待っている視えない人がいる。自分一人で詠んでいたと思ったが、いつしか遺伝子の中のデータ内の人までが、共に詠み変わろうとしている。

戦争、天変地異、未曾有の事態が起きている地球を救うのは、カタカムナかもしれない。

カタカムナを教えていただき、さらに特別に協力をしてくださった丸山修寛先生には、心からの感謝を捧げる。そしてカタカムナからの素晴らしい愛情や潜在意識、ハイヤーセルフ、協力くださった会員の皆様、ありとあらゆるものにただ感謝するばかりである。

竹内れいこ

Special Thanks

丸山アレルギークリニック　院長 丸山修寛
〒982-0007 宮城県仙台市太白区あすと長町4-2-10　☎022-304-1191

永野医院　院長 永野剛造
〒151-0072 東京都渋谷区幡ヶ谷2-6-5 梅村ビル 2F　☎03-5371-0386

松永ひろきクリニック　院長 松永博喜
〒105-0004 東京都港区新橋2-12-1 ランディック第3新橋ビル3F
☎03-3595-0707

笹塚歯科　院長 木村一相
〒151-0073 東京都渋谷区笹塚3-9-3 ケイオービル1F　☎03-3376-1888

ホープ歯科クリニック　院長 阿部昌義
〒948-0051 新潟県十日町市寿町2-6-25　☎025-752-0525

竹屋陶板浴
〒301-0826 茨城県龍ケ崎市栄町4356　☎0297-64-3726

沖縄料理 琉球
〒180-0004 東京都武蔵野市吉祥寺本町1-29-5 サンスクウェア1F
☎0422-21-6015

有限会社トキ
〒859-5117 長崎県平戸市魚の棚町311-5　☎0950-23-2566

足ゆび養生処　処長 大久保享
〒151-0072 東京都渋谷区幡ヶ谷2-1-8　☎03-5304-8436

参考文献

『エネルギー医学で病気を治す』永野剛造（コスモの本）
『病気は治ったもの勝ち』丸山修寛、永野剛造（静風社）
『歯は臓器の一つ　口から始まる全身病』永野剛造、小峰一雄、小川優（静風社）
『非常識の医学が病を治す』安保徹、福田稔、永野剛造（実業之日本社）
『安保徹のやさしい解体新書』安保徹（実業之日本社）
『魔法みたいな奇跡の言葉 カタカムナ』丸山修寛（静風社）
『潜在意識への気づきが人生を変える カタカムナ クスリ絵』丸山修寛（静風社）
『最強のクスリ絵　高次元カタカムナとカタカムナ天使文字』丸山修寛（フォレスト出版）
『声に出して不調知らず 超古代の最先端医学 カタカムナの活用術』丸山修寛（ビオ・マガジン）
『地球３０００億年の記憶［超図解］竹内文書』高坂和導（徳間書店）
『誰もが幸せになる ハワイの言葉「ホ・オポノポノ」』ハレアカラ・ヒューレン、カマイリ・ラファエロヴィッチ（マキノ出版）

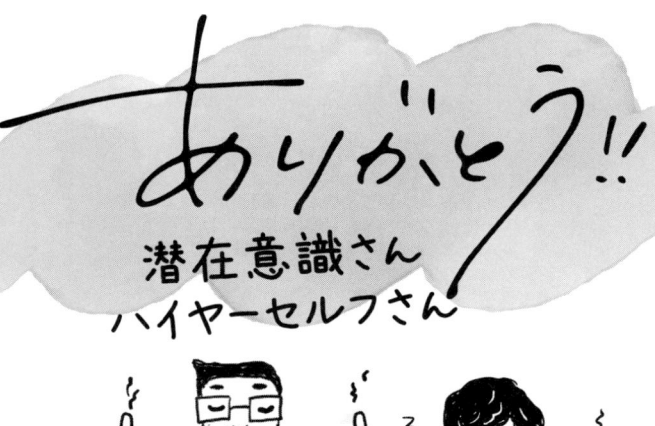

ありがとう!!

潜在意識さん
ハイヤーセルフさん

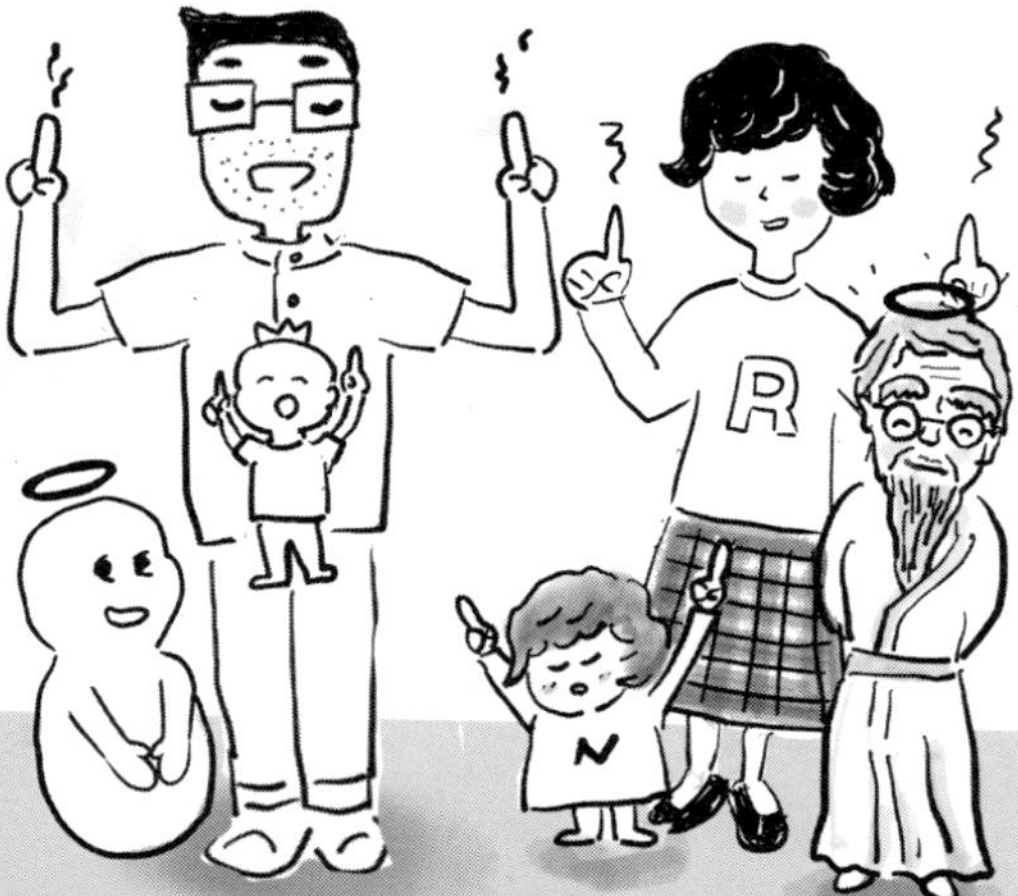

DNA&RNA（核酸）ドリンク 聖杯

潜在意識さんのサポートのおかげで商品化に成功！
核酸はすべての細胞の新陳代謝に必要な栄養素。
丸山先生のクスリ絵“聖杯”とコラボした、
核酸ドリンクが誕生。

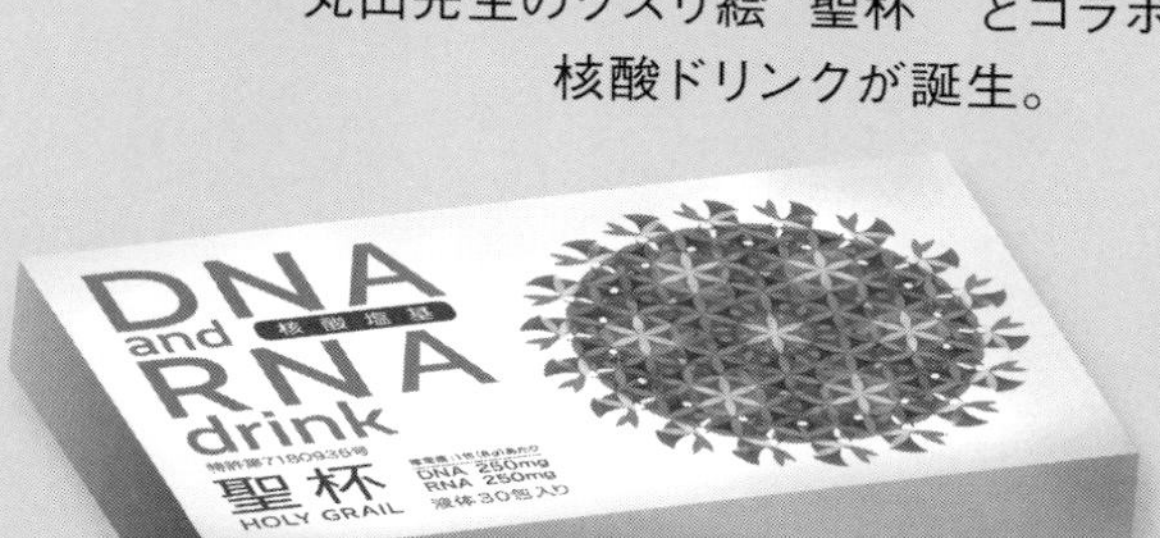

推定値:1(8g)当たり
DNA250mg
RNA250mg

著者略歴

竹内れいこ　一般社団法人 自律神経免疫療法情報センター代表理事
（たけうち れいこ）

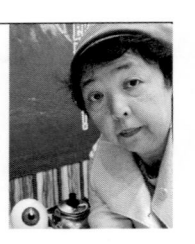

1984年慶応大学法学部卒業。車のハウスエージェンシーを経て消費者と身近な目線で健康分野にかかわりたいと1990年販売促進業務のコンサルタントを始める。当時敬遠されていた納豆に、新しいテーマ「スポーツと納豆」を掲げ、業界2位の企業と契約し業績64億円を3年間で100億円を達成。この実績を生かし起業。以降、ブルーベリー、赤ワイン、ドライフルーツ、メシマコブなど健康素材をテレビ、雑誌など、メディアをミックスしてブームづくりを手がける。2000年健康書籍の出版企画、プロデュース、執筆を始める。国際免疫学者安保徹先生、福田稔先生との出会いにより自律神経免疫論の本に10年間携わる。2014年丸山修寛先生と出会い、すい臓の病がわかるが、奇跡的に回復し、生き方を変え、余生を健康相談に捧げる。2015年6月足ゆび養生処をオープン。松藤文男先生の弟子として足について学ぶ。手掛けた健康書籍は、『非常識の医学書』安保徹・石原結實・福田稔（実業之日本社）、『安保徹のやさしい解体新書』安保徹（実業之日本社）、『病気は治ったもの勝ち』永野剛造・丸山修寛（静風社）、『カタカムナ』丸山修寛（静風社）など多数。

特別協力

丸山修寛　医学博士・丸山アレルギークリニック院長
（まるやま のぶひろ）

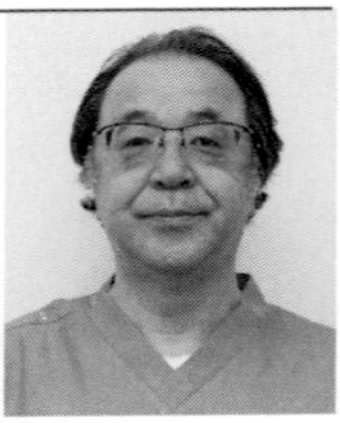

1958年兵庫県生まれ。医療法人社団丸山アレルギークリニック理事長。医学博士。1984年山形大学医学部卒業。東北大学病院第一内科勤務、1997年仙台徳州会病院を経て、1998年宮城県仙台市に丸山アレルギークリニックを開院。東洋医学と西洋医学に、波動や高次元療法、音叉療法、ビタミン療法、カラーセラピー、音楽療法、レーザー療法、交流磁気療法、遠赤外線療法などの最先端医療を積極的にとり入れ治療を行う。色や形の持つ力を研究し、見る･触れるだけで不調をケアできる“クスリ絵”を開発。電磁波を有益なものに変える炭コイル、電磁波除去シート、地磁気を補うチップやシートなど、治療のための様々なグッズを開発。著書に『アトピーのルーツを断つ!!』（ホノカ社）『病気は治ったもの勝ち！』（静風社）『魔法みたいな奇跡の言葉 カタカムナ』（同）など多数。

私《わたし》のカタカムナ

潜在意識《せんざいいしき》と気《き》づき　8年《はちねん》の実践報告《じっせんほうこく》

2023年11月11日　第1刷発行
2023年11月22日　第2刷発行

著　　者　竹内《たけうち》れいこ
特別協力　丸山修寛《まるやまのぶひろ》
発 行 者　岡村静夫《おかむらしずお》
発 行 所　株式会社静風社《かぶしきがいしゃせいふうしゃ》
〒101-0061 東京都千代田区神田三崎町２丁目20-7-904
電話：03-6261-2661　FAX：03-6261-2660
http://www.seifusha.co.jp/

企画・編集協力　プラス・レイ株式会社
カバー・本文デザイン　岩田智美
イラスト　丸山修寛　岩田智美
印刷/製本所　モリモト印刷株式会社

ISBN 978-4-9912952-2-5
Printed in Japan

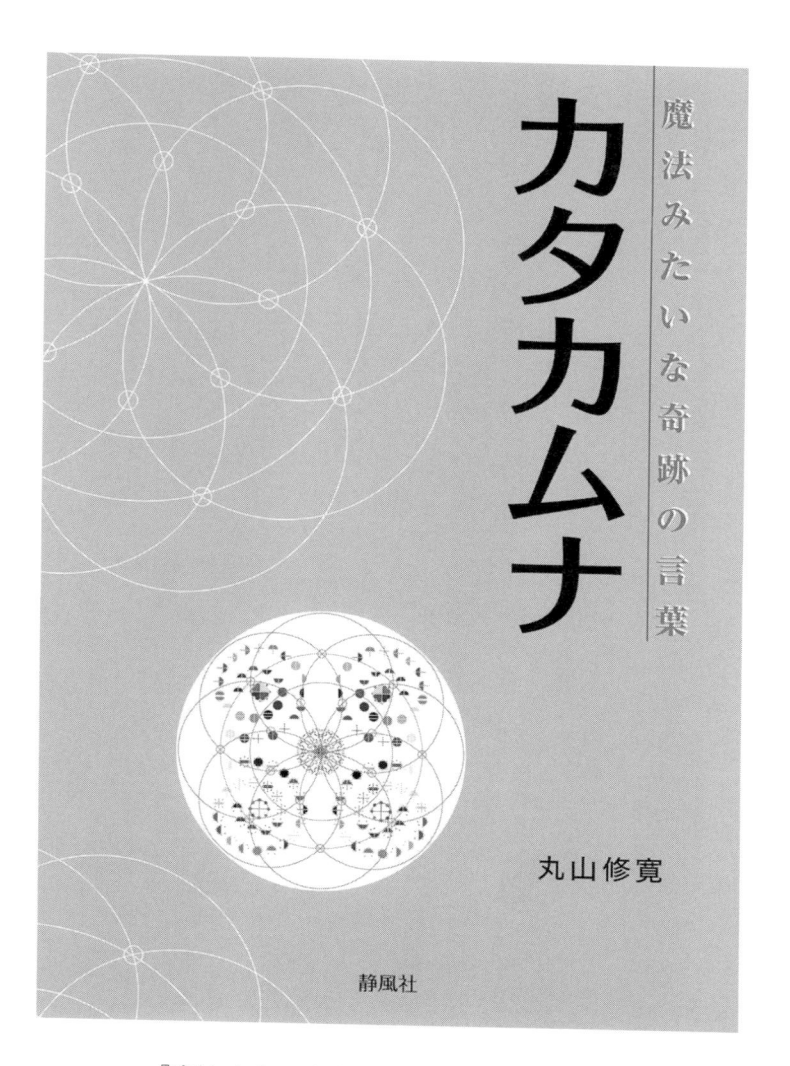

『魔法みたいな奇跡の言葉 カタカムナ』
丸山修寛

定価：1,800円（税別）
ISBN：978-4-9909091-2-3
A5版　232頁（口絵16頁+本文216頁）

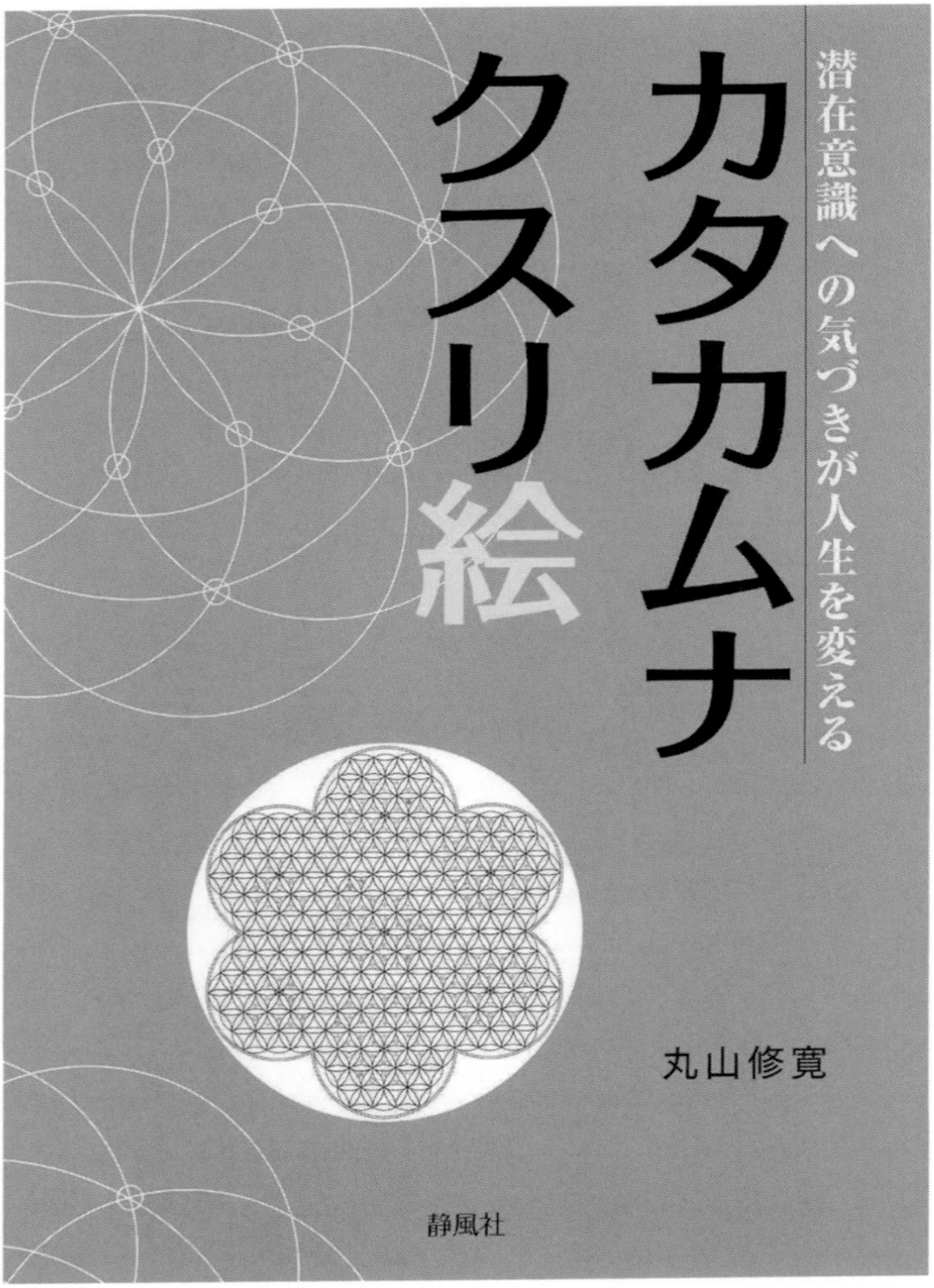

『カタカムナ クスリ絵』
丸山修寛

定価：1,800円（税別）
ISBN：978-4-9909091-5-4
A5版　232頁（口絵40頁+本文192頁）